U0503072

实用高原医学
临床诊断与治疗

■主编 杨永健 兰 聪

郑州大学出版社

图书在版编目(CIP)数据

实用高原医学临床诊断与治疗 / 杨永健,兰聪主编.
郑州:郑州大学出版社,2025. 6. -- ISBN 978-7-5773-
1104-3

Ⅰ. R188

中国国家版本馆 CIP 数据核字第 202558E3Q1 号

实用高原医学临床诊断与治疗

SHIYONG GAOYUAN YIXUE LINCHUANG ZHENDUAN YU ZHILIAO

策划编辑	李龙传	封面设计	苏永生
责任编辑	白晓晓　马锦秀	版式设计	苏永生
责任校对	何鹏彬	责任监制	朱亚君

出版发行	郑州大学出版社	地　址	河南省郑州市高新技术开发区
经　销	全国新华书店		长椿路 11 号(450001)
发行电话	0371-66966070	网　址	http://www.zzup.cn
印　刷	辉县市伟业印务有限公司		
开　本	787 mm×1 092 mm　1 / 16		
印　张	13	字　数	318 千字
版　次	2025 年 6 月第 1 版	印　次	2025 年 6 月第 1 次印刷

书　号	ISBN 978-7-5773-1104-3	定　价	79.00 元

本书如有印装质量问题,请与本社联系调换。

作者名单

主　编　杨永健　兰　聪

副主编　杨大春　孙雄山　王　强　李　霜

　　　　　彭　柯　王　珍　王　挺　张　彦

　　　　　唐绪刚　汪　雄　唐陆勋

前　言

　　高原医学是一门新兴交叉学科,属于特殊环境医学范畴,主要研究高原环境中机体的生理适应规律及各类高原病的诊断与防治。高原,通常指海拔 1000 m 以上的地区,超过 5800 m 则称为"特高海拔"。在 3000 m 海拔高度以上,大多数人会发生不同程度的高原低氧反应,这是高原医学研究的重点之一。高原医学不仅关注高原环境下人体的生理和病理变化,还致力于探索如何有效预防和治疗高原疾病。通过深入研究高原环境下人体的生理机制、病理过程及药物治疗等方面的内容,高原医学为高原地区的医疗服务和健康保障提供了有力支持。

　　高原医学的发展,与人类社会对高原地区的不断探索和开发密切相关。随着现代交通工具的发展,越来越多的人有机会进入高原地区旅游、探险或工作。然而,高原环境的特殊性使得人们在高原地区面临诸多健康风险。因此,高原医学的研究和发展显得尤为重要。为此,来自中国人民解放军西部战区总医院的杨永健、兰聪、杨大春、孙雄山、王强、李霜、彭柯、王珍、王挺、张彦、唐绪刚、汪雄、唐陆勋等专家,结合临床实践经验编写了本书,通过介绍高原医学的基本概念、疾病诊疗内容,旨在为读者提供一本全面、系统的高原医学指南。希望本书能够为读者提供参考和借鉴,为高原医学的研究和应用工作做出积极贡献。

杨永健

2025 年 2 月

目 录

第一部分 高原病基础

第二部分 急性高原病

第一部分　高原病基础

第一章　概　述

高原病指机体对高原环境不适应或失习服导致代偿功能失调的一类特发性疾病,可通过降低海拔或吸入氧气缓解或治愈。根据病情的急缓程度可将其分为急性和慢性两大类。急性高原病(acute mountain sickness,AMS)指高原暴露时,因高原低氧而在数小时至数天内出现的临床综合征,包括急性高原反应、高原肺水肿和高原脑水肿等。慢性高原病(chronic mountain sickness,CMS)指发生于高原暴露半年以上的高原移居者和原有高原病症状迁延不愈者及少数高原世居者中的一种高原病。

第一节　高原地区特点

一　高原地区及人口分布特点

高原是指海拔在1000 m以上,地势相对平坦或者有一定起伏的广阔地区。高原是人类活动的主要场所之一,2万年前就有人类在世界各地的高原长期居住。全世界高原面积占陆地面积的45%,海拔3000 m以上的面积占2.5%,居住人口超过5亿(占全世界人口的12%)。中国高原面积占陆地面积的33.3%,海拔超过3000 m的面积占26.8%,居住人口超过6000万(2000年统计数据)。我国近年来高原地区的人口不断增加,是世界上居住在高原高山地区人口最多的国家,远远超过南美洲高原人口的总和。

我国的高原居民主要分布在青藏高原、黄土高原、内蒙古高原、云贵高原及不同海拔的高山上。青藏高原是世界上最大、最高的高原,号称"世界屋脊",分西藏高原和青海高原,位于北纬28°~40°、东经78°~103°,东西长3000 km,南北宽1500 km,面积2 300 000 km²,海拔在3000~5000 m,部分地区超过6000 m,平均在4500 m。青藏高原属高寒地带,气候独特,世界上少有。其地势高耸,境内高山峻岭矗立,谷地和盆地纵横交错,地形十分复杂,加之深居内陆,因此,形成了世界上一个独特的地理单元,促成了高原气候。在形成高原气候的各因素中,海拔起着重要作用。

二　高原气候特点

高原气候(包括高山气候)主要指海拔3000 m至地面最高点特有的气候。地球上的各种生物依赖环境生存和延续,环境因素很多,其中气候条件是重要的因素之一,对生物的影响很大。气候条件包括气温、湿度、气流、气压、辐射和电离等。决定气候的因素主要有纬度、大气环流、海陆分布、洋流、地形结构和空间高度等,其中地形结构和空间高度对气候的影响较为明显。地形结构和空间高度对人体的影响,其实质就是不同的空间高度特有的气候条件对人体的影响。与平原气候相比,高原气候有以下不同点:①太阳辐射增强,日照时间长。例如,青海高原的年总辐射在117~139 kcal/cm²,比同纬度的华北平原、黄土高原高10~40 kcal/cm²,这使得辐射能量消耗小、来自太阳的短波紫外线强度极大增强。从东南向西北,年日照时间在2250 h(久治)至3603 h(冷湖)之间递增,较青海以东同纬度地区,日照时间相应增加700多个小时,兰州年平均日照时间为2446 h。②大气压和氧分压减低,空气稀薄。海拔3000 m高度大气的氧含量为海平面大气氧含量的72%;海拔5000 m高度大气氧含量只有海平面的57%。③大气温度降低,日差大,年差小。海拔4000 m以上的青海高原为固定冷区,年平均气温在-3.8~3.5 ℃。④大气绝对湿度降低,降水少,干燥。⑤气流和风与平原不同,风日多,大风多。⑥雷暴、冰雹、霜冻、寒潮等自然灾害多。⑦高山垂直气候明显,有永冻带和冰川。

高原地区大气压降低,特别是大气中的氧含量低,可造成人体供氧不足,即环境性缺氧,这对高原地区生活的人群具有重要的医学意义。在医学上,高原是指使人体产生明显生物学效应的海拔3000 m以上的地域。人类绝大部分生活在海拔5000 m以下的区域,海拔5000 m为人类居住的高度界限,海拔6000 m为高等植物的生存界限,海拔7000 m为陆地动物的生存界限。由此可见,空间高度对生物,包括人类的生存和生活影响很大。实践证明,随着海拔的增高,人的健康会受到一定影响,并可发生各种疾病。但人类凭借智慧和劳动,不仅从自然界获取生活资源,还持续适应自然环境,逐步提升在各种自然环境下保障自身健康和生命安全的能力。

三　紫外线特点

紫外线是太阳辐射重要的组成部分,其波长范围为200~400 nm,分为3个光谱带,即UVA(400~315 nm)、UVB(315~280 nm)和UVC(280~200 nm)。在高山和高原地带空气稀薄,水汽和尘埃减少,紫外线被空气吸收减少,辐射强度增加,特别是短波紫外线增加较为明显。在海拔4000 m高原,300 nm紫外线量较平原增加2.5倍。在雪线以上和冰雪覆盖的高山和高原,由于反射增加,人体所受的紫外线辐射量和强度明显增加。海拔愈高,强度愈大,海拔每升高100 m,紫外线强度增加1.3%。

(杨永健)

第二节　高原生理反应

正常人体氧摄取量由吸入氧分压(PiO_2)和肺泡通气量共同决定。随着海拔的升高,气压逐渐降低,导致吸入氧分压下降。无论在海平面还是在高海拔地区,氧气都约占吸入空气中总气体分子的21%,随海拔而发生变化的主要是大气压力,在高原影响吸入氧分压的主要是大气压。通过公式我们可以了解:PiO_2=吸入气氧浓度(FiO_2)×(大气压-47 mmHg),呼吸时水蒸气分压恒定为47 mmHg(1 mmHg=133 Pa)。在平原肺泡氧分压为100 mmHg。肺泡氧分压的计算公式是:P_AO_2=($PiO_2-PaCO_2×1/R$)(P_AO_2为肺泡氧分压,$PaCO_2$为动脉二氧化碳分压,呼吸商R=0.8)。如在海拔3000 m左右时,虽然吸入空气中氧气的百分比相同,但是更低的气压导致肺泡氧分压约为67 mmHg。

高原习服过程引起的一系列生理反应有助于维持心肺在高海拔地区向组织细胞输送和供应足够的氧气。而这些关键生理反应包括增加通气量、心排血量、红细胞数量和血液氧气携带能力等。

一　呼吸系统反应

初上高原时,动脉氧分压的降低会刺激颈动脉体外周化学感受器,导致呼吸频率增快和每分通气量增加。此外,进行体力活动时机体可能会发生轻微的肺间质渗液降低肺泡弥散能力。缺氧诱导的过度通气可导致低碳酸血症和呼吸性碱中毒,将会减弱缺氧通气反应。过度通气加上低碳酸血症,会导致异常的呼吸调节环路增益,引起夜间周期性呼吸的出现。夜间周期性呼吸是一种主要发生在睡眠期间的异常通气模式,表现为中枢性睡眠呼吸暂停或低通气与过度通气交替出现。然而,人体在高原暴露数天至数周后,动脉血氧分压(partial pressure of oxygen in arterial blood, PaO_2)含量逐渐增加且$PaCO_2$降低,外周化学感受器对缺氧的敏感性增加,导致交感神经兴奋性进一步增加和通气增强,称为"通气习服"。

二　循环系统反应

在进入高原后的前几个小时,交感神经兴奋性增加导致心律增快、心肌收缩力增强、血压升高,进而心排血量增加。高原习服一段时间(3~5 d)后,心率进一步增快,每搏输出量下降,心排血量降低至平原水平。通常,在高原环境下,左心室收缩功能不变或增强,而舒张功能降低。

高原缺氧导致肺泡缺氧和低氧血症,通过兴奋交感神经诱导肺血管收缩,引起肺血管阻力和肺动脉压力升高,有利于改善通气/血流比值,但也有进展为肺水肿或右心衰竭的风险。然而人体在高原暴露时,心脏能量代谢显著降低,在返回平原6个月后恢复。心脏能量代谢降低可能是机体对持续高原低氧的普遍反应,并且可能是缺氧导致心脏功能障碍的重要机制。

三　神经系统反应

由于大脑代谢旺盛、耗氧量大，并且主要依赖葡萄糖有氧氧化提供能量，故大脑皮质对缺氧极其敏感。进入高原后的最初几个小时，脑血管扩张、血流量增加、颅内压增高，大脑皮质出现兴奋性增强，可有头痛，注意力、记忆力和判断力减弱，失眠，步态不稳等临床表现。当长期处于高原缺氧环境时，脑组织无氧代谢增强，三磷酸腺苷（adenosine triphosphate，ATP）生成减少，能量供应减少，发生脑细胞膜钠泵功能障碍，脑细胞水钠潴留。脑组织水肿严重时可出现共济失调、意识模糊等，甚至发生高原脑水肿等危急重症。

四　血液系统反应

进入高原后前几天，缺氧导致的多尿引起机体轻度脱水，使血细胞比容和血红蛋白浓度急剧增加，此后由肾产生的促红细胞生成素刺激新的红细胞生成，增加了红细胞的数量，血红蛋白浓度进一步升高，继而增加了血液运氧能力，但也可能导致血液黏滞度增加。

高原暴露导致红细胞内 2,3-双磷酸甘油酸（2,3-bisphosphoglycerate，2,3-BPG）浓度增加，使氧解离曲线右移，在组织氧分压水平更有利于血液中的血红蛋白释放氧，增加向组织供氧，而这一效应与呼吸性碱中毒导致的氧解离曲线左移相对立，故最终取决于2种机制共同作用的净效应，并且这种净效应是可变的。

五　消化系统反应

进入高原常导致胃肠功能紊乱，主要临床表现为食欲减退、恶心、呕吐、腹胀、腹泻等，是进入高原人群不可忽视的一种高原反应。如果高原胃肠道反应得不到及时控制将造成肠黏膜的出血、充血、淤血、糜烂、溃疡，是急性重症高原病并发多器官功能障碍综合征的重要原因。这些改变主要与急进高原缺氧环境下引起的胃肠黏膜屏障功能减退、自由基产生及胃肠激素分泌紊乱有关。

六　其他系统反应

除上述系统外，人体其他系统对高原暴露也有一定的生理反应。高原缺氧可导致肾素-血管紧张素系统激活，相应激素分泌增多，引起血压增高。高原寒冷、低压低氧环境可使促甲状腺激素释放激素增加，进一步刺激促甲状腺激素生成增多，进而引起游离三碘甲腺原氨酸、游离甲状腺素水平升高。同时，高原环境对心理情绪的影响也十分突出，相当一部分人初进高原后，由于缺乏对高原相关知识的了解，加上高原相关症状的出现，会出现烦躁和恐惧等负面情绪。

（杨永健）

第二章 低氧与细胞代谢

氧是人体进行正常新陈代谢不可或缺的重要物质。氧气经呼吸道进入肺泡、再经肺泡毛细血管进入血液,与红细胞中的血红蛋白结合后经体循环各处的毛细血管送达全身的组织细胞,最后进入细胞线粒体内参与氧化磷酸化。各级气管、肺泡上皮细胞,以及心、血管内皮细胞都分布有特异分化的氧感受器,感受氧分压的动态变化,并将信号传入到相应的效应器,调节摄氧、运氧和用氧多个环节,维持机体氧供需间的动态平衡,保证人体的正常生命活动。

进入组织细胞的氧经过不同代谢途径被消耗。正常情况下,细胞内 80% ~ 90% 的氧在线粒体内通过氧化磷酸化过程还原生成水和 ATP;其余 10% ~ 20% 的氧在羟化酶和加氧酶等的催化下,参与细胞核、内质网和高尔基体内的生物合成、物质降解和生物转化(解毒)反应。

氧化磷酸化的正常进行有赖于线粒体内氧分压,在平原,大气中的氧分压为 159 mmHg,而线粒体上的氧化酶所需要的氧分压仅为 2.25 ~ 3.00 mmHg,如此大的氧气分压差能有效地推动氧的传送。当线粒体内氧分压低于 2 mmHg 时,线粒体呼吸链电子传递受阻;若线粒体内的氧分压低于 1 mmHg,氧化磷酸化将发生严重障碍,三磷酸腺苷(ATP)生成减少,细胞转向无氧代谢。严重缺氧时,线粒体出现肿胀、嵴崩解、外膜破裂和基质外溢等改变,这对于主要依赖有氧代谢提供能量的细胞,其机能活动将会受到影响,甚至导致细胞凋亡、坏死。

当海拔增加时,气压有规律地逐渐下降。气压越低,空气越稀薄,空气中氧分压越低,肺泡内的氧分压和动脉血氧饱和度都随之下降,机体出现一系列因血氧过少导致的反应。满足机体基本需要的 PaO_2 一般需高于 59.85 mmHg,若低于该水平,机体将出现明显缺氧。细胞对缺氧的反应结果取决于细胞对缺氧的敏感程度、持续时间和严重程度。在低氧环境中,细胞可以出现适应性改变,如萎缩、肥大、增殖等,也可出现损伤性改变,如细胞坏死、凋亡。当机体进入高原,大气中氧分压随之下降时,这一信号首先被分布在氧摄取和运输系统上的氧敏感细胞感知。呼吸道黏膜上皮中的神经上皮小体(neuroepithelial body,NEB)细胞感受呼吸道中氧分压的变化,主动脉体和颈动脉体则感受 PaO_2 的变化,所感知的缺氧信号在中枢神经系统进行整合,然后通过神经-体液调节,对所摄取的氧进行重分配。与此同时机体将调动氧摄取和氧运输储备功能,增强氧摄取和氧运输能力,减轻因氧分压下降所致的细胞缺氧。这些变化包括:呼吸加深加快、肺通气量增加、肺血管收缩、使通气/血流比值匹配适宜;心率增快、心肌收缩力增强、心排血量增加、脑和心脏血流量加大;腹腔内脏的血流量减少及红细胞增多等。如果缺氧严重经过代偿仍不能满足细胞对氧的需求,则对细胞造成严重损伤,甚至导致细胞凋亡、坏死。

需氧生物,尤其是高等生物在低氧环境中可通过多级水平做出相应的反应。在器官水平有肺通气量增加,呼吸中枢、呼吸肌及胸腔结构的适应性变化;在组织水平,低氧可引起肺血管平滑肌收缩;在细胞水平低氧导致颈动脉体释放多巴胺,肾和肝分泌促红细胞生成素(erythropoietin,EPO)增加;在分子水平,低氧使缺氧诱导因子及其调节的各种相关基因表达和释放等。所有这些对低氧产生适应性变化的机制中都需要一个细胞内氧感受机制,在氧分压变化时触发一系列的信号传导,从而激活特异性功能反应。

第一节　低氧感知与信号通路

当海拔升高时空气会逐渐变得稀薄,PO_2 也会随之下降,机体进入高原后,分布于氧代谢途径中的氧敏感细胞感知低氧并作出相应代偿调节反应,以减轻缺氧程度。低氧首先被呼吸道上皮中的 NEB 细胞感知,通过释放神经递质和血管活性物质,引起低氧通气反应(hypoxic ventilatory response,HVR)和肺动脉小血管收缩。肺动脉小血管中的平滑肌细胞对缺氧也敏感,缺氧直接引起血管收缩,优化通气/血流比值,维持较高的 PaO_2。若缺氧仍不能被纠正,低氧分压将被主动脉体和颈动脉体,特别是颈动脉体的缺氧敏感细胞感知,它们通过释放神经递质,进一步增强 HVR 来提高肺摄取氧和心血管运输氧能力。上述这些细胞对缺氧极为敏感,能在数秒钟至数分钟内对低氧作出反应。通过神经传导,释放神经递质和血管活性物质使肺血管产生收缩反应,调节心肺的摄氧和运氧能力。若不能改善缺氧,低氧信号往下传送,分布在体循环的血管平滑肌和内皮细胞将作出反应,短期效应主要为血管舒张,长期缺氧可引起毛细血管增生。此外,肾上腺嗜铬细胞也对缺氧敏感。缺氧引起嗜铬细胞分泌儿茶酚胺类物质,如多巴胺和去甲肾上腺素,调节血管舒缩状态,它和体循环血管的缺氧反应一起,对血氧进行重新分配。肾小管周间质细胞(如成纤维细胞、内皮细胞)也能感知缺氧,并通过合成和分泌促红细胞生成素刺激造血器官,增强造血能力。红细胞生成增多,氧的运输能力随之增强。最后,缺氧还能被机体中广泛分布的依赖有氧氧化提供能量的一般细胞所感知,通过基因表达的变化,对自身能量生成和利用进行重新调整,以适应低氧环境。

一　氧感知

(一)氧摄取系统

1.气道神经上皮小体

NEB 为圆形或球形结构,广泛分布于人体气道黏膜内,镶嵌在支气管、细支气管和终末细支气管上皮细胞之间,是由 8～30 个细胞组成的神经内分泌细胞群,由神经元演变而来。NEB 在出生时具有启动呼吸的作用,在出生后起调节心、肺功能的作用。NEB 与传入神经纤维形成突触连接,它们通过感受呼吸道中的氧来调节呼吸和改变肺血管张力。NEB 对缺氧敏感,缺氧时神经递质分泌增加,通过传入神经纤维将缺氧信息传到呼吸中枢,同时 NEB 细胞中含有的细胞颗粒能合成并释放肽类和胺类物质(特别是 5-羟色胺)到局部肺循环中,引起肺血管收缩。研究表明其氧感受器为还原型烟酰胺腺嘌呤二核苷酸(reduced nicotinamide adenine dinucleotide, NADH)氧化酶,缺氧时此酶活性降低,使活性氧生成减少,胞质内的 Ca^{2+} 减少,进而抑制 Ca^{2+} 依赖性 K^+ 通道,外向性 K^+ 电流减少,膜电位下降,膜去极化,从而导致电压依赖性 Ca^{2+} 通道开放,Ca^{2+} 内流增加以致释放神经递质,引起肺血管收缩。

2. 肺动脉平滑肌和肺血管内皮细胞

目前多数研究证实,缺氧性肺血管收缩反应(hypoxic pulmonary vasoconstriction response, HPVR)的感受细胞可能为肺血管平滑肌细胞(pulmonary vascular smooth muscle cell, PVSMC)和肺血管内皮细胞,缺氧时 PVSMC 细胞膜上某些电压门控 K^+ 通道关闭,外向 K^+ 电流减少,导致 Ca^{2+} 内流进而引起 PVSMC 收缩。正常生理条件下,如人取直立位时,由于重力作用,从肺底部到肺尖部,肺泡通气量和肺毛细血管血流量都逐渐减少,但血流量的减少更加显著,出现肺尖部通气/血流比值较大,而肺底部通气/血流比值较小的情况。无论该比值增大或是减小,均会使肺换气效率受到影响。在缺氧时肺血管发生收缩,肺尖部血流量增加,这将改善肺通气/血流比值和增加血红蛋白的氧合。

3. 颈动脉体和主动脉体

颈动脉体位于颈部两侧靠近颈动脉窦处,而主动脉体紧靠主动脉弓下缘处,颈动脉体是感受 PO_2 变化的主要部位,血液供应非常丰富,它们感受的是 PaO_2。颈动脉体包含两类细胞,即 I 型细胞和 II 型细胞。I 型细胞(又称主细胞)是化学感受器传导的最初部位,能在数毫秒内感知 PaO_2 的变化且富含多种神经递质。I 型细胞和窦神经末梢上有相应的受体,与窦神经传入纤维末梢形成突触联系。II 型细胞(又称鞘细胞或支持细胞)包绕在 I 型细胞之外,不具上述特性。缺氧抑制 I 型细胞膜上的 K^+ 通道,引起细胞去极化,电压门控 Ca^{2+} 通道被激活,细胞内 Ca^{2+} 浓度增高,引起 I 型细胞释放神经递质,这些递质作用于 I 型细胞膜上的相应受体,进一步调节神经递质的释放,作用于突触后传入神经纤维,引起窦神经活动显著增加,信号传导到延髓的呼吸中枢,延髓孤束核兴奋支配呼吸肌的运动神经元,使呼吸加深加快,调动呼吸储备功能,对急性缺氧具有重要的代偿作用。

(二)氧在血液中的运输

氧的运输需要呼吸系统、血液和心血管系统共同参与完成。机体将外界的氧通过鼻、咽、喉、气管和支气管各级分支最后送达肺泡,与肺泡气之间进行气体交换实现肺通气,而肺泡内的气体与肺泡间质内毛细血管网血液内的气体之间实现肺换气。通常肺泡内的 PO_2 高于肺毛细血管内的压力,O_2 进入血液,1.5% 的 O_2 以物理溶解的形式存在,98.5% 的 O_2 同红细胞内的血红蛋白(hemoglobin, Hb)结合形成氧合血红蛋白(oxyhemoglobin, HbO_2)进行运输,到达全身组织细胞后 O_2 从 HbO_2 解离,再以单纯扩散的方式进入细胞被利用。心脏在整个氧运输系统中处于最重要的地位,心脏收缩泵血,将血液不断输入到血管运达全身。机体进入高原后,通过增加肺毛细血管开放的数量和开放程度,增加呼吸膜面积,提高氧的弥散,使动脉血氧分压和动脉血氧饱和度(arterial oxygen saturation,SaO_2)升高,并通过低氧通气反应即肺通气量(主要是潮气量)增加,呼吸加深,增加胸膜腔负压,使静脉回心血量增加,利于气体在肺内的交换和氧在血液中的运输。另外,缺氧刺激肾小管周围间质的氧感受器,促使 *EPO* 基因表达,EPO 生成增多,经血液循环到达造血系统,作用于 EPO 受体,促进红细胞生成,增强血液的运氧能力。低氧时心率明显增加,随着在低氧环境停留时间的延长,心率逐渐恢复,心排血量可增加、不变或降低。可见,在低氧环境中机体主要通过增强心、肺功能,增加血红蛋白,提高对氧的摄取和加强血液的携氧能力。

(三)氧分配系统

血液中的氧与血红蛋白结合形成氧合血红蛋白,按血管的分布结构和机体的功能状态对血氧进行分配。血管舒缩状态的调节和血管结构的改建成为急、慢性血氧分配的手段。

1. 体循环血管平滑肌和内皮细胞

它们感受缺氧并通过表达血管内皮生长因子1(vascular endothelial growth factor 1,VEGF1)及其受体促进血管新生,缩短氧的弥散距离,增加组织供氧。这一作用在心脏、脑和骨骼肌尤为明显。

2. 肾上腺嗜铬细胞

此细胞通过分泌儿茶酚胺作用于相应受体,调节血管舒缩状态发挥重分配血流作用。

(四)氧利用系统

机体通过呼吸系统实现了肺通气和肺换气,氧进入血液后主要以氧合血红蛋白方式进行运输,到达全身组织细胞,由于组织器官内的氧分压较低,这迫使 O_2 从 HbO_2 迅速解离,再以单纯扩散的方式进入细胞的线粒体参与氧化供能,完成各项生理功能。在氧供充足时,机体需要的全部 ATP 都经氧化磷酸化合成。在低氧时,氧化磷酸化生成的 ATP 无法满足细胞能量需求,糖酵解酶基因被诱导开始进行无氧代谢。此外低氧时体内多种细胞上的氧感受器通过一定的信号转导途径,促进缺氧敏感基因表达,重新调整细胞自身的代谢状态,以对抗缺氧损伤。

二 氧感受器与低氧信号转导

PO_2 调节着机体的急、慢性缺氧反应,缺氧刺激经过信号转导途径使细胞发生反应。有关氧感受器的本质、作用机制和缺氧的信号转导等许多问题目前尚未清楚,是当前研究的热点和前沿。

(一)氧感受器

有关氧感受器的本质和作用机制,近年提出了以下几种学说。

1. 血红素蛋白学说

血红素蛋白是指一类含血红素(铁卟啉)的蛋白质,包括血红蛋白、肌红蛋白,细胞色素 aa3、P450 等。O_2 结合于血红素蛋白分子中央的 Fe^{2+},引起 Fe^{2+} 转位到卟啉环平面上。

当 O_2 解离时,Fe^{2+} 离开卟啉环平面。血红素从氧化到还原过程中发生的构象变化直接反映了细胞外氧浓度变化,构成了信号转导的基础,影响着血红素蛋白的功能,故提出血红素蛋白是细胞的氧感受器。绝大多数组织、细胞的缺氧反应都是通过含血红素蛋白的氧感受器进行的。

2. NAD(P)H 氧化酶复合物学说

研究发现,所有细胞内都含有 NAD(P)H 氧化酶的多亚基复合物,NAD(P)H 氧化酶与细胞内氧感受器有关。该感受器为类细胞色素 b 样的黄色素血红蛋白,信号转导过程包括活性氧中间产物水平的改变。对中性粒细胞、巨噬细胞和氧敏感细胞的研究发现,类细胞色素 b 样黄色素血红蛋白包含有 NAD(P)H 氧化酶的蛋白成分,并且氧感受器很可能存在于胞浆膜上。该酶系统由与膜结合的形成细胞色素 b558 的 gp^{91} phox 和 p^{22} phox 亚基催化复合体,和胞浆内的调节组件如 GTP 氧化酶蛋白 Rac-1 或 Rac-2 组成。在中性粒细胞中氧化酶的激活是由细胞质内的调节组件所调节,激活后的氧化酶移位到膜上与细胞色素 b558 相结合激活催化反应。在氧含量正常的条件下,由 NAD(P)H 所脱下的电子迅速传递给氧分子,产生超氧阴离子,这在胞浆中造成了一种相对高的氧化状态。超氧阴离子歧化生成 H_2O_2。H_2O_2 进一步在 Fe^{2+} 存在条件下通过 Fenton 反应转变为羟自由基和氢氧根(OH^-)。这些活性氧中间产物,如 H_2O_2、羟自由基、OH^- 可以作为化学信使抑制缺氧引起的基因表达,如活性氧中间产物可使缺氧诱导因子-1α 降解。

3. 线粒体学说

线粒体是氧代谢的主要部位,氧感受和信号转导可能发生在线粒体。Chandel 等提出线粒体复合体Ⅳ血红素蛋白(线粒体细胞色素氧化酶)为心肌细胞和肝细胞中的氧感受器。线粒体对 PO_2 变化很敏感,尤其是颈动脉体球细胞的线粒体。许多线粒体电子传递链的抑制剂,如氰化物、环孢素和 CO 等能刺激细胞产生类似缺氧的反应,而抑制剂的作用主要同某种与 O_2 亲和力低的细胞色素有关。线粒体除了能合成 ATP 外,也能产生活性氧族(reactive oxygen species,ROS)来感受氧浓度的变化。当机体缺氧时首先抑制线粒体电子传递链功能,ROS 生成减少,$NADH/NAD^+$ 比值升高,线粒体内膜去极化,电压门控 Ca^{2+} 通道激活,使细胞内 Ca^{2+} 增多,引起儿茶酚胺分泌增多。

4. 氧敏感离子通道学说

颈动脉体 Ⅰ 型细胞、肾上腺髓质嗜铬细胞、心肌细胞和血管平滑肌细胞上存在对氧敏感的 K^+ 通道。当 PO_2 降低时,该通道受到抑制,K^+ 外流减少,导致细胞膜去极化,进而细胞外大量 Ca^{2+} 内流,引起多巴胺等神经递质释放,作用于窦神经末梢上相应的受体,传入神经冲动增强,调节心肺功能,以供给机体更多的氧。

5. 氨基酸羟化酶学说

(1)氨基酸羟化加强 HIF-1α 氧依赖性降解:缺氧诱导因子(hypoxia inducible factor,HIF)-1 是一种具有 DNA 结合活性的蛋白因子,在低氧信号转导中具有重要作用,它由 α 和 β 两个亚基组成,HIF-1β 为结构型,HIF-1α 为诱导型,在缺氧时 HIF-1α 表达增多,其活性也增高,且与 HIF-1β 结合成二聚体,和靶基因增强子或启动子结合促使基因表达而导致细胞反应。HIF-α 蛋白中有氧依赖性降解区域(oxygen-dependent degradation,ODD),在常氧或氧分压增高时,HIF-1α 亚基中的 ODD 上脯氨酸残基

Pro^{402} 和脯氨酸被细胞中的脯氨酸 4-羟化酶(prolyl 4-hydroxylase,P4Hs)所羟化,致使 HIF-1α 蛋白不断被肿瘤抑制蛋白 pVHL 介导的泛素-蛋白酶体途径降解,导致 HIF-1α 不能有效积累,细胞中 HIF-1α 的浓度处于低水平,使它的生物学功能受到抑制。低氧时,使脯氨酸羟化酶的羟化作用减弱和泛素蛋白酶体途径受到抑制,HIF-1α 降解减少,在胞浆中的 HIF-1α 积累增多,从热休克蛋白(heat shock protein,HSP)90 中解离后转移至细胞核内与 HIF-1β 结合成有活性的 HIF-1,在协同激动剂如 CRB 结合蛋白/p300(CBP/p300)和类固醇受体协同激活因子(sterold receptor coactivator,SRC)-1、TIF2 等的作用下,HIF-1 被完全激活,然后与缺氧反应基因上的缺氧反应元件(hypoxia response element,HRE)中的 HIF-1 结合点结合,促进转录。

(2)氨基酸羟化抑制 HIF 转录活性:HIF-1α C 端两个反式激活结构域(transactivation domain,TAD),分别为氨基端反式激活区(TAD-N)和羧基端反式激活区(TAD-C)。Pro^{564} 位于 TAD-N 结构内,在常氧或 PO_2 增高时,Pro^{564} 羟化后与 pHLV 结合,后者再介导缺氧抑制因子(factor inhibiting HIF,FIH)和多个组蛋白脱乙酰基酶(histone deacetylase,HDAC)结合。由于 HDAC 为转录辅阻遏物,它们共同阻碍了 HIF-1α 的转录激活作用。

HIF-1 的 TAD-C 具有募集 CBP/p300 形成转录起始复合物的作用,从而激活靶基因的转录。在正常 PO_2 时,天冬酰羟化酶能羟化 HIF-1α、TAD-C 中的 Asn^{803} 和 HIF-2α、TAD-C 中的 Asn^{851},使 HIFTAD-C 发生构象改变。这种转录激活结构域的修饰,使得 HIF 不能与 CBP/p300 的 CH1 区稳定结合,降低了转录激活功能。低氧抑制 Asn^{803} 和 Asn^{851} 羟基化,使 HIF 的量增加,转录活性增强,启动低氧反应基因的表达。

HIF-1α 氧依赖降解结构域的 Pro^{402} 和 Pro^{564} 在正常氧分压和羟化酶的作用下被羟化,并介导 VHL 蛋白泛素蛋白酶体对其降解 HIF-1α;HIF-1、TAD-C 中的 Asn^{803} 和 HIF-2α、TAD-C 中的 Asn^{851} 也可被羟化,抑制 HIF-1α 募集共刺激因子 CBP/p300 的功能,从而抑制低氧反应基因的转录。缺氧时羟化作用被抑制,使 HIF 的量增加,转录活性增强,从而启动缺氧相关基因表达。

(二)低氧信号转导

1. H_2O_2 的信使分子作用

NAD(P)H 氧化酶可使环境中的氧转变为 H_2O_2,H_2O_2 可调控低氧敏感基因的表达。常氧时细胞内 H_2O_2 浓度相对较高,抑制低氧敏感基因的表达。而低氧使细胞内 H_2O_2 浓度下降,刺激了低氧敏感基因的表达,因此,H_2O_2 可能在低氧敏感基因表达中充当中间信号分子的作用。H_2O_2 可通过多种机制调节细胞中的蛋白质,最后实现对基因转录的调控,具体如下。

(1)过氧化氢酶通过激活鸟苷酸环化酶抑制低氧敏感基因的表达:过氧化氢酶在催化 H_2O_2 过程中可间接激活鸟苷酸环化酶,增加 cGMP 的水平,而 cGMP 通过激活鸟苷酸依赖的蛋白激酶,对核蛋白磷酸化,从而抑制低氧敏感基因的表达。低氧时 H_2O_2 浓度下降,使这条信号途径的活性降低。

(2)谷胱甘肽过氧化物酶分解 H_2O_2 抑制低氧敏感基因的表达:谷胱甘肽过氧化物酶

以还原型谷胱甘肽(glutathione reduced,GSH)作为供氢体来分解 H_2O_2,生成氧化型谷胱甘肽(glutathione oxidized,GSSG),使细胞内 GSH/GSSG 的比值下降。H_2O_2 与细胞内的铁离子作用,通过 Fenton 反应,产生羟自由基;羟自由基和 GSSG 都可与蛋白质分子上的巯基相互作用,影响蛋白质构象。低氧时 H_2O_2 浓度下降,使羟自由基的浓度随之下降,同时使 GSH 的浓度升高,导致蛋白质的巯基由氧化型向还原型转变,使一些转录因子(如 HIF-1)的构象发生改变,激活其结合 DNA 的活性,从而促进低氧敏感基因的转录表达。

(3)低氧时 CO 及 NO 产量下降促进低氧敏感基因的表达:低氧时血红素氧化酶及一氧化氮合酶活性受到抑制,使内源性 CO 及 NO 产生量下降,调控 cGMP 的产生下降,致使调控低氧敏感基因的转录因子被激活,从而促进这些低氧敏感基因的表达。

2. Ca^{2+} 在低氧信号转导中的作用

低氧时细胞内游离钙升高,激活与钙相关的信号通路,增强低氧敏感基因酪氨酸羟化酶(tyrosine hydroxylase,TH)的转录。低氧时细胞内钙的升高主要是由于胞外钙大量内流引起的,而与胞内钙库释放关系较少,所以细胞外钙内流在低氧敏感基因的表达调控过程中可能发挥第二信使的作用。

3. 蛋白激酶在低氧信号转导中的作用

对低氧敏感基因表达的影响蛋白质磷酸化是信号转导中普遍存在的机制。使用蛋白激酶(protein kinase,PK)C 抑制剂,对钴诱导的低氧敏感基因表达有强烈的抑制作用;PKC 对低氧时内皮细胞 VEGF 的表达起正调控作用;用乳鼠肝细胞作为实验模型进行研究时发现,PKC 对 *EPO* 基因表达起负调控作用。使用酪氨酸蛋白激酶抑制剂可抑制多种因素对低氧敏感基因的刺激作用,而且对 HIF-1 的 DNA 结合活性也有抑制作用。使用有丝分裂原激活蛋白激酶(mitogen-activated protein kinase kinase,MAPKK)的抑制剂(PD98059)时,它对低氧敏感基因的抑制作用与使用剂量呈正相关。

4. HIF 在低氧信号转导中的作用

(1)HIF-1 的组成、结构及功能特征:1992 年 Semenza 和 Wang 在低氧肝细胞癌细胞株 Hep3B 细胞的核提取物中发现一种蛋白特异性地结合于 *EPO* 基因增强子的寡核苷酸序列,命名为低氧诱导因子-1(HIF-1),其由 α 亚基和 β 亚基组成异二聚体。人的 *HIF-1α* 基因位于 14 号染色体(14q21-24),cDNA 全长 3720 bp,开放阅读框 2478 bp,编码 826 个氨基酸,5′和 3′非翻译区分别为 28 bp 和 1211 bp。人的 *HIF-1β* 基因位于 1 号染色体(1q21),为芳香烃受体核转位蛋白(aryl hydrocarbon receptor nuclear translocator,ARNT),cDNA 序列全长为 2604 bp,开放阅读框 2367 bp,编码 789 个氨基酸,5′和 3′非翻译区分别为 56 bp 和 188 bp。

(2)HIF-1 的作用通路:HIF-1 作为一种转录因子,在人、鼠的器官中广泛表达,如肾、肝、肺、脑、心、胰、胎盘、骨骼肌和脾中普遍表达。缺氧状态下 HIF-1α 与 HIF-1β 结合形成二聚体即有活性的 HIF-1 复合物,它和 HRE 结合,形成转录起始复合物启动靶基因的转录,介导低氧反应。HIF-1α 在机体对慢性缺氧适应过程中发挥着积极的作用,但是 HIF-1α 的快速上调也是细胞遭受严重损伤的一个重要信号。HRE 是 *HIF-1* 靶基因的启动子或增强子内所共有的一段基因序列,称顺式作用 DNA 序列,为 HIF-1α 的 DNA 结合位点,若 HRE 发生点突变或者甲基化,则 HIF-1 不能与靶基因结合。目前所发现的与低氧反应相关的基因有:促红细胞生成素(EPO)、血管内皮生长因子($VEGF$)及其受体Flt-1、诱导型一氧化氮合酶($iNOS$)、血红素氧化酶-1(HO-1)、内皮素-1(ET-1)等。上述靶基因具有以下共同特点:转录能被 HIF-1 诱导(如低氧、氯化钴或去铁胺),能被抑制 HIF-1 活性的放线菌酮阻断;启动子或增强子有 HRE,介导细胞对低氧的反应。HIF-1 的主要功能归纳起来包括糖代谢、氧的运输、细胞的生长与凋亡等。

(3)HIF-1 的低氧活性调节:常氧下 HIF-1α 和 HIF-1βmRNA 均为构成型表达,此时 HIF-1 无 DNA 结合活性,低氧可诱导 HIF-1α 蛋白水平和 HIF-1DNA 结合活性的增加。HIF-1α 低氧活性调节需要一个完整的依赖于氧化还原反应的信号通路,具体调节机制涉及蛋白合成的增加、降解的减少、稳定性增加等。蛋白合成和蛋白磷酸化在 HIF-1α 低氧活性调节中可能起重要作用。Ser/THr 激酶抑制剂 2 - 巯基嘌呤(2 - mercaptopurine,2-AP)对低氧诱导的 HIF-1α 蛋白表达量有较强抑制作用,酪氨酸磷酸酯酶抑制剂可引起 HIF-1α 蛋白基础表达水平增加。目前认为低氧下 HIF-1α 合成的调节并不在 mRNA 表达水平,而在翻译和翻译后水平,因为目前除了在啮齿动物整体低氧情况下可观察到一定程度的 HIF-1αmRNA 增加外,在人及其他动物的多种细胞的体外实验均未发现 HIF-1αmRNA 的低氧诱导。相反,HepG$_2$ 和 Hepal 细胞中发现低氧引起 HIF-1αmRNA 水平下调。所以目前的研究主要集中在蛋白降解和稳定性上。常氧下 HIF-1α 蛋白的降解是由氧依赖性降解区域 ODD 介导的,低氧通过 ODD 使 HIF-1α 的降解减少。而且,HIF-1α 必须与 HIF-1β 形成二聚体使 HIF-1α 的构型变化才能耐受蛋白水解酶的作用,不致被降解。近年有报道小鼠 $Sim2$ 基因产物及 HSP90 可影响 HIF-1α 与 HIF-1β 的二聚化而调节 HIF-1 的活性。在 HIF-1α 的 C 末端尚存在一个入核信号(nuclear localization signal,NLS),介导 HIF-1α 在低氧情况下的核聚集;HIF-1β 的第 39–61 位氨基酸也是入核信号。低氧时,HIF-1α 和 HIF-1β 分别在 NLS 的介导下入核,才能二聚化,形成活性形式。

(兰　聪)

第二节　缺氧与基因表达

一　缺氧反应基因

缺氧细胞通过感受低氧信号后,其下游的基因表达包括转录和翻译发生改变,这些基因称为缺氧反应基因(hypoxia response gene,HRG),这些基因中含有缺氧反应时对基因转录起调控作用的顺式作用元件,称为缺氧反应元件。HRG 在缺氧期间还能通过对低氧诱导的某些即早型基因(immediate early gene,IEG),如 c-jun、c-fos 和 c-myc 等的作用,调控缺氧过程中的细胞凋亡进程。在缺氧细胞中 HIF-1 能与 HRG 特定序列结合,调控 HRG 表达而发挥其调控功能。缺氧可诱导多种基因表达。下面以 EPO 及 $VEGF$、 *iNOS* 和 *TGF-β* 四种常见缺氧反应基因为例来阐明缺氧对基因的诱导表达及其在缺氧中的作用。

（一）促红细胞生成素

促红细胞生成素（EPO）是一种糖蛋白激素，主要由成人肾和胎儿肝产生。人类 *EPO* 基因位于 7 号染色体长臂 22 区（*7q22*），是一种由 165 个氨基酸残基组成的，分子量约 34 kD 的糖蛋白激素。根据 EPO 糖类含量不同，天然存在的 EPO 分为两种类型，α 型含 34% 的糖，β 型含 26% 的糖类，两种类型在抗原性及临床应用效果上均相同。

1. 缺氧诱导 EPO 产生

细胞内无任何形式的 EPO 贮备，低氧是 EPO 主要生理刺激。在 *EPO* 基因 3′-端旁侧的高度同源性核苷酸序列，称为低氧诱导增强子，其中含有 HIF-1 特异性结合位点。当机体缺氧时，肾小管间质细胞周围的氧分压随之下降，HIF-1α 降解减少并进入核内同 HIF-1β 结合，形成异二聚体 HIF-1 复合物，HIF-1 复合物结合于 *EPO* 增强子，上调 *EPO* 基因表达。用 HepG2 细胞进行体外实验发现，缺氧环境或在培养基中加入氯化钴（CoCl$_2$）、去铁胺及其他还原性物质，如 NADPH 时，胞浆内 H$_2$O$_2$ 的含量随之下降，EPO 表达增多；而在培养基中直接加入源性 H$_2$O$_2$，则使 EPO 生成减少，因而推论 H$_2$O$_2$ 是 EPO 生成调节过程中的胞内信号分子。当胞内存在高水平的 H$_2$O$_2$ 时，EPO 的表达处于抑制状态；反之，当 H$_2$O$_2$ 浓度降低时，抑制解除，EPO 表达增强。用 Hep3B 细胞体外培养更进一步证实，缺氧导致 EPO 生成需要线粒体参与，缺氧时通过线粒体的相关作用，使胞内的自由基活性氧增多，引起 EPO 表达增加。当 Hep3B 细胞去除线粒体后，EPO 对缺氧的反应性也随之消失。

2. EPO 作用的胞内信号

转导机制红系造血红细胞表面分布有 EPO 受体（EPOR）。EPOR 随红细胞的成熟而衰减，网织红细胞核、成熟红细胞表面无 EPOR。当 EPO 与受体结合后，EPOR 发生同二聚化，使与受体相连的 Janus 激酶（JAK2）发生磷酸化而被激活，引发下游信号转导过程。此信号转导过程有多条途径，其中研究比较透彻的是 EPOR-JAK2-STAT5 途径：JAK2 活化后，首先将 EPOR 的两个酪氨酸残基（Y343，Y401）磷酸化，导致构型发生改变，暴露出剪切酶的作用位点，水解含有 SH-2 片段的特定胞浆蛋白，产生信号转导与转录激活因子 5（STAT5），最终启动相关基因转录，从而调节红细胞的增殖、分化与凋亡。

EPO 能够快速启动原癌基因 *c-myc* 表达，发挥抗凋亡和维持细胞存活的作用。EPO 刺激红细胞生成增加，提高携氧能力，与 EPO 强大的抗凋亡作用，使红系祖细胞得以存活并最终向成熟红细胞分化有关。

3. EPO 的抗缺氧作用

近年来大量研究表明心、脑组织中也有 EPO 和 EPOR 的表达，同时发现 EPO 的生成量与脑组织的供血、供氧情况相关。脑缺血、脑缺氧时，EPO、EPOR 的表达量增加，增加红细胞生成，增强血液的携氧能力，保护神经元，促使神经元增生肥大、树突增多、功能增强。EPO 能保护心室肌，抑制缺血再灌注损伤后的心肌内皮细胞的凋亡，减少梗死面积。

（二）血管内皮生长因子

血管内皮生长因子（VEGF）是一种特异的、强烈的血管内皮细胞促分裂因子，也是有效的血管形成和血管通透性诱导因子。

1. 缺氧诱导 VEGF 表达增加

低氧是调节 VEGF 及其受体基因表达的主要因素。研究发现 *VEGF* 基因 5′-端的 10 对碱基序列与低氧诱导的表达有关，该结构与 *EPO* 基因的 HIF-1 结合位点在序列上的同源性达 90%。VEGF 是 HIF-1 介导转录活化的一个靶点，其在低氧组织中的表达是通过 HIF-1 诱导的。低氧主要通过活化 *VEGF* 基因的转录和增加 VEGFmRNA 的稳定性，上调 *VEGF* 基因的表达从而促进血管新生的。

2. VEGF 促进血管生成

VEGF 不仅在胚胎及身体发育期间非常重要，在缺氧情况下也起到极其重要的作用。VEGF 可与其受体进行紧密的、特异性结合，通过空间构象变构可诱导细胞内酪氨酸激酶残基自身磷酸化，并启动细胞内信号转导，进而促进血管内皮细胞进行有丝分裂，导致内皮细胞大量增生，逐渐形成了血管雏形，最后形成新的血管。同时，通过增强血管通透性，引起血浆蛋白主要是纤维蛋白原外渗，为新生毛细血管网的建立提供最佳基质。另外，VEGF 还可通过改变内皮细胞基因的活化形式，诱导内皮细胞表达蛋白水解酶、间质胶原酶和组织因子促进血管形成。

（三）iNOS

NO 以 L-精氨酸为前体，在一氧化氮合酶（nitric oxide synthase，NOS）及其辅助因子的作用下产生，通过促进环磷酸鸟苷（cyclic guanosine monophosphate，cGMP）的产生，发挥调节血管舒张、调控血管平滑肌细胞增殖、抑制血小板黏附聚集等重要的生理功能。

NOS 存在 3 种表型：内皮型 NOS（eNOS）、神经元型 NOS（nNOS）和诱导型 NOS（iNOS）3 型。iNOS 存在于被激活的巨噬细胞和血管平滑肌细胞中，在肝细胞、中性粒细胞和心肌细胞中均有 iNOS 表达。在生理情况下，NO 主要在血管内皮细胞经 eNOS 催化形成，在缺氧、细胞因子刺激等病理情况下，HIF-1α 不被降解，使其在细胞中增多且活性增强，能与 HIF-1β 组成二聚体，进入细胞核内与靶基因 iNOS 作用，促使其 RNA 转录和蛋白质表达，进而使 NO 产生，NO 作用于血管平滑肌上的相应受体，激活了胞浆内可溶性鸟苷酸环化酶，使 cGMP 增多，激活 cGMP 依赖性蛋白激酶，引起肌球蛋白轻链磷酸化和去磷酸化而产生平滑肌细胞的舒张反应。

（四）转化生长因子-β

转化生长因子（transforming growth factor，TGF）-β 是一类多功能多肽类生长因子，对细胞增殖分化、细胞外基质产生、血管生成、细胞凋亡及机体免疫系统均起着非常重要的调节作用。在人体中 TGF-β 由 2 个结构相同或相近的亚单位借二硫键连接成为二聚体。在哺乳动物体内主要有 TGF-β1、TGF-β2 和 TGF-β3 三种 TGF-β 亚型；相应地存在 TGF-βR1、TGF-βR2 和 TGF-βR3 三种形式的受体。机体内几乎每个细胞都产生 TGF-β 并存在其受体，TGF-β 通过自分泌、旁分泌或内分泌方式与细胞表面的 TGF-β 受体结合发挥生物学作用。TGF-β 与胞膜上的 TGF-βR3 结合后呈递给 TGF-βR2 或直接结合

TGF-βR2,导致与 TGF-βR1 结合形成二聚体,同时磷酸化 TGF-βR1,一旦 TGF-βR1 被 TGF-βR2 磷酸化,则将激活 Smad2 和(或)Smad3,并与 Smad4 结合形成二聚体,从胞浆转位至细胞核,调节下游基因的表达,从而将细胞外信号传递到细胞内。TGF-β 家族的基因表达在特定的细胞系中,三种亚型及其受体均受到低氧和 HIF-1 的调控。大量体内实验证明,中枢神经组织缺血、创伤和肾移植时局部的急、慢性低氧均会诱导 *TGF-β*1 基因表达上调。低氧时 *TGF-β*1 启动子区转录起始位点上游-453 ~ -175 bp 的区域可使 *TGF-β*1 启动子活性增强,此区除存在高亲和力 *AP-1* 结合位点可参与 TGF-β1 的自分泌激活外,还存在 *SP*1 结合位点。低氧可显著增强脐静脉内皮细胞中 TGF-β2mRNA 和蛋白的表达,这种低氧刺激发生在转录水平,启动子区缺失实验显示 *TGF-β*2 启动子区转录起始点上游-77 ~ -40 bp区负责对低氧的反应,其内存在 Smad 及 HIF-1 结合位点。另外,小鼠胚胎成纤维细胞中 TGF-β3 的表达依赖 HIF-1,其结合位点位于 *TGF-β*3 基因近侧启动子区转录起始点上游-90 ~ -60 bp 区的HRE。免疫共沉淀实验证明TGF-βRⅢ在低氧条件下的调节也是由 HIF-1、Smad 和 AP-1 共同介导的。

二　缺氧反应基因的表达调控

低氧反应基因调控的一个普遍方式是转录水平的调控,如低氧上调 *EPO*、*VEGF* 基因表达的水平。而低氧时玉米细胞 P3377 的乙醇脱氢酶基因表达则是通过翻译水平调控的,牛主动脉内皮细胞中黄嘌呤脱氢酶、黄嘌呤氧化酶的基因表达是通过翻译后调节实现的。

(一)HIF-1 的调控作用

HIF-1 参与低氧反应基因的转录调节。低氧环境中,HIF-1 激活 EPO、VEGF 及糖酵解酶的转录,HIF-1 通过与低氧反应基因的启动子结合而发挥作用。它可能是联系低氧和低氧反应基因的重要物质基础。

烯醇化酶1 及乙醇脱氢酶 A 基因的启动子含有许多相互毗邻的 HIF-1 结合位点,其中至少有两个位点参与对低氧适应性的反应,尤其是序列 5′-RCGTG-3′,常同另外一个位点协同,参与对 HIF-1 的相互作用。低氧激活糖酵解酶的转录过程是由 HIF-1 介导的各位点间的协同作用启动转录激活的。HIF-1 具有异源二聚体自动聚合能力、结合靶 DNA 并激活其转录作用的基本性质。HIF-1α 的 N 端 1 ~ 39 位氨基酸残基间的结构与靶 DNA 结合作用有关,HIF-1α 的 C 端 391 ~ 826 位氨基酸残基间的结构代表了它的转录激活能力。鼠的 HIF-1α 由第 12 染色体上的一个单拷贝基因编码,在肺、肾组织中表达水平较高。鼠 HIF-1 的 cDNA 有 90% 的序列与人的相同,但在 5′端非翻译区(UTR)及翻译起始位点不同。目前对 HIF-1 的低氧性自身调节过程尚不清楚。

(二)富 AU 元件的调控作用

在低氧环境中,VEGFmRNA 水平升高;在复氧时,又恢复到正常水平。富含 AU 元件(AU-rich element,ARE)的 VEGFmRNA 的 3′-UTR 结构对 VEGFmRNA 的稳定性至关重要。ARE 序列高度保守,它与低氧诱导的 ARE 结合蛋白(HIBP 或 ABF)结合形成 ABF-ARE 复合物,结合作用必须有二价离子 Ca^{2+}、Mn^{2+} 的存在。粒细胞-巨噬细胞集落刺激因子(GM-CSF)的 mRNA 无 ARE 时比较稳定,而在 β 珠蛋白 mRNA 中加入 ARE,却使 β 珠蛋白的半衰期缩短到只有 30 min,显然 ARE 可能是使 mRNA 遭到降解的位点;一些蛋白质合成抑制剂(如佛波酯等)可使含 ARE 结构的 mRNA 稳定,某些反式因子识别 ARE 后,通过它而影响了 mRNA 的转归。ABF 在胞浆中是以无结合活性的蛋白质形式存在,经有丝分裂原刺激后,可能通过还原 ABF 的巯基发生变构作用而被激活,并获得结合 mRNA 的能力。ABF 结合活性可能同其他调节蛋白一样,受磷酸化-去磷酸过程调节。

(三)其他调控元件

酪氨酸羟化酶(tryptophan hydroxylase,TH)是儿茶酚胺合成途径中的限速酶。组织低氧时,THmRNA 的降解减缓,低氧诱导蛋白与 THmRNA 的 3'-UTR 中的 ARE 结合(此结构又称为 HIPBS)。转录调节因子 2(transcriptional regulator 2,TR2)孤儿受体属于类固醇/甲状腺激素超家族,是雄激素抑制性的转录调控因子,它与 EPO 的低氧诱导增强子以高亲和力结合,形成 EPOmRNATR2 孤儿受体复合物,调控 EPO 基因转录。TR2 孤儿受体和 EPO 在鼠肾、肝细胞中共同表达后立即作用于 EPOmRNA。虽然 TR2 孤儿受体和 HIF-1 均可对 EPO 基因的转录过程进行调控,但是它们之间的关系尚不清楚。另外,在血管瘤细胞转染 von Hippel-Lindau 蛋白(vHLP)突变基因表达载体,可使细胞过量表达 VPF/VEGF、GLUT1 及 FB;但重新导入 vHLP 蛋白基因,则仅在低氧情况下诱导 VEGF 的转录增强,示 vHLP 参与相关基因的低氧诱导表达调控。

总之,低氧引起了机体低氧反应基因的表达与调控的改变,许多基因参与内环境对低氧的感受与低氧信号的转导,以及低氧引起的急、慢性反应。寻找和发现参与低氧习服适应的基因及其产物,可能是今后研究的一个重要方向。

(兰　聪)

第三节　低氧与细胞增殖

细胞增殖是指细胞分裂和再生的过程,其结果导致细胞数量的增加。细胞增殖是生命的基本特征,种族的繁衍、个体的发育及机体的修复等都离不开细胞增殖。然而,异常的细胞增殖则是多种疾病发生发展中共同的病理生理学过程。本节将以肺血管平滑肌细胞(pulmonary vascular smooth muscle cell,PVSMC)为例,介绍缺氧与细胞增殖之间的关系。

一　缺氧诱导细胞增殖

缺氧是一个重要病理生理过程,可影响机体内多种细胞的形态结构和功能代谢。不同类型细胞对缺氧的反应不一,有的细胞会出现增殖肥大,如 PVSMC 增殖、血管内皮细胞增生、红细胞增多、成纤维细胞增殖、心肌细胞肥大等；相反，有的细胞则萎缩退化，甚至凋亡坏死，如缺氧性骨骼肌萎缩等。

肺血管平滑肌细胞在正常生理状态下发生较低水平增殖，与同时发生的细胞凋亡相平衡，可保持血管壁细胞数的相对稳定。缺氧可引发 PVSMC 增殖加强而凋亡相对减少，造成细胞增殖与凋亡的失衡，从而无法维持细胞数量的相对稳定。肺小动脉对缺氧非常敏感，在缺氧情况下，肺小动脉立即收缩，从而引起肺动脉压力升高，持续升高的肺动脉压又导致 PVSMC 迁移、肥大、增殖，肌型血管中膜增厚，非肌性血管肌化及细胞外基质合成增多，管壁变厚、管腔狭窄等血管重建现象，最终导致不可逆转的肺动脉高压。

研究表明血管平滑肌细胞（vascular smooth muscle cell，VSMC）的增殖随着培养环境中氧浓度的升高而降低，因而缺氧可促进血管平滑肌细胞的增殖，而高氧对血管平滑肌细胞增殖具有显著的抑制作用。VSMC 增殖是缺氧性肺血管变化的主要特征。PVSMC 位于血管壁中膜，根据其结构及其功能的不同，分为收缩型和合成型两种类型，而这两种表型在一定条件下又可以相互转化。正常动脉血管中的 VSMC 以收缩型为主，主要功能是维持血管的弹性和收缩血管，无增殖迁移能力，肌丝含量较丰富，结构蛋白含量多而合成基质的能力较差；合成型 VSMC 分化程度较低，肌丝含量及结构蛋白含量较少，但其合成和分泌基质蛋白的能力强，可发生增殖、迁移入内膜。合成型 VSMC 可存在于病变的血管中。当 VSMC 在受到炎症因子、缺血或缺氧等刺激时，可由收缩型转化为合成型。在研究缺氧对体外培养的 PVSMC 形态及增殖的影响时发现，缺氧时 PVSMC 体积增大，"峰-谷"长势不明显，胞浆内线粒体、粗面内质网和高尔基体含量增多，肌丝减少，SMα-actin 含量减少，说明缺氧时 PVSMC 的表型由收缩型向合成型转换，因而 PVSMC 表型的转换是细胞增殖的前提条件。

二　缺氧诱导细胞增殖机制

低氧引起肺血管重构的机制主要有两个方面：①低氧直接作用于 PVSMC，促进其增殖。②低氧作用于内皮细胞，使其释放多种细胞因子，后者可作用于 PVSMC、成纤维细胞、内皮细胞等，促进其增殖。

缺氧引起细胞产生和释放促进细胞增殖的因子，多种细胞因子、生长因子作为细胞外刺激信号，激活细胞内相关信号通路，启动与增殖相关基因的表达，促进细胞增殖，从而导致血管重构。低氧导致的 PVSMC 增殖对低氧肺血管重构起着重要作用，因而抑制 PVSMC 增殖可以改善低氧肺血管重构，进而减轻肺动脉压力。以下介绍缺氧条件下与细胞增殖有关的细胞增殖因子、可能的信号转导通路、影响细胞增殖的调控基因，以及细胞周期水平的调控。

（一）缺氧促进细胞增殖因子生成

缺氧可诱导肺血管内皮细胞、VSMC 释放生长因子和细胞因子，如血小板源性生长因子（platelet-derived growth factor，PDGF）、成纤维细胞生长因子（fibroblast growth factor，FGF）、上皮生长因子（epidermal growth factor，EGF）、胰岛素样生长因子（insulin-like growth factor，IGF）、白细胞介素（interleukin，IL）、内皮素（endothelin，ET）和血管紧张

素Ⅱ（angiotensin Ⅱ，Ang Ⅱ）等，这些因子之间可形成调节网络，对细胞的增殖和分化起着重要作用。此外，VSMC在增殖过程中由收缩型向合成型转化时也能释放多种生长因子和细胞因子，反过来促进VSMC的大量增殖。

（二）缺氧引起细胞增殖的信号转导

PVSMC和内皮细胞所释放的细胞因子及生长因子等细胞外信号转入细胞核内的机制非常复杂，而目前研究最多的是与VSMC增殖有关的信号转导途径，主要包括如下几条通路。

1. 丝裂素活化蛋白激酶通路

丝裂素活化蛋白激酶（MAPK）家族是一组广泛存在于细胞内具有丝氨酸和苏氨酸双磷酸化能力的蛋白激酶。MAPKs主要由三个家族成员组成：胞外信号调节激酶（ERK），应激活化蛋白激酶（SAPK）和p38蛋白激活激酶（p38MAPK）。p38MAPK主要参与介导应激反应，如热、化学、氧化、缺氧等。而ERK主要介导生长因子和细胞因子所引起的细胞增殖反应，其中ERK1/ERK2这两个最重要的MAPK家族成员，是MAPK传导通路中的重要中继站和枢纽，也是细胞因子、生长因子介导细胞增殖效应中最重要的途径。ERK1/ERK2信号链是由多个激酶组成的连锁系统，包括Raf1（MAPKKK）、MEK激酶（MEKK）双特异酶、ERKI/ERK2及核糖体S6激酶，这一连锁系统构成了细胞对细胞外信号发生核反应的关键途径，它可以整合受体酪氨酸激酶（receptor tyrosine kinase，RTK）和G蛋白耦联受体途径所转导的多种胞内信号并将其转入细胞核内，成为信号转导的汇聚通路。ERK还可通过核转位使转录因子Myc、ELK1磷酸化，使其与DNA结合活性发生改变。大部分促进VSMC增殖的有丝分裂刺激反应都要经过ERK途径，其中生长因子是ERK的强激活剂。ERK激活也可由PKC所中介，从而使血管平滑肌增殖。AngⅡ也可通过MAPK途径刺激VSMC增殖。低氧可刺激PVSMC中ERK1/ERK2的表达，MEK抑制剂U0126和PD98059可以通过抑制ERK1/ERK2通路的活化抑制低氧PVSMC增殖。JNKs（JNK1，JNK2，JNK3）是20世纪90年代被发现的一类丝裂原，又被称为SAPK。JNKs异构体中JNK1和JNK2具有广泛的组织分布，并已显示在细胞增殖和细胞凋亡的调控中发挥重要作用。

2. 磷脂酶C-蛋白激酶C通路

血管平滑肌细胞受到生长因子或细胞因子刺激后，即可激活磷脂酶C（phospholipase C，PLC），后者可水解细胞膜内侧的磷脂酰肌醇-4,5-二磷酸（phosphatidylinositol-4,5-bisphosphate，PIP2），生成1,4,5-三磷酸肌醇（inositol 1,4,5-trisphosphate，IP3）和1,2-二酰甘油（diacylglycerol，DAG）2种重要的细胞内信息分子。IP3可促进细胞内储存Ca^{2+}的释放，从而增加细胞内的Ca^{2+}浓度，并通过兴奋-收缩耦联引起快速的血管收缩反应。而DAG可激活PKC，后者可使胞浆内与调节增殖有关的蛋白质磷酸化，从而促进VSMC增殖。

3. Src-FAK通路

Src为胞浆蛋白激酶，参与生长因子介导的信号转导。Src家族有以下几个主要特征：与膜锚定有关的N端myristoylation序列，Src同源区域2和3（SH2和SH3），激酶区域和C端非催化区域。AngⅡ与VSMC作用2 min，可使c-Src活性增加2～3倍，并刺激Src

底物 PLC 磷酸化,而抗 c-Src 单克隆抗体可明显抑制 Ang Ⅱ 的作用。

黏着斑激酶(focal adhesion kinase,FAK)是两个 25 kD 局部黏附复合物,最初从转染了 v-Src 的鸡胚成纤维细胞中分离出来。FAK 缺少 SH2 或 SH3 区域,只在其催化部位与 TK 相似,但可显示出受体 TK(RTK)活性,其 397、407、576 和 577 位酪氨酸均可发生磷酸化。FAK 在 VSMC 迁移和增殖过程中起重要作用。在培养的 VSMC 中,Ang Ⅱ 迅速刺激 FAK 酪氨酸磷酸化,Src 参与 FAK 的磷酸化过程,此过程要求一个多聚复合物形成,后者由联结蛋白、GTP 酶,以及效应蛋白 PLC 组成。

4. JAK-STAT 途径

JAK-STAT(信号转导子及转录激活子)是不同于 MAPK 的另一条核内信号转导通路。JAK 家族的成员有 JAK1、JAK2、JAK3 和 Tyk2。STAT 蛋白是一类脱氧核糖核酸结合蛋白,是细胞质内潜在的转录因子,其针对特异性刺激而激活,诱导基因转录而引出各种生物功能,包括调节细胞增殖、分化、凋亡、免疫调节等许多重要的生物学功能。STAT 家族由 STAT1~4、STAT5a、STAT5b 和 STAT6 等 7 个成员组成,代表一条从膜到核的信号传导系统。JAK-STAT 是一条多种细胞因子和生长因子共同作用的信号转导途径,参与机体多种生理和病理过程的调节。活化的 JAK/Tyk 刺激转录因子家族 STT 酪氨酸磷酸化,后者进入细胞核并与 SIE 元件结合,刺激"早期生长应答基因"转录。IFN、Ang Ⅱ 和一些生长因子可通过受体酪氨酸激酶活化激活 JAK 激酶。Ang Ⅱ、IFN-α 和 IFN-γ 迅速刺激血管平滑肌细胞 JAK2 和 Tyk2 活化及 STAT1 磷酸化,使其增殖。JAK-STAT 途径还参与血管壁的重塑。细胞因子信号转导抑制因子(suppressors of cytokine signaling-3,SCOS-3)可以抑制 JAK/STAT 通路的活化,过表达 SCOS-3 可抑制低氧 PASMC 增殖。在体外实验中发现低氧可以刺激 PASMC 的 JAK1、JAK2、JAK3,以及 STAT1、STAT3 磷酸化。通过 RNA 干扰抑制 STAT3 或 AG490 预处理抑制 JAK-STAT 通路,可以抑制低氧 PASMC 增殖。

5. 受体络氨酸激酶途径

PDGF、EGF 和 FGF 等生长因子通过其受体经该途径将信号转入细胞内。当 PDGF 与细胞上的相应受体结合后,受体发生二聚化和自身磷酸化,进而活化受体的络氨酸激酶,再依次激活 c-Ras、c-Raf 和 MAPKK;同时受体的络氨酸激酶的激活通过 PLCγ 途径激活 PKC。两条途径最终可激活 MAPK,后者通过被转位,启动细胞内调节细胞增殖的基因表达,最终导致细胞增殖。

6. PI3K/AKT 信号通路

磷脂酰肌醇-3-激酶(phosphoinositide 3-kinase,PI3K)通过两种方式激活:一种是与具有磷酸化酪氨酸残基的生长因子受体或连接蛋白相互作用,引起二聚体构象改变而被激活;另一种是通过 Ras 和 p110 直接结合导致 PI3K 活化。活化的 PI3K 产生第二信使 PIP3,PIP3 与细胞内含有 PH 结构域的 AKT 和 PDK1 结合,改变 AKT 的结构,使之转移到细胞膜,导致膜上的 PDK-1 和 PDK-2 发生磷酸化,PDK1 的磷酸化可导致 AKT 活化。活化的 AKT 通过磷酸化作用激活或抑制其下游一系列底物,如 Bad、caspase-9、NF-κB、GSKβ3 等,从而调节细胞的增殖、分化、凋亡及迁移等。研究发现,在生长因子刺激下,AKT 可以活化细胞周期蛋白,促进 VSMC 的增殖,抑制 AKT 的活化可以抑制 PDGF 刺激的 VSMC 增殖。*PTEN* 基因是一种肿瘤抑制基因,可以通过去磷酸化 PIP2 和 PIP3 抑制 PI3K 激活,也可通过抑制 PDK-1 和 AKT1 活化而抑制 PI3K/AKT 信号通路,通过腺病毒转染 *PTEN* 基因抑制 AKT1 活化可以抑制低氧 PASMC 增殖。运用 PI3K 的抑制剂 LY294002 抑制 PI3K/AKT 信号通路的活化,可以抑制低氧诱导的 PVSMC 增殖,以及下调低氧条件下 PVSMC 中细胞增殖核抗原(proliferating cell nuclear antigen,PCNA)表达。

7. NFAT 信号通路

活化 T 细胞核因子(nuclear factor of activated t-cells,NFAT)是具有多向调节功能的转录因子。NFAT 首先由钙离子激活钙神经素,钙神经素可使 NFAT 去磷酸化并向细胞核内转移,调控细胞核内的转录因子相互作用。环孢素 A 及他克莫司(FK506)可以抑制钙神经素的活化从而抑制 NFAT 信号通路。NFAT 通路参与人类子宫肌层 VSMC 和大鼠主动脉 VSMC 增殖。研究证实在原发性肺动脉高压患者中,NFAT 的活化是必需的,在慢性低氧新生小鼠肺动脉高压模型中,野生型 PVSMC 中 NFATc3 活化增强,*NFATc3* 杂合子基因敲除与野生型相比肺血管壁较薄,增殖程度较轻,肺动脉压力较低。西地那非抑制低氧以增殖作用与抑制 NFAT 信号通路有关。环孢素 A 可以通过抑制 NFAT 信号通路,下调低氧环境下 α 肌动蛋白表达,抑制 PASMC 由收缩型向合成型转变。

(三)缺氧时细胞增殖的调控基因

1. *ras* 基因

ras 基因是一种促进细胞增殖的原癌基因。它的产物是分子量为 21 kD 的 Ras 蛋白(P21),属于单聚体的 GTP 酶超家族,是一种细胞表达信号转导蛋白。作用于 Ras 信号途径的细胞外配体是一些生长因子,它们与膜相应受体结合,使受体胞质面的酪氨酸蛋白激酶活化,信号通过 Ras 蛋白传递使细胞产生增殖。

2. *Bcl-2* 基因

B 细胞淋巴瘤/白血病-2(B-cell lymphoma/leukemia-2,Bcl-2)是第一个被确认为抑制凋亡作用的基因,具有抑制细胞凋亡,促进细胞存活的作用,能延缓细胞在撤除生长因子后发生的凋亡。尽管其机制尚未表明,但生理水平的 *Bcl-2* 是细胞生存和周期调节所必需的。*Bcl-2* 与 *c-myc* 共存时,细胞增殖更加明显。*Bcl-2* 在缺氧后的 VSMC 的增殖中起着重要的作用。*Bcl-2* 可能通过以下途径来抑制细胞凋亡:抑制细胞色素 c(cytochrome c,Cyt c)从线粒体释放到细胞质;抑制钾通道的功能;调节涌入线粒体的质子;以及维持肌浆中的钙离子浓度。

3. *p53* 和 *p16* 基因

p53 基因是研究最多的一种抑癌基因,可以抑制细胞的生长,它的突变与肿瘤的发生密切相关。导入野生型 *p53* 基因可阻断 VSMC 周期进程,并可诱导 *p16* 基因的表达。由于 p21 蛋白可被 *p53* 基因诱导,可知 *p53* 基因通过诱导 *p16* 基因表达抑制细胞的增殖。而突变型 *p53* 基因缺乏这种诱导作用。体外培养的人 VSMC 诱导 *p53* 基因表达,对 VSMC 的增殖周期有抑制作用。

4. *c-myc*、*c-fos*、*c-jun* 和 *c-sis* 基因

这是一组具有相似功能的原癌基因。*c-myc* 对细胞调节有双重作用,在某些基因存在时表现为正调节,在另一些则为负调节。缺氧时,内皮细胞可释放 PDGF 等生长因

子,后者作用于 VSMC 使 *c-myc* 表达增多,导致 VSMC 增殖。一些药物可通过抑制 *c-myc* 的表达而抑制 VSMC 的增殖。*c-fos* 是一个瞬息早反应基因,参与细胞增殖的调控,刺激迟发反应基因表达。*c-sis* 基因主要在细胞周期的 G_0/G_1 期表达,其表达产物是 P28,为一 28 kD 的蛋白。在血管内皮细胞及 VSMC 中该基因表达产物被分泌到细胞外,其生物学效应与 PDGF 相同。*c-jun* 基因也是细胞中存在的一个原癌基因。缺氧可通过丝裂素活化蛋白激酶途径诱导 VSMC 中 *c-fos* 和 *c-jun* 基因的表达,促进 VSMC 的增殖。

(四)细胞周期水平的调控

细胞增殖的调节最终发生在细胞周期水平上。在适当刺激下,细胞离开 G_0 期,进入 G_1 期。整个细胞周期的完成有赖于正性、负性周期蛋白之间的平衡。在细胞周期的每一时相,都有相应的周期素(cyclin)表达增加,这些蛋白可与周期素依赖的激酶(cyclin-dependent kinase,CDK)结合,形成有活性的 cyclin-CDK 复合物,催化 G_1/S 转变及 DNA 合成过程中一些主要蛋白磷酸化,使细胞周期能够顺利进行下去。细胞周期蛋白 D 与 CDK4 结合作用于 G_1 期。cyclinE 与 CDK2 复合物作用于 G_1/S 转变期。cyclinA 结合 CDK2 作用于 S 期。P21 和 P27 属于周期激酶抑制剂(cyclin – dependent kinase inhibitor,CK1)家族,它们以同源性的 N 端与 cyclin-CDK 复合物中的 CDK 结合,抑制其磷酸激酶活性。P27 表达增高则细胞增殖停止。PDGF、bFGF 在促进鼠细胞增殖的同时,使 cyclinA 及 CDK2 蛋白表达增加,P27 表达减少,作用的峰值时间与细胞增殖的峰值一致。利用免疫沉淀技术发现,CKIP27 结合于静止细胞的 cyclinA – CDK2 复合物上,PDGF 可促使 CKIP27 与复合物分离。用 P27 的反义寡聚核苷酸作用于细胞,则 P27 表达明显下降,此时加入 PDGF 或 bFGF,P27 水平比单纯接受生长因子刺激的对照组显著降低,提示 P27 在这些生长因子促有丝分裂过程中起关键作用。TGF-β 的抑制作用发生于细胞周期 G_1 期晚期。TGF-β 主要作用于几个主要的周期素,干扰周期素/CDK 复合物形成,使视网膜母细胞瘤蛋白(retinoblastoma protein,Rb)处于低磷酸化的生长抑制状态,进而干扰一些基因的转录,使细胞停滞于 G_1 期。

缺氧可使 PVSM 及 PVEC 释放多种生长因子和细胞因子,它们作用于细胞表面受体后,使胞内发生一系列信号转导途径,产生相应的第二信使,激活一些即早反应基因,调节细胞周期相关基因的表达,使细胞进入增殖周期,最终产生 PVSM 增殖的生物效应。

(兰　聪)

第四节　缺氧与细胞凋亡、坏死

在多细胞生物体中,细胞数量的稳态是通过细胞增殖和细胞死亡之间的平衡来维持的。细胞的死亡有两种不同的形式,即坏死和凋亡。细胞凋亡或程序性细胞死亡(programmed cell death,PCD),是一个重要的生理过程,通过细胞凋亡,机体可清除损伤、衰老与突变的细胞来维持自身的稳态平衡和各种器官及系统的正常功能。细胞凋亡是一个复杂的、经多种独立途径发生的过程,并且因细胞种类不同而有区别。

虽然凋亡与坏死的最终结局均为细胞死亡,但两者有截然不同的过程和生物学现象。坏死是环境因素(如缺血、缺氧、发热、炎症反应、各种理化损伤及生物性侵袭等)强烈变化而造成的细胞意外性死亡,其形态方面的典型特征是细胞水肿、细胞膜破裂、细胞内容物外溢,引起局部严重的炎症反应。而细胞凋亡则是一个受到严格调节的过程,需要从 ATP、基因转录及蛋白合成获得能量,其在形态学、生物化学代谢、发生机制及对机体的意义等方面都与细胞坏死有本质的区别。

一 缺氧与细胞凋亡

不同细胞引起的凋亡可涉及多种共同因素或介质的参与,并且任一因素的改变都可能会产生有害影响。

(一)细胞凋亡的主要特征及生物学意义

1. 形态学变化

凋亡早期,细胞表面的微绒毛消失,并与细胞外基质或周围细胞分离。随后胞浆脱水,细胞膜空泡化,细胞体积缩小,出现固缩。内质网不断扩张并与细胞膜融合,形成膜表面的芽状突起,称为出芽。凋亡晚期核质高度浓缩融合成团,染色质集中分布在核膜的边缘,呈新月形或马蹄形分布,称为染色质边集。然而,线粒体和溶酶体的形态结构变化不大。此外,细胞膜皱缩内陷,分割包裹胞浆或核碎片,形成泡状小体称为凋亡小体,这是凋亡细胞特征性的形态学改变。

2. 生化改变

细胞凋亡过程中可出现各种生化改变,如内源性核酸内切酶激活、凋亡蛋白酶(如半胱天冬酶)的激活和 DNA 的片段化断裂等,其中后者尤为重要。

3. 生物学意义

细胞凋亡不仅是一种特殊的细胞死亡方式,而且具有重要的生理及病理学意义。凋亡作为一种基本生物学现象具有以下重要作用。

(1)保证多细胞有机体的正常生长发育:机体的生长发育过程不仅伴随着细胞的大量增殖和分化,同时也伴随着多余的、失去功能细胞的凋亡,如高等哺乳类动物指(趾)间蹼的消失。

(2)维持内环境稳定并发挥积极的防御功能:凋亡通过积极排除生物体内衰老和有害细胞来维持内环境的稳定并发挥其防御功能。如正常机体皮肤更新过程中衰老的细胞、成年女性子宫内膜在月经周期中的规律性脱落、机体内部受损不能修复的细胞等都需要通过凋亡机制进行清除。此外,机体内感染病毒的细胞也是通过启动凋亡而使 DNA 降解,阻断病毒 DNA 的进一步复制,起到防御的作用。

(二)细胞凋亡的信号转导途径

由于细胞凋亡是一种复杂的生理及病理现象,所以在其发生过程中涉及不同的信号转导途径。其中线粒体途径、细胞膜途径和内质网途径是细胞凋亡信号转导的重要途径。这三条途径的密切联系和相互作用,完成了凋亡信号的传导并最终促进或抑制细胞凋亡。

1. 线粒体介导的细胞凋亡通路

在各种促细胞凋亡信号作用下,线粒体通透性转变为不可逆的过度开放,导致线粒体跨膜电位崩解,呼吸链解耦联,基质渗透压升高,内膜肿胀,细胞色素 c 释放到细胞质,在 ATP/dATP 存在下,与凋亡蛋白活化因子(Apaf-1)形成多聚体复合物,通过 Apaf-1 氨基端的 caspase 募集结构域募集细胞中的 caspase-9 前体,一个活化的 Apaf-1 可募集多个 caspase-9,并使其自我剪切和活化,启动 caspase 的级联反应,激活下游 caspase-3 和 caspase-7,导致核酸内切酶激活、DNA 片段化等凋亡改变,引起细胞凋亡。caspase-3 表达的增加、激活是凋亡启动过程中的早期事件,是凋亡发生的标志酶。

2. 细胞膜途径

细胞膜途径又称死亡受体介导的细胞凋亡途径。死亡受体属于肿瘤坏死因子基因家族,其细胞质内存在着用于生成死亡信号的区域,通常被称为死亡域。目前发现至少有五种死亡受体在细胞凋亡信号传导中发挥作用,即 Fas 细胞表面死亡受体(CD95/Apol)、肿瘤坏死因子受体 1、死亡受体 3、死亡受体 4 和死亡受体 5,其中最典型的死亡受体有 CD95 和 TNFR1(称 p55 或 CD120a)。CD95 是一种广泛表达的糖基化的细胞表面分子,含有 335 个氨基酸残基,其表达受细胞因子如干扰素和 TNF 刺激,并可由淋巴细胞活化,它通过与其天然配体 CD95 L 结合来诱导细胞凋亡。这个过程的发生是因为 Fas 是一个同源三聚体分子,CD95 可诱导 Fas 三聚体化,导致 Fas 分子胞质区的死亡结构域(death domain,DD)与一种具死亡域的 Fas 相关蛋白 FADD 结合,FADD 通过自身的 DD 与 Fas 作用,而其死亡结构域 DED 则与 caspase-8 或 caspase-10 作用,由于 Fas 的寡聚化导致了 DISC 的形成及 caspase-8 或 caspase-10 的寡聚化。caspase-8 或 caspase-10 通过自身剪接作用被激活,从而又可使 caspase-3 和 caspase-7 被激活,之后 caspase-3 又可激活 caspase-6,从而启动 caspase 的级联反应,最终导致细胞凋亡。

3. 内质网介导的细胞凋亡通路

内质网是细胞内蛋白质合成的主要场所,是细胞内的钙库,而钙参与了众多细胞信号转导通路。内质网对细胞凋亡的作用表现在两个方面:一是内质网对 Ca^{2+} 的调控,二是凋亡酶在内质网上的激活。Ca^{2+} 是真核细胞内重要的信号转导因子,它的动态平衡在细胞正常生理活动中起着举足轻重的作用。因此,内质网对细胞质中 Ca^{2+} 浓度的精确调控可影响细胞凋亡的发生。大量试验表明,许多细胞在凋亡早期会出现细胞质内 Ca^{2+} 浓度迅速持续升高,这种浓度升高来源于细胞外 Ca^{2+} 的内流及细胞内钙库(如内质网)的钙释放,相对高浓度的 Ca^{2+} 可以激活胞质中的钙依赖性蛋白酶,又可以作用于线粒体,影响其通透性和膜电位的改变,从而促进凋亡。另一方面,内质网上 Bcl-2 家族中抑凋亡蛋白则可以调节网腔中游离 Ca^{2+} 浓度,从而使细胞质中的 Ca^{2+} 维持在合适的浓度水平,起到抗凋亡的作用。

当 Ca^{2+} 平衡态受到破坏或在内质网上积累过多的蛋白质时,能够激活凋亡酶引起细胞凋亡。内质网应激介导细胞凋亡,其中一个重要因素是位于内质网胞浆的 caspase-12,过度内质网应激(如当内质网钙离子动态平衡破坏或过多蛋白积聚时)可激活

caspase-12,而非内质网应激则不能激活 caspase-12。活化的 caspase-12 可进一步剪切 caspase-3 而参与内质网途径引起的细胞凋亡,但在线粒体信号途径和死亡受体途径中都没发现有 caspase-12 的激活和参与。这些都表明内质网途径在细胞凋亡中有独特的作用。

(三)缺氧诱导细胞凋亡的调控

1. 细胞质内 Ca^{2+} 超载

Ca^{2+} 作为第二信使或死亡信号转导分子,通过参与某些和细胞凋亡相关的蛋白激酶和核酸酶的活化介导细胞凋亡。缺氧是导致 Ca^{2+} 超载的最常见原因,其可能的机制包括以下几方面。

(1)缺氧时钠泵功能受损,Na^+ 离子大量内流使细胞内 Na^+ 明显升高,Na^+/Ca^{2+} 交换蛋白以反向转运的方式将 Na^+ 从细胞内排出,Ca^{2+} 进入细胞。

(2)缺氧时细胞膜严重受损,对 Ca^{2+} 的通透性大大增加。

(3)缺氧时产生的大量氧自由基可以造成肌浆网膜损伤,钙泵功能被抑制,使肌浆网摄 Ca^{2+} 减少,胞浆内 Ca^{2+} 浓度升高。

(4)线粒体膜损伤抑制氧化磷酸化过程,使 ATP 生成减少,细胞膜和肌浆网摄钙能量供应不足,促进钙超载的发生。

2. ROS 增多

ROS 包括自由基等,是需氧细胞在许多代谢反应和各种相应刺激作用下产生的。缺氧可致细胞产生 ROS。研究发现,缺氧可导致细胞内蛋白酶、脂肪氧合酶 A2 等酶被激活,并促使黄嘌呤脱氢酶向黄嘌呤氧化酶转化,促进多种自由基生成。缺氧后复氧使细胞进一步产生氧化应激反应,更利于活性氧生成。这些线粒体及非线粒体源性自由基均可促进脂质过氧化、蛋白磷酸化等。研究显示,自由基在亚毒剂量时可以充当信号分子,调节细胞质 Ca^{2+} 浓度以启动 caspase 级联激活,另一方面促使信号转导相关的蛋白质磷酸化,从而调控细胞凋亡。此外,ROS 还可通过影响凋亡相关基因如 *c-jun*、*c-fos* 等表达而影响凋亡进程。

3. Cyt-C 释放

Cyt-C 是一种核编码的蛋白质,分子量约 14.5 kD,位于线粒体内膜的呼吸链复合物 III 和 V 之间,不仅可作为呼吸链电子传递的物质,也是调控细胞凋亡的一种主要蛋白。生理情况下,线粒体内膜对物质通透具有高度选择性,Cyt-C 很难从内膜进入细胞质中。实验结果显示,细胞缺氧时,通过细胞内信号转导,或直接使线粒体结构受损,线粒体应激,使线粒体内外膜间的通透性转换孔开放,使凋亡启动因子如呼吸链成分 Cyt-C 自线粒体释放入细胞质中,从而引发细胞执行凋亡程序。

4. caspase 家族激活

caspase 被死亡信号激活后,可激活第二信使如 Ca^{2+}、Bcl-2、神经酰胺、活性氧簇等,后者作用于线粒体,线粒体释放的 pro-caspase-2、pro-caspase-3、pro-caspase-9 被激活后,再激活 caspase-3、caspase-6、caspase-7。激活的 caspase-3、caspase-6、caspase-7 再作用于 p38 激酶,诱导线粒体渗透性转换进一步提高,促进 caspase-2、caspase-3、caspase-9 的释放,实现死亡信号的级联放大,加快细胞凋亡。研究发现 caspase 激活主要有两条途径,一是跨膜电位下降时,从线粒体外膜释放的细胞凋亡诱导因子激活 caspase-3;二是从线粒体释放出来的细胞色素,与 Apaf-1、caspase-9 形成复合体,活化 caspase-3。

5. Bcl-2/Bax 比例失衡

B 细胞淋巴瘤/白血病 2 基因(*Bcl-2*)是第一个被确认有抑制凋亡作用的癌基因。在促进细胞凋亡和抑制凋亡的众多基因中,凋亡因子 Bcl-2 和 Bax 的相互作用是细胞凋亡的调控中心。Bax 的生物学作用是拮抗 Bcl-2,研究证实 Bcl-2/Bax 两蛋白的比例是决定对细胞凋亡抑制作用强弱的关键因素。在体内 Bcl-2 和 Bax 可以分别形成同源二聚体,也可以相互形成异源二聚体。当 Bcl-2 过表达时,与 Bax 形成稳定的 Bax-Bcl-2 异源二聚体占优势时,则抑制细胞凋亡;反之,当 Bax 表达增高,Bax 同源二聚体占优势时,可拮抗 Bcl-2 的作用,细胞则易于在诱导剂的作用下促进细胞凋亡。促凋亡和抗凋亡成员间的相互作用,决定了细胞死亡的阈值。当 Bcl-2/Bax 比例>50% 则细胞存活;反之,大量 Bax 以同源二聚体存在则导致细胞凋亡。

6. *p53* 基因过表达

p53 是一种与肿瘤发生、发展相关的抑癌基因,参与细胞生长、分化及死亡的调控,且在细胞凋亡过程中起重要作用。*p53* 作为一种转录因子能促进或抑制很多与细胞周期及凋亡相关基因的表达(如 *p21* 和 *Bax* 等),因此 *p53* 可直接或间接通过调节凋亡通路中多个关键因子来调控凋亡。研究发现,*p53* 能通过高尔基复合体转运 Fas 短暂促进血管平滑肌细胞表面 Fas 的表达,并促进 Fas/FADD 的结合而诱导凋亡。研究还发现,人肿瘤细胞过表达 *p53* 可诱导该细胞凋亡,而特异性抑制剂分别抑制 caspase-8 及 caspase-9 后均能抑制这种 *p53* 依赖的凋亡,表明 *p53* 对死亡受体通路和线粒体通路均有影响。

7. 低氧诱导因子生成增多

低氧诱导因子(HIF-1)是组织细胞在缺氧时产生的一种氧依赖性的转录激活因子,广泛存在于哺乳动物体内,使细胞及组织产生一系列反应以适应缺氧环境。HIF-1 为缺氧应答的全局性调控因子,在缺氧诱导的哺乳动物细胞中广泛表达,对缺氧具有特异感受性,参与体内许多缺氧反应性基因的转录调节,在低氧性肺损伤介导的细胞凋亡中有着重要的作用。在严重或持续缺氧时,HIF-1α 可诱导细胞凋亡。在成年大鼠脑缺氧研究中发现,敲除大脑 *HIF-1α* 基因后可引起凋亡基因表达水平下降,从而减少大脑细胞发生凋亡。

二　缺氧与细胞坏死

缺氧是引起细胞死亡的常见原因。缺氧首先影响细胞的需氧呼吸,即线粒体的氧化磷酸化功能,使细胞内 ATP 产生明显减少,从而导致细胞膜的钠泵功能障碍,引起 Na^+ 及水在细胞内积聚,K^+ 从细胞外溢,进而发生急性细胞水肿。缺氧还可使细胞无氧酵解过程增强,通过分解糖原产生 ATP 以维持细胞的能量。无氧酵解过程中,细胞内乳酸、丙酮酸、氨基酸和无机酸等氧化不全的代谢产物大量积聚,使 pH 值下降,进一步加重细胞损伤。缺氧还能使粗面内质网核糖体脱失,多聚核糖体裂解为单核糖体,并出现线粒体肿胀、内质网扩张等一系列超微结构改变,以上改变是可逆性的,复氧后可恢复正常。然而若缺氧持续存在,ATP 供应耗竭,细胞酶系统广泛损伤,细胞膜功能严重受损,细胞外 Ca^{2+} 不断进入细胞内甚至进入线粒体内,使其基质中出现无定型的富含钙的致密区,线粒体将发生不可逆性改变,以致参与代谢的某些酶活性受抑,并使蛋白变性、细胞坏死。细胞内 pH 值进一步下降将导致溶酶体膜的损伤,使多种酶进入细胞质内并激活,其中酸性水解酶可引起细胞发生自溶而死亡。

(兰 聪)

第三章 高原习服与高原适应

第一节 概 述

人或动物暴露于低氧环境后，机体对外环境的变化进行自身调节，并在新的环境中能够有效地生存的过程叫"习服"。Hurtado 曾描述，人体对高原环境的习服表现为两种形式或过程，即 acclimatization 和 adaptation。这两词均有"适应"的含义，但又有明显的区别。目前高原医学研究者普遍将由平原或较低海拔地区进入高原或由高原进入更高海拔地区后，机体为适应高原环境，在神经-体液调节下发生一系列的代偿适应性变化的过程称之为高原习服；机体通过在高原特殊环境至少 2~3 代的自然选择作用，使功能结构发生改变或重建，而这些特性又通过生殖遗传给后代而巩固下来，称之为高原适应。即人体对高原习服是通过后天获得的，而高原适应则为高原世居人或动物经过世世代代自然选择所获得的，具有遗传特性。健康的平原人到高原后可以逐步达到"获得性习服"，而高原世居者则可达到"自然习服"或具有"遗传适应"，建立起与低氧环境的对立统一，来保证高原上正常的生命过程。

一 高原习服与高原适应的转归

人体进入高原后，受到低氧等诸多因素的影响，全身各系统从器官水平到分子水平，从功能到组织结构，都发生一系列的改变。其改变的程度、相应症状的轻重，以及持续时间的长短，与海拔、个体差异及其他因素有关。对于高原习服良好的人来说，进入高原后很快就能建立起一系列的代偿机制，使各系统机能达到新的动态平衡，实现内外环境的平衡和统一，能够在高原环境中正常生活、工作而无任何不适。但也有部分人，在由平原进入高原后，由于上述代偿适应性反应不足或过于强烈而发生习服不良，从而出现各种急性高原病，有的随着在高原上生活时间的延长而发展为慢性高原病。另外，从目前国内外对藏族和其他世居高原者的研究来看，藏族是居住高原时间最长的群体，其次是南美洲的安第斯人，之后是欧洲人，最后是亚洲汉族人。随着高原居住时间的延长，对高原的适应也大大增加。研究证明藏族在高原人类群体中已获得了最佳高原适应性。高原世居人群对高原低氧环境良好的适应能力，是长期自然选择和进化的结果，在高原低氧适应的背后，存在遗传学因素的作用。然而，不同高原人群的低氧适应的生理特征和遗传分子水平具有差异,研究者推测,不同高原人群由于选择压力的差异而出现了不同的低氧适应模式。同时在不同的高原人群中有一定比例的人发生了一系列功能失调和病理形态上的改变,甚至导致各种慢性高原病。由此可以认为,无论是高原的移居者或者是世居高原者,他们对高原低氧环境的习服和适应既是可能的、成功的,也是相对的、可变的。

二 高原习服与高原适应的研究

(一)平原及高原人群的低氧反应

低氧反应是一个很受关注的问题,近年来我国高原医学科研工作者通过细胞生物学和分子生物学方法,对高原习服和高原适应生理的研究证实,机体的低氧反应主要体现在氧提取、氧运输和氧利用这几个生理环节上。目前国内外高原医学学者比较公认的机体应对低氧的反应大体分为三类:急性反应、习服反应、遗传适应。具体步骤为:第一步是氧气感受机制感受到低氧,起始整个级联反应,告知机体出现的问题及严重程度;第二步是将感受到的信息传递到机体不同水平来做出适宜的功能反应;第三步是特定的信号转导通路参与,发生急性反应来应激低氧压力;第四步是多级信号转导路径参与发生应对低氧压力的复杂习服反应;最后是上述四步中低氧压力感受步骤、信号转导步骤、急性反应步骤及习服反应步骤随着时间的推移和自然环境的选择而将这种改变固定下来,并随着生殖传递给下一代而产生遗传性适应,是长期自然选择的结果。但目前对于三类反应的时间点没有一个明确的说法,且三类反应并不是每个人在高原习服和适应过程中所必经和必发生的过程。研究者也强烈地意识到习服和适应的个体差异性很大,有些人在初入高原时机体没有任何反应或不适;也有不少人从平原进入到高原后不管多长时间都不能很好地习服;同样有很多世居高原人群,尽管经过在高原环境至少三代的自然选择,但仍然不能很好地适应这个环境,轻者出现了代谢的紊乱,重者出现了各种慢性高原病,这就意味着关于高原习服或适应与否不能完全与时间长短等同。但根据目前国内外对藏族和其他世居高原人群的研究来看,高原世居者在高原上经过世代选择,较移居者具有较好的适应性,世居高原时间更长的人群比短期世居者具有较好的适应性。

吴天一院士曾经提出,我国藏族世居人群与汉族移居人群间的适应机制存在着差异,移居者主要依靠功能适应,如用通气增强、心排出量增高、红细胞增多等来弥补缺氧,而世居者表现出更多地依靠组织适应,即对氧的利用更经济有效。呼吸循环功能的增强并不占主导地位。与另一支同源于蒙古人种的南美安第斯克丘亚印第安高原世居人群相比,青藏高原藏族人群显示出了较多的优势,从而显示人类居住高原历史最长的藏族人群具有最佳的生理适应模式,获得了最佳的高原适应性,这也是长期对高原自然环境适应的结果。

(二)高原世居人群低氧适应的生理特征

世界上高原人群分布甚广,包括亚洲、非洲、北美洲和南美洲的许多高山和高原地区,在欧洲(阿尔卑斯山区)和大洋洲(巴布亚、新几内亚)也有少数高原居民。

目前全世界范围内主要有三大高原世居人群,分别是喜马拉雅山和青藏高原地区的藏族人和夏尔巴人,南美洲安第斯山区的艾马拉人和克丘亚人,非洲东部埃塞俄比亚高原的阿姆哈拉族人。

定居在世界各地的高原世居人群由于居住高原环境和居住历史不同,高原适应性又有明显差别,高原疾病的发生与表现症状也不完全相同。现已有较多的考古学或遗传学证据表明他们进入高原定居的时限不一样,如人类进入安第斯高原为1.0万~1.5万年,埃塞俄比亚人在高原生活约5000年,北美的高原定居居民居住高原的历史约1个多世纪,而定居在青藏高原的世居人群,考古学方面的证据表明现代人居住在青藏高原的时间在末次冰盛期(公元前2.2万~1.8万),尽管当时的环境条件极其恶劣。最新的考古学证据表明3万到4万年前,人类已生活在海拔4600 m的地方。遗传学的证据也支持青藏高原的世居人群早在3万多年前的旧石器时代晚期可能就已经成功定居在青藏高原。这表明青藏高原的世居居民主要以藏族为主,他们比其他高原世居人群有更多的时间和机会通过自然选择来适应高原低氧环境,继而产生适应性生理变化,这些变化主要以心血管、呼吸和造血等方面的系统性变化为特点,都参与氧气运输。

现代研究也表明不同地区的高原世居人群其低氧适应表型存在差异。科学家最初发现安第斯山区艾马拉人和克丘亚人相比于低海拔人群其胸廓较大,血细胞比容较高,血红蛋白浓度较高,肺动脉压力较高,血氧饱和度较高;青藏高原世居藏族胸廓、血红蛋白浓度与安第斯高原人群相比较低,藏族人群具有较高血氧饱和度、较小肺容量、较低肺动脉压,较高一氧化氮呼气量、较高的脑血流量,低氧通气反应不钝化、较好的最大有氧能力及低氧耐力等特征。

研究称喜马拉雅山脉高海拔世居人群藏族和夏尔巴人是最适应高原低氧环境的人群,夏尔巴人与藏族人低氧适应表型相似,跟高加索习服人群相比红细胞数目和血红蛋白浓度等并未增加,而氧气与血液的亲和力则较高。与低海拔习服人群相比,高海拔世居藏族人群与夏尔巴人过度换气减弱。研究认为减弱过度换气是高海拔世居人群对低氧的一种呼吸适应,过度换气减弱能允许世居人群减少用于过度换气的能量消耗,同时能为更高海拔的活动做呼吸储备。

研究表明藏族能在高原上保持高静息通气量和敏感的低氧通气反应,快速低氧通气反应可维持较高的肺泡氧气压力,限制因低氧造成的SpO_2降低,因此被认为是适应低氧环境的一种优势。而安第斯人群表现出相当程度的通气钝化。事实上,与相同海拔的汉族长期居民或居住在安第斯山脉的玻利维亚艾马拉人相比,藏族提高了静息通气量,增强了急性低氧通气反应。

相关文献报道研究了生活在海拔3658 m的5名藏族居民的肺动脉压力,发现与海平面相比变化不大。与安第斯高原人群和平原居民相比,藏族高原居民一氧化氮(nitric oxide,NO)升高,而NO可以使血管舒张。此外,一项研究表明,在海拔3600 m生活的藏族居民缺乏肺小动脉平滑肌,因此很少引起肺血管重建和肥大导致的肺动脉高压。

目前认为藏族人群遗传适应最重要的表型之一是相对较低的血红蛋白(Hb)浓度。平原人群高原暴露之后最明显的标志是Hb浓度上升,吴天一院士曾综合多项关于喜马拉雅山高原人群(包括藏族人、夏尔巴人和拉达克人)研究中的平均Hb浓度与移居喜马拉雅山的平原人群(包括中国的汉族、印度的泰米尔人)及安第斯山脉居民对比发现,喜马拉雅山高原人群的 Hb 浓度整体低于已报道的安第斯山脉居民和平原移居者的 Hb 浓度。

另有研究报道,藏族人群的血红蛋白浓度和红细胞增多症检出率在 4500 m 以上极高海拔区域呈现快速的增长,4500 m 可能是世居高原藏族人群对高原低氧环境最佳适应的临界海拔。

此外,研究发现各世居高原人群的婴儿出生体重下降程度不同。世代生活在高原的人群,如藏族和安第斯山人群的出生体重下降较少。在相同海拔生活的藏族与汉族相比,不仅婴儿出生体重藏族高于汉族,而且产前和产后的婴儿死亡率汉族的是藏族的 3 倍。

近几年来,高原医学的研究工作已从广度和深度上都有了很大的提高,通过对在平原和不同海拔高原地区的人群采样,以及平原人、初进高原者、高原移居者和世居者、高原世居藏族和其他世居高原民族等不同群体间的对比研究,逐步揭示出高原习服、适应的某些规律及各种高原病的一些诱发因素和发病机理。近几年,发表的有关高原对人体影响的论文和专著越来越多,内容除涉及循环、呼吸、血液等器官和系统外,在高原习服与适应的分子生物学机制研究方面也取得了一些突破性的进展,相继报道了与高原低氧适应能力相关的一些候选基因及位点。

分子生物学、分子遗传学及其相关领域的发展和在临床医学研究领域的应用,为高原习服与适应的分子机制研究提供了前所未有的契机。人群对高原低氧环境良好的习服和适应能力,存在遗传学因素的作用,并发展出具有生化、生理和解剖学的特征,使之能在高原环境达到最佳境地。因此,发现与这类性状和疾病有关的遗传易感性基因,以及这些基因与环境因素的相互作用,已经成为高原医学领域的研究重点。

(杨永健)

第二节　高原习服

一　高原习服对机体的影响

平原人在进入高原时,高原习服的个体差异极大,一些平原人进入高原后,通过机体的代偿适应性反应可以获得对高原环境的良好习服,能够在高原环境中正常工作、生活而无任何不适。但也有部分人进入高原后,由于上述代偿适应性反应不足或过于强烈而发生习服不良,从而出现各种急、慢性高原病,即失习服。

高原上的低氧分压、寒冷、强紫外线、低湿度均对机体高原习服过程有一定影响,而其中以低氧分压为主。由于氧分压的下降,平原人移居高原后,机体对高原环境所出现的代偿适应性反应是逐步发生的,给全身脏器带来一系列影响,表现为整个机体各个器官及组织、细胞水平的反应,主要有以下几种变化特征。

（一）神经系统

神经组织一般的代谢率比体内其他组织高,在生理条件下,中枢神经又比周围神经高 20 ~ 30 倍。中枢神经系统的不同部位,代谢率也有很大区别,如大脑比脊髓高,脑的灰质又比白质高 3 ~ 5 倍。如果按重量计算,脑的代谢率也远远超过身体内其他器官。脑组织的新陈代谢旺盛,耗氧量极大,在人们急速进入高原或由低海拔地区进入高海拔地区时,脑是受影响最早的器官之一。并且神经系统对缺氧的耐受性比较差,中枢神经系统对缺氧的耐受性更差,尤其是大脑的高级中枢,几乎不能耐受 3 ~ 5 min 的完全缺氧。当脑组织处于完全无氧状态 5 min,神经元的功能就难以完全恢复,缺氧 30 min 后就形成不可逆的损伤,尤以皮层和皮层下视觉通路的神经元最敏感。因此,在高原低氧环境下,易出现各种脑神经症状,头痛、头晕、失眠、乏力、注意力不集中等,就是大脑皮质细胞和视觉系统对供氧不足的反应。

（二）呼吸系统

高原低氧习服、适应过程既存在时间依赖性,也有很明显的个体易感性,其中呼吸系统是发生习服最早、反应最明显的系统之一。肺通气量的增加是氧运输系统的第一步,也是关键的一步。在高原,大气压降低,单位体积气体中的氧含量低于海平面,因此必须吸入更多的空气来供给相同量的氧。人从平原进入高原地区,其通气能力需要一定的时间来适应,适应的时间取决于个体的适应能力。低氧暴露时呼吸频率和深度的增加引起肺通气量的增加,这是人体对高原最早和最明显的反应,也是早期适应的基本变化之一,这种现象称低氧通气反应(HVR)。低氧通气反应对移居者在高原习服与失习服过程中起重要作用。West 和 Schoene 在珠穆朗玛峰进行医学考查时发现,高 HVR 的人其登山高度、睡眠状况及运动耐力等都明显优于低 HVR 的人。因此,适宜的通气反应对维持足够的肺泡通气和组织摄氧,保证人体在高海拔地区能够有效地生活和工作起重要作用。现在很多学者的研究都已证实高原世居者通气反应"钝化",且表明这种通气反应的"钝化"与海拔有关,即与受低氧刺激的程度有关。

肺通气量随海拔的上升而增加,但究竟海拔上升到多高时肺通气量开始增加,还存在分歧。Hultgren 指出海拔升高 1500 m 时肺通气就开始增加,但不会立即达到最大限度,一般超过 3050 m 时才会通气量明显增加。通常急进高原后在几小时内就发生过多通气,并在第一周内迅速增高,超过高原世居者 20%。随着在高原居住时间的延长及习服机制的建立,通气量不再进一步增加,趋于平稳,但仍比当地高原世居者大。正常人高原缺氧所引起的过多通气是呼吸深度(潮气量增加)的增高,而并非呼吸频率增快。但急性高原病(如高原肺水肿)患者的呼吸频率快而浅。通气量增加的生理意义是将大气与肺泡氧分压梯度减小,动脉血氧分压增加,组织缺氧减轻。

目前关于高原上肺弥散能力的说法不一,有学者在不同海拔测定了肺弥散量,发现在高原上不论移居者还是世居者其肺弥散能力均明显增加。还有报道称,有些人进入高原后肺弥散量并不增加,反而略有下降。这些肺弥散量降低的人都有较严重的急性高原病症状。值得注意的是,如肺动脉压持续性过高,可导致右心室后负荷加重、右心室肥厚甚至发生高原心脏病。另外,缺氧引起的红细胞过多增生也可损害肺内气体交换,如红细胞增多症者由于血液黏滞度增加,血流缓慢,以及心排血量减少等导致通气/血流比值(V/Q值)失调,使肺弥散能力降低。因此,高原上肺弥散能力的增加是有限的,也是有条件的。

(三)循环系统

1. 肺循环

与体循环相比,肺循环是一个低压力、低阻力和高容量系统。在静息状态下平原地区健康人平均肺动脉压大约为15 mmHg,肺血管阻力大约为1.6 mmHg/(L·min)。当人或动物快速进入高原后,由于低氧性肺血管的收缩,肺动脉压迅速升高,这是机体适应低氧环境的一种生理性代偿反应。肺动脉高压的发生和发展存在着显著的个体及种族差异。在高原,不是每个人都具有肺动脉高压的病理特征,即使有肺动脉高压,这些人的症状一般较轻或无任何临床症状,能完成各种重体力劳动。然而,有少数人进入高原后即刻出现显著的肺动脉高压,甚至有些对低氧特别易感者,其肺动脉压可接近、达到或超过体循环压,并导致急性高原肺水肿。长期持续的肺动脉高压,易导致肺血管结构发生改变,如肺细小动脉壁平滑肌细胞增生、管壁增厚、循环阻力增加,从而出现明显的右心室肥厚、右心衰竭,最终发展为慢性高原病。

2. 体循环

初到高原后,低氧刺激交感神经系统,促使儿茶酚胺类物质分泌,使心跳加快,心肌收缩力增强,心排血量增加,动脉血压有一定程度的升高。这是循环系统对低氧环境最初的习服性改变。然而,随着在高原停留时间延长,机体内环境自身调节过程的建立,其心搏及血压恢复到接近平原值,并逐步过渡到久居或世居人群的特性。缺氧对心功能的影响主要是右心功能,是否影响左心功能以及影响程度如何迄今仍有争论。

3. 血液循环

在低压、低氧环境下,血液系统是受影响较早的系统之一。其中主要是红细胞系统,表现为末梢红细胞增多、血红蛋白含量增加。这些改变与海拔有关,即随着海拔升高,红细胞、血红蛋白浓度相应增加。这是人体在低氧习服过程中的一项重要代偿机制。有研究证实世居藏族无论男性或女性,其血红蛋白浓度均低于移居者。在高原,红细胞系统的改变是由于缺氧刺激肾分泌EPO增加所致。血液中EPO的含量与海拔有关,机体暴露于低氧环境几小时内血液中EPO明显增加,通过几天的习服EPO逐渐下降,但仍可高于平原值。人体急进高原后血红蛋白浓度即刻增加,这是继发于血浆容量降低及血液浓缩所致,并非红细胞数量增加,对氧的运输有害无益。随着低氧环境的习服,红细胞数量真正增加后才能提高携氧能力,有利于氧的运输。但红细胞增加数量超过一定的限度后,将会使血液黏滞度增高,反而减低氧运输,加重组织缺氧,并发生高原红细胞增多症。在高原,除了红细胞系统增生活跃外,其他血液成分也有不同程度的改变,如白细胞总数有轻度增高,血小板及凝血系统也略有变化。

从大气到体内的氧气,经过肺通气与弥散、血液的氧化后,通过循环系统将氧气运送并分配到全身各组织器官。因此,循环系统是氧运输系统的第二梯度,在低氧习服过程中起重要作用。

(四)消化系统

与平原地区一样,消化系统的功能正常与否,和一个人的健康关系极大,高原地区更是如此。缺氧首先累及细胞的线粒体,使之变性,严重时可致细胞坏死,影响消化道黏膜功能,同时缺氧对神经-体液调节的不良影响,使消化系统功能陷于紊乱。缺氧早期肺、脑血流增多,胃肠道血流减少,消化液分泌下降;交感神经兴奋使胃排空时间延滞,饥饿收缩和小肠的运动与张力减弱,唾液分泌受抑制;由于水钠潴留,胃肠道可发生轻度水肿,以致吸收障碍;应激、抗利尿激素分泌增加和血糖偏低均可抑制胰腺分泌;急性缺氧时,肝可出现轻度肿大,胆汁分泌相对减少。

(五)泌尿系统

进入高原低氧环境后,机体内抗利尿激素、醛固酮分泌立即增加,由此出现尿钠减少,导致水钠在体内潴留,肠系膜血管及胃肠道充血水肿,血压上升等症状。但醛固酮分泌增加现象常于移居高原一段时间后逐渐消退。不过也有报道显示醛固酮分泌程度与海拔相关,较低海拔对醛固酮分泌无影响,中等高度对其分泌反而有抑制作用。研究显示平原人进入 3500 m 以上高原最初几天,血浆醛固酮浓度常急剧减少,一般 10 d 左右恢复到平原水平。

(六)内分泌系统

在人体习服高原的过程中,内分泌系统起着极其重要的作用。但内分泌调节具有一定的限度,一旦缺氧超出了人体的生理耐受阈值,内分泌系统的正常调节机能将遭到破坏,发生内分泌功能紊乱,一般为可逆性改变。当严重缺氧时,亦可造成内分泌腺的不可逆性损害。高原环境对内分泌系统的影响主要包括以下几个方面。①下丘脑-垂体应激反应增强,生长激素、抗利尿激素分泌上升。②甲状腺功能短暂性稍有增强,表现为基础代谢短期轻微上升。③肾上腺皮质活性上升,皮质激素(主要是糖皮质激素)分泌上升。④肾上腺髓质活性上升,儿茶酚胺分泌上升。⑤性腺功能减退或紊乱,表现为精子数量、质量的下降,雄性激素分泌下降,性欲下降及月经紊乱等。

(七)其他

机体本身的耗氧量增加,如精神紧张、过度疲劳、上呼吸道感染及原有慢性疾病等诱因,进一步加重了供养与耗氧的失调,诱发和加重失习服的发生。

二　高原习服的影响因素

当机体进入低氧环境时,体内便产生一系列代偿性调节,使机体能从外界获得更多的氧气,以满足体内氧气的消耗,如果机体所获得的氧气同体内氧的消耗达到平衡,机体就能适应低氧环境。反之,体内会出现氧气供应与消耗的平衡失调则会影响个体对高原的习服能力。对高原习服能力的影响因素很多,归纳起来主要有以下几个方面。

(一)海拔和登高速度

海拔越高,空气越稀薄,气压就越低。一般每升高 100 m,气压就下降 5 mmHg,氧分压及水的沸点亦随之下降,因此,机体的缺氧程度与海拔关系极为密切。另外,登高速度也影响习服能力,即进入高原的速度越快习服越差。

(二)个体对低氧环境的易感性

机体对高原的习服能力存在明显的个体差异。大量的研究表明,人群中确实存在有急性高原病的易感者,他们对高原低氧特别敏感,一旦进入高原后极易发生高原病。如能在进入高原前,将这些易感者挑选出来,则对提高整个群体的习服是十分有益的。易感人群的筛选具有重要的实用价值,对此国内外学者进行了大量的研究,取得一定进展,但迄今为止,尚无简便易行、准确可靠的预测方法和模型。

(三)机体状况

如年龄、体重、身高、体质等均有影响。一般年老体弱,患有心、肺等慢性疾病者更易发生习服不良或反应时间延长等情况。

(四)在高原的居留时间

对高原的习服能力也主要取决于在高原上的居留时间,一般在高原停留时间越长,习服就越完全。通常在进入高原2~3周后,高原反应症状基本消失,安静状态下呼吸、脉搏、血压值也较初入高原时明显下降;进入高原2~3个月后,高原反应症状消失,安静状态下呼吸、脉搏接近或略高于平原值,血压趋于稳定,红细胞、血红蛋白增加到一定数量后已趋于稳定,一般活动后无明显不适。因此,也有很多学者根据在高原居留的时间的长短,结合高原习服的指标,对高原习服的程度进行了划分,一般分为初步习服、基本习服和完全习服等。但目前对于这种评价体系,国内外并未形成定论,还有待进一步商榷和探讨。

(五)气候

高原地区地势高、面积广、空气稀薄,气候的特点是气压、气温较低。寒冷会使外周血管收缩,机体耗氧量增加,可诱发或加重高原病,降低机体的习服能力。做好防寒保暖能增强机体对高原的习服能力。

(六)精神心理因素

初入高原者,由于对高原环境特点不了解,加上自然条件的直接影响而产生紧张、恐惧等情绪,常可促进高原病的发生。故进入高原前,要进行有针对性的健康教育,使人们正确认识高原,消除紧张、恐惧情绪将有助于提高机体对高原的习服能力。

(七)劳动强度

平原人在高原的劳动能力均有不同程度的下降,劳动强度过大常可诱发高原病的发生。因此,进入高原后的适应性锻炼应循序渐进,持之以恒,注意劳逸结合,在高原上的劳动量及劳动时间应适当控制,并应延长睡眠时间。

(八)营养状况

高原低氧环境影响人体正常的新陈代谢,胃、肠、肝、胆等消化系统功能相较平原地区减弱(因为人体正常新陈代谢是在有氧条件下进行的),而且在高原地区机体耗氧量加大,所以要注意加强营养,应以高糖、高蛋白、低脂肪饮食为主,适当补充多种维生素,以提高对高原的习服能力。

（九）其他环境因素的影响

植被茂密的地方有利于习服。植被较少的环境由于缺氧机体产生自由基增多,加速衰老,不利于习服。

了解上述影响高原习服的因素不仅有助于正确评价高原习服的水平,同时对提高进驻高原人群的整体习服水平具有积极的指导意义。

三 促进高原习服的措施

实践证明,人体对高原环境具有强大的习服适应能力,在一定限度内通过采取适当的措施和手段可以加快习服过程,促进高原习服。

（一）进入高原前注意事项

1.调整心态

消除对高原不必要的恐惧心理,避免精神过度紧张,使机体得到充分休息。

2.患有呼吸系统疾病

呼吸道感染者应争取在进入高原前治愈。

3.妇女月经周期不宜进入高原

妇女不宜在月经前期进入高原,这是由于在妇女月经前期,醛固酮和抗利尿激素的分泌增加,可间接引起水钠滞留,以致容易发生习服不良。

4.注意体育锻炼

在进入高原前进行适当的适应性锻炼。低氧环境的适应性锻炼是预防急性高原病、促进缺氧习服适应的有效可靠的措施,这是国内外所公认的,如深呼吸、体育运动、气功等。研究表明,进入高原前后坚持做深呼吸运动及呼吸操锻炼等也能加速对高原的习服,因深慢呼吸能增加肺通气量,增多氧的吸入量。

5.阶梯性习服

进入高原的速度宜慢不宜快,为了加快高原习服过程的建立,最好先在较低的高原上居留一定时期,使机体对较低海拔有一定的习服后,再上达中等高度地区并停留一段时间,最后到达预定高度。阶梯性习服的原则已被广大的高原医学工作者所接受,并广泛应用于登山运动员的训练和实际的登山活动中。

6.服用预防性药物

习服实践证明,凡在实验和应用中能提高机体缺氧耐力、减少或减轻急性高原病发生的药物,均有利于促进高原习服。因此,可服用相应药物,保持机体最佳机能状态,如维生素、耐缺氧性药物等。

（二）进入高原后注意事项

1.注意休息和调整心态

避免体力负荷过重、过度疲劳、剧烈活动和情绪兴奋。

2.预防感冒

预防上呼吸道感染,注意保暖。

3. 保持合理的膳食结构

①热量。高原、高寒地区一定要注意保持高热量饮食,因为人体在高原地区所消耗的能量比内地平原地区多3%~5%,并且停留时间越久所消耗热量越多。②三大物质供给比例。缺氧条件下的有氧代谢以糖为主,这是机体在缺氧条件下节约用氧进行产能的一种有效的代偿适应方式,因此高原应以高糖、高蛋白、低脂肪饮食为主。③维生素。维生素消耗量在缺氧条件下是平时的2~5倍,应多食新鲜蔬菜和水果,在缺乏新鲜蔬菜的地区,每日需补充一定量的多种维生素。④切忌吃得过饱,最好保持"七分饱"状态。⑤饮食一定要注意保持清洁、健康,少吃最好不吃冷食。⑥适量饮水。由于高原空气湿度低,人体容易脱水,加上血红蛋白增高,导致血液黏稠度增加,极易形成血栓,引发心脑血管意外。因此,要不断少量喝水。

4. 减少吸烟、饮酒

因香烟产生的一氧化碳与血红蛋白的亲和力是氧气的250~300倍,大量抽烟会明显加重高原反应。酒除对肝细胞有损伤外,还会增加体内耗氧量,使热量散发,并引起神经兴奋,在高原上尤其危险。酒在高原上最大的危险是容易引起胃黏膜充血、糜烂而导致大出血,尤其和解热镇痛剂合用时。因此,高原上饮酒需要严控,如果能较好地适应高原环境,可以少饮一点低度的青稞酒或红葡萄酒,但绝不能贪酒,特别严禁酗酒。

5. 睡眠注意姿势

睡眠以高枕侧卧为佳,设法保持充分的睡眠。

6. 避免马上洗澡

进入高原后尽量避免马上洗澡,因洗澡不仅会消耗体力,增加耗氧量,而且容易增加感冒概率。

7. 有明显不适,建议立即吸氧或就诊

如有头晕、头痛和恶心等急性高原反应症状应及时吸氧,必要时就诊。

(杨永健)

第三节　高原适应

一　高原适应对机体的改变

高原环境对机体的影响是多方位的,各系统从组织解剖到生理、生化功能都发生了一系列适应高原低压、低氧环境的改变。其中神经、呼吸、循环等系统变化较大,主要表现在以下几方面。

(一)神经系统

低氧给全身器官、组织带来一系列的影响,尤以中枢神经系统对缺氧耐受性最差,即使是日常很轻微的低氧刺激,都可能引起不同程度的脑细胞、神经元的损伤,造成脑功能的不可逆障碍。高原低氧引起的脑损伤是高原环境导致死亡或诱发高原多器官功能障碍的主要原因。血脑屏障是维持中枢神经系统内环境稳定的重要结构,高原低氧、低气压、寒冷等综合因素加重了能量负荷、细胞缺氧和颅脑血脑屏障损伤。此外,低氧对中枢神经系统其他方面也有影响。据观察,长期低氧对于人记忆、嗅觉、味觉、视力和听力均有不同程度的影响,而且低氧对神经系统的影响及内在机理非常复杂,对此还需要进一步的研究证实。

（二）呼吸系统

高原世居者与移居者相比,胸廓宽大,胸径指数增大,胸廓呈"圆状胸",肺容量及肺表面积也增大。肺容量和肺弥散量的增大是人体对高原低氧环境最佳适应的初始机制,它将会摄取更多的氧,保证机体在低氧环境下有效地生存和工作。关于高原世居人呼吸调节及低氧通气反应仍存在不同的看法。一般来讲,高原上适宜的肺通气量对维持足够的肺泡氧分压和组织摄氧量是非常必要的。然而,Severinhause 和 Lahiri 等早在20 世纪 60 年代发现,南美印第安人和喜马拉雅山夏尔巴人的静息通气及运动通气都明显低于平原人,认为长期生活在高原的居民其周围化学感受器对低氧通气反应是钝化的。通气反应的钝化在某种意义上来讲(如运动状态下)是有益的,它可减轻运动引起的呼吸困难,从而使运动显得轻松、有效。但近来,有些学者对高原人通气"钝化"提出疑问,认为一些高原人的低氧呼吸调节与平原人相似,是他们已取得自然适应性的一种表现。但通气反应的钝化也可能与居住的海拔有关,亦即与受低氧刺激的程度有关。关于高原人肺弥散能力的变化,已有资料证实,高原久居和世居者的肺弥散能力明显增加。DeGraff 报道世居高原人肺弥散能力比平原居民高 20%~30%。

另外,有研究比较了藏族和南北美高原世居者的肺总量、肺活量及胸围,在校正了身高和体表面积之后,藏族人肺总量与安第斯人及北美高原居民相同,胸围也在安第斯人和北美居民的胸围范围之间,显著高于高原汉族居民。高原世居者肺体积扩大可以增加气体弥散面积,从而缩小肺泡-动脉血氧分压差。在室内静息呼吸时,藏族人比汉族人呼吸频率快,每分通气量大;但是他们的动脉氧分压和潮气末二氧化碳分压并无不同,说明他们的肺泡通气水平相似。低氧可以增加世居高原藏族居民每分通气量和潮气末二氧化碳分压,而对于移居高原汉族居民则没有此作用。

（三）循环系统

1. 肺循环

已知在高原,发生肺动脉高压和肺血管壁增厚的直接原因是缺氧,对其机制也已进行了较广泛的研究。有研究报道,世代生活在高原的人或动物,尽管他们生活在较严重的低压、低氧环境,但他们的肺动脉压并不增高、肺血管壁不增厚,仍保持在平原人的水平。科学家认为,这些变化是他们在长期的自然选择过程中已获得了对高原环境最佳适应的表现,并认为此种适应具有遗传特性。但高原人或土生动物能保持较低的肺动脉压和肺血管壁不增厚的机制,尚未见深入的研究报道。也有一些世居高原的人发生肺动脉高压的报道,并认为其直接原因是肺泡缺氧引起的血管收缩,但它的发生机理目前尚未完全清楚。

高原世居藏族肺动脉压力和阻力显著低于移居汉族及其他高原世居者,接近最大运动量或是吸入低氧混合气体仅轻度增加藏族肺动脉压或肺阻力。由此可知,通过自然选择淘汰这种低氧性肺血管收缩反应是适应高原的一种表现。高原世居藏族肺动脉压力及低氧收缩反应低,也可能是由于藏族肺小动脉平滑肌缺如。安第斯山区的印第安人已在高原生活了 1.0 万 ~ 1.5 万年,但对自然选择来说还不够长,因而仍出现轻度肺动脉树终末部分的肌化和肺动脉高压。

2. 体循环

慢性低氧环境对心功能的影响不同于急性低氧。一般认为,慢性缺氧可抑制中枢及外周化学感受器,降低交感神经张力,改变心肌传导系统功能等。故高原久居及世居居民的心率相对缓慢,心排血量接近或略低于平原,动脉血压特别是收缩压明显降低,但舒张压仅轻度下降或基本不变,因此,久居和世居者的基础血压偏低。流行病学调查发现,青海高原高血压病的患病率明显低于全国平均水平,尤其是世居藏族及蒙古族的高血压患病率显著低于汉族,与南美洲安第斯山的高原人一致。另外,在组织形态学上有人观察到,高原人肺小动脉肌层增厚而升主动脉中层厚度较平原人薄,说明高原人体循环不仅在功能上,而且也在形态学上发生了适应性改变。青海省人民医院对每年急性心肌梗死的住院和死亡人数与平原地区规模相似的医院进行比较,结果发现高原地区急性心肌梗死发病率低,死亡率也较低。有资料分析表明,高原人主动脉和冠状动脉粥样硬化的发生率低,发生时间较晚,病变程度也较轻。Hultgren 提出在高原人群中因心排血量和血压较低,动-静脉氧差较大,故冠心病及心肌梗死的发病率低于平原居民。

3. 血液循环

已知移居高原或出生在高原的平原人血红蛋白浓度,一般都高于平原人,这对氧运输起重要作用。然而,具有完全适应的高原世居居民或土生动物,在低氧环境下似乎并不以增加血红蛋白来提高携氧量和组织摄氧量,而以改变血红蛋白氧亲和力来适应环境。另外,血红蛋白的改变也可受遗传、种族、地理环境等因素的影响。在探讨种族及遗传差异方面近年也相继有很多报道,虽不同研究者所采用的方法及海拔有所不同,但从这些结果中可以看出,土生动物的血红蛋白、血细胞比容等几乎与平原相似,通过增加血红蛋白氧亲和力,提高运氧能力并加速向组织释氧,使组织能够获得足够的氧,通过这些代偿作用使组织可利用氧达到或接近正常水平。这被认为是机体对低氧环境最佳适应的重要机制之一。但对此看法目前仍有争议。

低氧可使骨髓造血增强及氧合血红蛋白解离曲线右移,从而增加氧的运输和 Hb 释放氧,具有代偿意义,但是红细胞持续增多又会出现高原红细胞增多症(high altitude pulmonary circulation,HAPC)。从前认为,移居者和南北美高原世居者可能患高原红细胞增多症,而藏族人不会。近来发现,世居高原藏族人也有红细胞增多症,并随海拔增高患病率有明显增高。目前的报道显示,高原红细胞增多症随着海拔升高和居住高原时间的延长,患病例数逐渐增多,在同一海拔移居人群的发病率明显高于世居人群,男性发病率明显高于女性。关于发病因素,认为与居住海拔及居住时间、种族、性别、环境因素、职业及吸烟等有关。由于世居藏族和移居汉族的全血容量、血浆容量和红细胞体积均相似,和其他高原居民水平的大致相同,藏族高原世居者血红蛋白浓度较低可能是由于单个红细胞所含血红蛋白浓度较低所致。世居藏族人的这种较低的血红蛋白浓度,可能是由于他们呼吸功能较强,缺氧程度较低,低氧红细胞生成敏感性迟钝。引起移居高原平原人红细胞增多的机制主要是由于低氧血流经肾近球小体时,能刺激近球细胞,使之生成并释放促红细胞生成素,后者促使干细胞分化为原红细胞和红细胞释放入血液。世居高原藏族人的这种低血红蛋白浓度有其遗传基础,可能是自然选择的结果。尽管在高原环境下适度的血红蛋白浓度增加可能被认为是对低氧的有益适应,但过多的红细胞增多会导致血液黏滞度高,从而损害组织的血液流动和氧气供应,甚至导致高原红细胞增多症。高原红细胞增多症是高原上常见的一种慢性高原病。随着分子生物学技术的革新与发展,人们还是从分子层面对一些疾病的产生及发展进行探索。近几年内很多研究证实了藏族体内的很多基因相对于其他民族存在着明显的差异,基因对红细胞增多症的干预研究逐渐增多,目前文献报道的与红细胞增多症的发生发展具有很强关联性的基因主要包括 *CYP17A1*、*CYP2E1*、*ANP32D*、*EPAS1*、*PTEN*、*PIK3CD*、*COL4A3*、*AR* 和 *KDM5B* 等,当然红细胞增多症的发生发展不仅仅与这几种基因有关,还有很多的未知等待探索,基因与 HAPC 的关联性还很模糊。

(四)其他

此外,高原环境对消化、内分泌等系统也有影响。试验证明,同急性缺氧相比,慢性缺氧对消化功能的影响更明显。胃肠黏膜缺氧引起的病理生理改变,影响其消化、吸收、运动的正常功能。高原上唾液、胃液分泌量减少,而且随海拔升高其抑制程度有更加明显的趋势。

人在适应高原的过程中,内分泌系统起着极其重要的作用,但其耐受也有一定的限度,一旦缺氧超出了人体的生理耐受阈值,内分泌系统的正常调节机能将遭到破坏而发生内分泌功能的紊乱。但高原与内分泌系统关系方面的研究较少,了解和掌握这方面的有关知识,对全面认识高原环境对机体的影响十分必要。

二　高原适应不全

高原适应不全,有人称之为"高原衰退症""慢性高原反应""持续性高原反应"或"高原世居者的脱适应"等,此术语到目前为止仍然没有一个统一的称谓。

"衰退"一般认为是减退,趋向衰落、衰弱,如身体、精神、意志等趋向衰弱,而"慢性高原反应""持续性高原反应"也完全不是"急性高原反应"时间上的延续,"高原世居者的脱适应"又容易与"高原脱适应"相混淆,这些术语所包含的含义和内容具有一定的局限性,而"高原适应不全"所涵盖的内容较全,也较贴近此型的意义,因此,这里沿用了"高原适应不全"一词。

根据国内外对藏族和其他世居高原人群的研究来看,高原世居者在高原上经过世代选择,证明了世居者较移居者具有较好的适应性,世居高原时间更长的人群比短期世居者具有较好的适应性。但在不同的高原世居或长期移居者当中,仍有一定比例的人出现了对高原环境的适应不全。这种适应不全在不同人群中表现形式各异,有些人只是出现某种功能和代谢的失衡,如睡眠紊乱、记忆力减退、性功能减退、月经失调等,而一些人却出现肺循环异常、心功能不全、血压异常、红细胞容量和血红蛋白容量异常等相关的临床症状,发生高原性红细胞增多症、高原性心脏病和高原性肺动脉高压等高原慢性疾病,并呈现出生活的海拔越高其发病率越高的倾向。综上所述,世居者或长期的移居者在高原低氧环境中,机体通过长时期不间断的选择和调节过程,仍然不能很好地适应高原环境,而出现一系列功能失调或病理形态上的改变,称之为"高原适应不全"。

世居或长期移居高原人群在高原低氧适应的生理特征和遗传分子水平上具有差异。机体对慢性缺氧的适应机制及生理性变化和所依赖的遗传学基础非常复杂。目前关于高原世居者和长期移居群体由于适应不全而引发的各种功能失调和高原病的发病机理及高原环境中各种致病因素尚未完全阐明,开展此方面的研究对丰富高原医学内涵具有重要的意义。

三　藏族高原适应的分子机制研究

青藏高原大约在3万年前就有人类生活并暴露于低氧环境中,青藏高原世居居民主要就是藏族,由于历史上青藏高原地理环境的封闭性和藏族婚俗的对外隔离性,使这一群体形成显著的遗传学隔离。随着高原居住时间的延长,他们对高原的适应也大大增加了,这为研究高原遗传适应提供了最好的条件。藏族在高原上经过漫长的进化和演变,发生了基因流动、基因漂移和自然选择的现象,在基因上已经发生了很大的改变来适应低氧环境。在高原低氧适应的背后,存在遗传学因素的作用,人体对高原低氧环境的适应涉及众多复杂的因素,受基因和环境因素的相互影响。早在2007年,Beall就提出运用现代分子生物学技术与基因组学技术分析高原世居民族的基因组结构,以便从分子水平上探索高原适应的遗传学机制。

目前认为,携带有突变基因的疾病易感人群在受到不利的环境因素的作用时,易导致疾病的发生。反之,携带有保护性基因的人群即使在不利的环境中仍能保持健康状况。因此,应对众多的低氧适应相关基因进行更深入的研究和对比,找出这些候选基因中有利于人群适应高原的多态性,发现与这类性状或疾病有关的遗传易感性基因,以及这些基因与环境因素的相互作用,已经成为医学领域的研究重点。

随着全基因组关联研究(genome-wide association study,GWAS)与外显子测序等研究方法和技术的进步,以及与之相匹配的全新统计策略的应用,对藏族高原适应相关基因的研究取得突破性进展,为进一步深入揭示藏族高原适应的遗传机制奠定了基础,为选择"候选"基因提供了丰富的资料。2010年国内外的科学家们成功筛选出一些与高原适应相关的候选基因。汪建课题组通过对50例世居藏族的外显子(包含92%的人类基因)进行测序,发现EPAS1基因46441523位点等位基因G在世居藏族中的频率远远高于汉族,且发现这个位点的基因型与血红蛋白含量密切相关,提示EPASI基因与高原适应相关。EPAS1基因是HIF家族中的重要基因。犹他大学Tatums. Simonson与青海大学格日力教授合作通过GWAS的方法研究了30例世居的单核酸多态性,发现由世居藏族的1号染色体上的EGLN1基因的229793717A/T、229667980T/C和229665156T/C位点构成的单倍型,以及由位于22号染色体上的过氧化物酶体增殖物激活型受体基因(PPARA)的44827140A/G、44832376C/A、44842095T/C位点构成的单倍型与世居藏族的血红蛋白含量较低密切相关,由此认为正是这种原因导致藏族人具有特别的高原适应性。同时曾长青课题组通过与英国、爱尔兰和美国的研究人员研究合作,发现了藏族人群能够适应高海拔地区低氧环境,并且免于罹患高原疾病的一个重要遗传机制——*EPAS1* 基因的多态性。为了揭示导致藏族人低血红蛋白浓度的遗传变异,科学家们在海拔 3200 m 以上的三个不同地区共收集了 200 多份藏族世居样品,通过对他们的基因组数据进行分析,并与人类基因组国际单体型图(HapMap)中居住在低海拔地区的汉族人群基因组数据进行比较,位于 2 号染色体上"*EPAS1* 基因"(也称 *HIF-2*)的选择信号最为强烈,特别是该基因的多态性与藏族人群的低血红蛋白浓度密切相关。发现 *EPAS1* 的 *ra*4953354 位点的频率在世居藏族中与汉族中存在显著的差别,青藏高原世居人群的血红蛋白浓度明显低于生活在同样高度的安第斯人群,而与低海拔人群的血红蛋白水平接近,这表明藏族人群对于高海拔的适应机制与祖先同样来自亚洲的安第斯人群有所不同。正是这一特殊的遗传现象,吸引了众多研究团队的研究和关注。

以上这些实验结果均指向缺氧诱导因子通路,HIF-1 和 HIF-2 是 HIF 家族中生物学作用最突出的分子,它们受到缺氧诱导。其中低氧诱导因子 1 是机体对低氧反应的一个极其重要的中介物质,它可能作为活性氧的受体去感受环境中的低氧程度,继而对一系列的低氧反应基因进行转录调节,包括红细胞生成增多,携氧能力增强,促进血管再生和重建能力提高,糖酵解能力增强、细胞内的 ATP 生成增多,满足机体的能量需要等。提示它在细胞代谢和氧供给方面发挥重要的作用。研究显示,HIF-1mRNA 的表达高海拔的藏族低于对照的低海拔组等。但也有一些调查显示藏族和移居的汉族中 HIF-1 和它的靶基因 *VEGF*、*iNOS* 的表达在高原适应中并没有起到关键的作用。刘坤祥等对 *HIF-1α* 基因外显子 12 的 *C1772T*、*G1790A* 的等位基因频率及组合基因型分布特征进行了检测,结果显示,*C1772T* 位点的 3 种基因型频率在藏族组和平原汉族对照组间比较未发现显著性差异;而在 *G1790A* 位点藏族 *GG* 基因型频率显著低于汉族,而 *GA* 基因型频率显著高于汉族,表明 *G1790A* 的 *GA* 基因型可能与藏族人群适应高原低氧有关。

除此之外,还有很多关于藏族高原适应的相关候选基因的研究,研究者提出了各自的见解,这些见解从基因组学方面丰富了对藏族高原适应的认识。

长期高海拔生活会使机体产生过多的活性氧,引起脂质过氧化。Gelfi 等调查发现,生活在海拔 3500 ~ 4500 m 处和 1300 m 处的藏族人肌肉谷胱甘肽硫转移酶 P121 的含量分别比对照组尼泊尔人(1300 m 居住)高出了 80% 和 50%,在蛋白表达增高同时,GSTP1-1 的 mRNA 高出 80%,这种增高的现象可能具有遗传特点。另外,闫惠琴等的研究发现,*GSTT1* 缺失基因型频率在藏族登山队员和平原汉族人群中有显著性差异;*GSTP1*-105 变异基因型频率差异非常显著,其等位基因 *A* 和 *G* 在两组人群中有显著性差异。而 *GSTM1* 缺失基因型在两组中无显著性差异,提示 *GSTT1* 和 *GSTP* 基因型可能与高原低氧反应敏感性有关。

研究证实 NO 可以调节肺血管舒张状态,改善肺局部通气/血流比值,防止血小板凝集,促使气道平滑肌舒张。有人比较了平原汉族在海拔 1440 m 和移居到海拔 5380 m 10 d 和居住 6 个月时血浆中 NO 含量的变化,发现汉族人急进到高海拔地区时 NO 含量显著下降,随居住时间的延长 NO 含量稍有回升,但仍低于平原正常水平。高原藏族呼出的

N_2 及其体内 NO 相关化合物(硝酸盐、亚硝酸盐等)的浓度比平原人分别高了 2 倍和 10 倍。Rupert 等对 *eNOS* 基因中的 7 个 *TagSNPs* 基因分型研究发现,*Glu298Asp*(*rs*1799983,*G/T* 颠换)多态与急性高原病易感性显著相关($P=0.004$),等位基因 *T* 在急性高原病人群中频率较高。*Glu298Asp* 位点与高原肺水肿也显著相关,*T* 等位基因是高原病的易感基因。此外,*eNOS* 基因的 27 bp 基因的串联重复多态与高原肺水肿显著相关,高原肺水肿患者变异数为 4 的 27 bp 串联重复的频率为23.2%,显著高于对照组(6.9%)。

Beall 对藏族人群血氧饱和度的基因进行了研究,发现拥有低 SaO_2 等位基因的纯合体 SaO_2 的平均值是 83.6%,而带有高 SaO_2 等位基因的纯合体和杂合体 SaO_2 的平均值分别是 88.3% 和 88.6%,证实了带有高 SaO_2 等位基因的人能更好地适应低氧环境。

肌红蛋白(myoglobin,Mb)是存在于肌肉中携氧和储氧的蛋白质。Moore 等对藏族 Mb 等位基因进行了大量的分析研究,获得了 146 位藏族人的 Mb 等位基因外显子 2 的序列,研究结果发现 Mb79*A* 等位基因频率在藏族人身上比生活在海平面的人高,这个研究验证了在喜马拉雅山的藏族人 Mb 的等位基因有利于他们对低氧环境的适应。在研究中同时也发现了 79*A–G* 和 109*T–C* 这两个多态性现象,这两种现象不是新出现的,以前对别的人种的研究就已经发现,在藏族人中 Mb 基因外显子 2 上没有显示出新颖的多态性或低氧适应有关的新基因序列。他们也对 Mb 基因型和血红蛋白浓度之间的联系进行了研究,发现 Mb 特定的等位基因与血红蛋白浓度之间无联系。

线粒体存在于细胞质内,参与人体许多代谢过程,人类线粒体是细胞核外唯一存在遗传物质的细胞器。Torroni 等在拉萨地区海拔 3000～4500 m 的范围内对 54 名世居藏族人进行线粒体 DNA(mtDNA)序列的测定,其中 38 例是藏族人独有的单倍体,42 例存在 62 个 mtDNA 基因突变,23 个基因变异仅在藏族人中出现。

在低氧诱导下葡萄糖转运体 1 的数量与活性会升高。对汉族人与藏族登山运动员 *GLUT*–1 基因 *G*+22999*T*、*A*22841*T* 位点单核苷酸多态性检测结果表明,藏族登山运动员在 +22999 位点 *T* 等位基因频率和 *GT/TT* 基因型频率显著高于平原汉族人;22841 位点各基因型构成和等位基因分布在两组无统计学差异。*GLUT*–1 基因 *G*+22999*T* 单核苷酸多态性可能与藏族人对高原低氧的良好适应性有关。

这些成果的获得为有效破译高原病发病机制提供了科学依据,不仅在于其为治疗高原反应,以及其他与低氧血症有关的疾病提供了重要基础理论依据,更在于其将为保护各民族遗传资源、建立各民族基因数据库方面发挥重要作用。目前高原低氧适应的分子遗传学研究着眼于高原低氧的生理学和病理生理学过程,得到的数据还不能完全准确地解释高原适应的根本机制,应对众多的低氧适应相关基因进行更深入的研究和对比,找出这些候选基因中有利于藏族人群适应高原的多态性,并详细阐明这些基因的具体功能和作用。相信随着研究技术的进一步发展和应用,利用青藏高原这一天然实验室的有利条件,人们必将找出更多更显著的低氧适应基因,进一步揭示高原低氧适应的遗传背景,为经济和社会发展提供强有力的理论和实践指导。

(杨永健)

第四节 高原脱适应

　　高原脱适应,有人称之为"醉氧症"或低原反应,是近年来高原医学研究的一个新课题,对此目前还没有一个规范而标准的定义。但一般认为,高原脱适应是指高原世居者或已习服高原环境的移居者在下到平原后,逐渐消除对高原低氧环境所获得的适应性而重新适应平原环境的变化过程。脱适应证是人体脱离高原低氧进入平原常氧环境后的一种适应性反应。长期以来,人们认为从高原低氧环境到平原常氧环境后,空气中的氧分压增加、体内氧饱和度提高,机体的缺氧状态得到改善,会对机体产生有益的影响,而对机体造成的不良影响却没有引起人们足够的关注和警觉。近年的研究发现,有很多高原移居者或世居者到平原后会出现乏力、嗜睡、头晕等一些非特异性表现甚至出现一系列生理、病理改变。而且目前对此反应症状的影响因素说法不一。有人报道,高原脱适应发病率与高原居住地海拔、居住年限、年龄等正相关,但也有报道与居住地、居住年限没有显著关系。高原脱适应反应可以涉及机体的每一个系统,由于机体各个系统对血氧含量变化的耐受程度不一样,因而其影响程度也不一样。

　　现阶段对高原脱适应的研究还处于初期阶段,由于缺乏对高原脱适应的认识和研究,对其发生机制及规律尚不清楚,缺乏对高原脱适应的明确诊断标准和防范措施,也未见到相关分子、基因表达方面的研究报道。随着交通的日益便捷,高原与平原人群之间的联系逐渐加强,人类面临高原脱适应的问题将日益凸显,要全面阐释这些机理尚需更加深入地研究,这不仅有利于推动西藏人民健康事业发展,而且对促进高原和平原人员往来以及生命科学意义重大。

(杨永健)

第二部分　急性高原病

第四章　高原肺水肿

第一节　概　述

高原肺水肿(high altitude pulmonary edema,HAPE)也称为高原急性肺损伤。国外最早认识高原肺水肿是在 1898 年,这篇报道完整描述了 1 例高原肺水肿的临床表现和查体、解剖所见,是世界上首例高原肺水肿报道。1964 年 Hultgren 报道了在秘鲁拉奥鲁亚市海拔 3750 m 为 4 例典型高原肺水肿患者做了右心导管检查,发现高原肺水肿患者存在肺动脉高压而肺毛细血管楔压正常,吸入 100% 氧气后肺动脉压下降,认为高原肺水肿是一种非心源性肺水肿,这一观点一直持续至今。在美国、英国、意大利,因缺乏理想的高原地区,所以他们的研究对象主要为低压氧舱及登山、旅游人群。他们将很快登上高山后所发生的特发疾病,迅速下送后症状缓解,称之为高山病。

我国是在 1951 年川藏公路和青藏公路的建设中首次发现高原肺水肿,引起医学界的广泛重视,早期将本病描述为"高山肺炎"、高原肺炎、高原综合征的循环型、急性高原心力衰竭等。当时由于对高原肺水肿病理生理的不同认识,造成了错误的治疗。近年来,随着高原医学和重症医学的发展和进步,很多急性高原病的病理生理机制得到重新认识,推动急性高原病的诊治水平达到了一个前所未有的高度。

一　流行病学

（一）发病率及一般资料研究

国内外关于高原肺水肿发病率的报道差异较大,一般为 0.5% ~ 1.0% 。据有关资料报道,我国高原肺水肿发病率为 0.15% ~ 9.90% ,发病率与进入高原途径、进入高原速度、海拔、劳动强度、环境气候有关。有研究报道,在 3000 m、3658 m、3900 m 和 4500 m

4 个不同海拔,高原肺水肿的发病率分别为 0、0.77%、1.61% 和 6.66%,伴随海拔升高,发病率有逐渐升高的趋势。

急性重症高原病男性明显多于女性,各民族均有发病。男性和汉族发病多可能与进入高原人数有关。久居高原与移居高原人群均有发病,农民工发病率最高,占一半以上,吸烟人员进入高原后发病率是不吸烟人员的 1 倍,吸烟可能是诱因。急性重症高原病的分期、分型分布的比较无显著性差异。

(二)病死率及治愈率

20 世纪六七十年代,国外有研究文献资料报道高原肺水肿 86 例,病死率高达 12.7%。1979 年 Dickinson 报道 39 例高原肺水肿、脑水肿患者,死亡 5 例,病死率高达 12.8%,国内报道的死亡率相对较低。

裴智卫医生所在的青海省格尔木市人民医院为海拔 2800 m 的青藏高原腹地,只需 120 km 即可进入海拔 4800 m 的昆仑山口,乘火车只需要 1.5 h,坡度非常高,登高速度非常快,极危重型急性高原病发病率非常高。裴智卫随机抽取青海省格尔木市人民医院 2007 年急性重症高原病确诊病例 203 例(对照组),以及 2017 年急性重症高原病确诊病例 239 例(治疗组)进行临床对照分析。发现治疗组死亡 4 例,死亡率为 1.7%;对照组死亡 20 例,死亡率为 9.9%,提示青海省格尔木市人民医院现在的治疗方案可显著降低死亡率,治疗组的平均住院天数缩短了 27.88%,明显减少患者住院时间。

治疗组总治愈率提高了 8.2%,突出表现为总死亡率与中型、重型及极重型死亡率分别下降了 8.2%、1.64%、10% 和 31.35%,方案治疗组在中型、重型和极重型中均出现死亡率降低。

(三)死亡原因

死亡原因如下。①高原肺水肿死亡率及疾病严重程度与发病海拔及进入该地区的速度有关。②高原地区偏远、偏僻、无人区地域辽阔,医疗条件极差使病情延误。③合并严重的并发症及多器官功能衰竭。④病情进展迅速,进展性急性重症高原病患者迅速死亡,还有一部分人进入高原后当晚出现重度高原反应,次日发现时已经死亡。

二 病因及诱因

高原肺水肿是高原所特有的疾病,它发生的核心环节是高原低压性低氧。凡能使机体耗氧量增加及对低氧的耐受力下降的因素均可诱发高原肺水肿,常见原因有劳累、寒冷、上呼吸道感染等。

(一)耗氧量增加

使氧耗增加的因素均可诱发高原肺水肿。①高原环境,海拔,气候变化如寒冷、低温、干燥。②精神心理因素,如紧张、焦虑、失眠、睡眠障碍。③过度劳累、剧烈运动、过饱、过饥、肥胖、吸烟、饮酒、腹泻。④上呼吸道感染。

(二)对低氧耐受力下降

紧急进入高原可降低对低氧的耐受性,机体暴露于低压低氧环境,机体对高原环境脱适应,易发生高原肺水肿。平稳、台阶式进入高原可增加对低氧的耐受力,减少肺水肿的发生。

(三)个体易感性及家族敏感性

病因与遗传因素有关,即种族差异。西藏军区总医院曾报道,923 例高原肺水肿患者中患病 2 次以上者 129 例,占 27%,最多者达 7 次。

三 发病机制及病理、生理改变

(一)发病机制

1. 肺动脉高压机制

高原肺水肿早期,高原缺氧导致肺血管不均匀收缩。肺小动脉根据有无环形肌纤维可分为肌性小动脉和非肌性小动脉,在低氧环境下肌性小动脉严重收缩,毛细血管前阻力增加,而非肌性小动脉发生扩张。其结果是血流自收缩区转移至非收缩区,即收缩区血流减少、血流缓慢;而非收缩区则血流增加、血流加速、毛细血管充血、流体静压增高,导致肺动脉压升高、肺毛细血管压力升高,微血管液体向肺间质移动。

2. 缺氧急性肺损伤机制

高原低压性低氧导致急性肺损伤为其病理生理核心机制,代谢极为活跃的 II 型肺泡上皮细胞损伤尤为重要,导致表面活性物质减少,透明膜形成,发生局灶性肺不张,肺 I 型细胞代谢障碍加重水肿形成,肺动脉血管上皮细胞的直接损伤导致水肿、坏死,使肺泡-血管结构的屏障破裂。

3. 细胞内环境紊乱机制

高原缺氧导致肺泡上皮细胞及肺动脉内皮细胞的无氧代谢增强、ATP 产生不足,Na^+-K^+-ATP 酶、Na^+ 通道、水通道、Na^+ 转运系统功能障碍,水钠清除障碍。病情进一步发展导致微循环障碍、三羧酸循环障碍和细胞呼吸功能异常。

4. 炎症损伤机制

随病情进一步发展,缺氧未改善,肺泡及毛细血管内皮急性损伤,发生炎症细胞的聚集和活化,刺激合成炎性介质,如肿瘤坏死因子、白细胞介素(IL-1、IL-8)和花生四烯酸代谢产物,造成二次损伤肺泡上皮细胞,毛细血管通透性增加。

5. 凝血瀑布机制

炎性介质可同时激活补体及凝血纤溶系统产生凝血瀑布,使小动脉血栓形成,肺泡出血,加重肺动脉高压,使肺水肿进一步加重。

6. 自由基学说

缺氧性肺损伤使氧自由基激活,并表达黏附分子,释放大量炎性介质,对机体各个器官造成广泛损伤,产生氧化应激损伤,进一步使损伤扩大。

7. 血流动力学机制

早期高原低氧性肺血管收缩使肺动脉压升高,在一定限度内机体代偿使肺血管阻力降低。但低氧仅对肺血管发生收缩,对体循环系统则导致血管扩张,进而发生体液重新分布、体循环阻力下降,而肺循环阻力进一步升高发生失代偿,导致肺水肿的加重。

综上所述,高原肺水肿病理生理变化早期,是由于缺氧损伤导致肺血管不均匀收缩,体循环血管扩张、体液重新分布、体循环阻力下降,而肺循环阻力升高、肺动脉压进一步升高,加重肺水肿,Starling 等式被打破,此时压力增高在发病机制中起主要作用,为压力增高性肺水肿。缺氧可以直接导致肺血管上皮细胞的损伤,内皮细胞水肿、坏死,使肺泡-血管结构的屏障破裂。当炎性介质及自由基被激活,血管屏障功能进一步被破坏并激活凝血系统、启动凝血瀑布,血管内广泛微血栓形成,这时的主要病理生理机制是通透性增高与压力增高共同存在,肺泡Ⅱ型上皮细胞分泌表面活性物质减少,透明膜形成,发生局灶性肺不张,致使病情进一步发展至急性呼吸窘迫综合征(ARDS)。

(二)病理学改变

大体观察双肺体积明显增大,重量明显增加。尸检时右肺重量可达1060～2300 g,左肺1090～2160 g,呈暗红色,肺膜紧张。切面观察可有泡沫状浆液性血性液体流出,气管及支气管黏膜充血。

镜下可见肺毛细血管扩张淤血,内有红细胞淤积,血管周围出血,肺小动脉扩张、中断,毛细血管血栓形成,细支气管和肺泡呈透明膜性水肿,肺泡内充满蛋白质混合液或成团状的红细胞、中性粒细胞、单核细胞、淋巴细胞和纤维素。肺泡隔增宽、水肿,并可见局灶性肺不张及片状实变区。

(三)病理生理学改变

1. 高原肺水肿的形成

高原肺水肿的形成是一个渐进的过程。在高原肺水肿形成初期,液体从肺毛细血管壁渗出,在支气管周围及毛细血管周围的结缔组织形成水肿套。此时肺泡依然为张开状态,肺泡内依然是干燥的,称为间质肺水肿。随着肺间质水肿加重,漏出的液体在肺泡壁间质聚集,肺泡壁变厚,液体开始进入肺泡内,肺泡充气压不能维持肺泡张开,肺泡内充满液体,严重时肺泡水肿液中可含有血管内有形成分。随着肺水肿的进展,含气肺泡进行性减少,因肺泡表面张力不同,部分肺泡萎缩、塌陷,部分肺泡被液体取代,形成肺泡水肿。随着肺水肿的进展,含气肺泡进行性减少,导致肺容量减少。有研究提示,液体进入肺泡内初期的 X 射线片显示正常,双肺未闻及湿啰音,但肺部超声已发生改变,同时血氧饱和度降低,提示肺部超声可以作为超早期诊断的检查项目。

2. 肺水肿的清除

由钠通道等离子通道及转运系统,将钠离子和氯离子主动地从肺泡腔透过肺泡上皮细胞转运到肺间质。肺泡中的水被动地随着离子转运形成的渗透梯度弥散到肺间质。高原低压性低氧,肺泡内皮细胞的损伤导致钠通道酶活性降低,肺泡液体的清除率也进行性降低。肺泡水肿的形成和肺泡液的清除是一个动态平衡的过程。

3. 促进肺泡液清除的因素

(1)高浓度氧。

(2)β 肾上腺素受体介导因素。

(3)多巴胺。

(4)激素,如糖皮质激素。

（5）胰岛素、细胞生长因子、甲状腺素。

4.抑制肺泡液清除的因素

（1）缺氧。

（2）营养不良。

（3）呼吸性碱中毒、PCO_2下降。

（4）过氧化物。

（5）一氧化氮。

（6）药物,如利多卡因。

肺损伤可抑制肺水肿的清除,当损伤因子对肺泡上皮屏障的破坏及对肺泡上皮细胞离子主动转运系统的破坏足够严重,液体以溢出为主,导致肺水肿进一步加重。

（四）高原急性肺损伤与多糖包被

很多研究提示,高原低压性低氧造成肺血管不均匀收缩,引起急性低氧性肺动脉高压为高原肺水肿的主要发病机制。但最近有研究提示,肺动脉高压只是疾病开始的一个部分,更重要的是缺氧对血管内皮细胞的损伤,引起渗出性病变,同时激活大量生物活性物质及炎症因子,导致疾病的发展和加重。在血管内皮细胞损伤的这个环节,很可能与多糖包被有关。

多糖包被(glycocalyx,GCX)是位于血管内皮细胞腔面的一层复杂多成分的大分子结构,是血浆与内皮细胞之间的媒介或屏障。GCX具有维持血管通透性、信号传导、炎症调节等多种生物学功能,其降解产物可以反映血管损伤的程度及疾病进展,是诊断与预后的生物标志物。多糖包被因高原缺氧而发生损害,导致肺毛细血管内皮受损,使内皮细胞的结构和功能无法维持。多糖包被可能是高原肺水肿发病的病理生理基础,需要加强对多糖包被在高原肺水肿中的研究。糖皮质激素对其具有保护作用,这可能是糖皮质激素治疗高原肺水肿的理论依据。

1.多糖包被的结构

多糖包被是覆盖于血管内皮细胞表面的一层带负电荷的凝胶样结构层,蛋白聚糖、糖蛋白及血浆来源的大分子蛋白是构成多糖包被的主要成分。多糖包被分为核心蛋白和侧链两大部分,核心蛋白是多糖包被的骨架,主要成分是蛋白聚糖;侧链结构主要是连接在核心蛋白上的氨基葡聚糖,包括硫酸乙酰肝素、硫酸软骨素、硫酸皮肤素、硫酸角质素、透明质酸,是一组特殊的糖蛋白。其中还包括血浆来源的大分子物质、血浆蛋白、酶类、细胞因子等,尤其是黏附分子的选择性整合素。

2.多糖包被的功能

（1）维持血管内皮细胞屏障:多糖包被覆盖于内皮细胞表面,是一道天然的机械屏障。

（2）阻碍液体和蛋白渗出的屏障:多糖包被通过形成带电网状物质覆盖在细胞-细胞连接处,调节血管渗透压。极度缺氧可以造成多糖包被的降解,增加液体和蛋白的渗出。

（3）防止中性粒细胞外渗的屏障(抗炎作用):血浆多糖包被片段增加是提示炎症反应的特征之一,多糖包被的降解提示与炎症组织损伤相关。

（4）滤过作用:多糖包被具有滤过功能,能选择性通透血液中的各种大小分子物质和细胞成分,是一种多孔被膜结构。多种因素导致多糖包被降解,致使水及血管内成分进入肺泡及间质,形成肺水肿,这可能是肺水肿的病理生理基础。

(5)多糖包被影响微血管内血栓的形成:多糖包被可通过调节血管凝血与抗凝的平衡影响微血管内血栓形成,可能在高原肺水肿的病理生理过程发挥作用。

(6)多糖包被的脱落和降解使肺毛细血管通透性增加:Strunden等试验发现,给予肝素酶降解肺毛细血管表面的多糖包被后,肺毛细血管通透性明显增加,肺间质及肺泡水肿明显加重。而氢化可的松通过抑制多糖包被的多配体蛋白聚糖-1、硫酸乙酰肝素和透明质酸的脱落而减少肺间质水肿的发生,这可能是激素治疗高原肺水肿的病理生理机制。

(王 强)

第二节 诊 断

一 临床表现

高原肺水肿与心源性急性肺水肿的常见临床表现相似,均有呼吸困难、发绀、咳嗽、咳大量白色或粉红色泡沫样痰,双肺或一侧肺满布湿啰音。

(一)症状

高原肺水肿早期大多出现剧烈头痛、呼吸困难、心悸、气促、胸闷、胸痛、烦躁不安、极度疲乏、精神萎靡、持续性干咳、睡眠障碍、面色苍白、皮肤湿冷。部分患者畏寒、发热、恶心、呕吐、失眠、食欲明显减退、尿少。随着病情发展,上述症状加重,出现最具特征性的临床表现,即严重的呼吸困难、不能平卧、咳泡沫样痰,最初为白色或淡黄色,后转为粉红色,量多者从口鼻涌出。患者烦躁不安,少数嗜睡,甚至昏迷。有些患者可出现腹痛、腹泻。

(二)体征

高原肺水肿突出的体征为肺部湿啰音,重者双肺满布湿啰音,伴有痰鸣音,心音常被遮盖,轻者双肺或一侧肺可闻及湿啰音。80%的患者出现口唇、耳垂、指甲床及额部不同程度的发绀,由于呼吸困难,患者常采取半卧位。多半的患者出现发热,体温多在37.5~39 ℃,如体温持续在37.5 ℃以上,多提示合并肺炎。心率增快,心尖区可闻及收缩期杂音或奔马律,肺动脉瓣第二心音亢进或分裂。

二 诊断标准及鉴别诊断

(一)诊断标准

高原肺水肿的诊断标准如下。①近期抵达高原(3000 m以上),出现静息性呼吸困难、胸部压塞感、咳嗽、咳白色或粉红色泡沫样痰、全身乏力。②一侧或双侧肺野出现湿啰音或哮鸣音、中心性发绀、呼吸过速、心动过速。③胸部 X 射线片可见以肺门为中心向一侧或两侧肺野呈点片状或云絮状浸润阴影,常呈弥漫性不规则分布,亦可融合成大片状阴影。心影多正常,但亦可见肺动脉高压及右心增大征象。④经临床及心电图等检查排除心肌梗死、心力衰竭等其他心肺疾病,并排除肺炎。⑤经卧床休息、吸氧等治疗或下送,症状迅速好转,X 射线征象可于短期内消失。

(二)鉴别诊断

1. 心源性肺水肿

急性心源性肺水肿是左心衰竭最严重的症状,任何原因的左心功能受损、二尖瓣狭窄,引起左心房压力升高后毛细血管血压的升高均可导致肺水肿,症状表现为突发、极度气急、极度焦虑、咳嗽、咳粉红色泡沫样痰、有溺死感,患者端坐呼吸、呼吸频率快、吸气性三凹征明显、大汗、皮肤苍白、双肺可闻及大量干啰音、喘鸣音、细湿啰音、捻发音。X 射线可见自肺门向周围蝴蝶样浸润、肺门阴影界限消失、肺小叶间隔增厚、RerleyB 线、肺上野血管影增深。

主要鉴别要点包括以下几点。

(1)病因:心源性肺水肿的发病因素主要有高血压病、心肌梗死和主动脉疾病、心脏瓣膜病等引起的急性左心衰竭,既往有左心功能受损导致的左心增大,由于突发因素导致的急性肺静脉淤血,肺动脉高压发病。

HAPE 最根本的发病原因是机体在从平原进入高原环境时的急性缺氧导致。

(2)发病机制:HAPE 发病机制是机体从平原进入高海拔,低压性低氧导致肺毛细血管不均匀收缩和肺动脉高压,低氧直接损害肺动脉血管的内皮细胞,导致自由基增多,炎症细胞释放大量细胞因子和炎性介质。

心源性肺水肿的发病是因为心脏本身的各种基础病变急性失代偿导致急性肺淤血,其发病的核心环节是由于心源性原因造成静脉淤血和水钠潴留而引起毛细血管压力升高,由于心脏功能受损造成肺静脉血压升高或血流动力学的变化,从而使肺毛细血管内的血浆成分渗出,积聚在肺组织造成肺水肿。

(3)临床表现:两者有很多相似之处,从症状、体征上不易鉴别。高原肺水肿多合并有高原脑水肿,会出现爆裂性头痛、神志改变、嗜睡,甚至昏迷、精神异常。另外,缺氧症状较心源性肺水肿严重,可出现重度颜面部、口唇及肢体末端发绀。心源性肺水肿伴随急性心肌梗死时胸痛和胸闷症状明显。两者均可出现咳粉红色泡沫样痰或白色痰。高原肺水肿有时呈进行性加重,吸氧、利尿和强心治疗均不能缓解。

两者的体征均可出现心动过速、呼吸急促、双肺均存在浊音区,听诊单肺或双肺均有不同程度的湿啰音,严重者双肺可闻及满肺浊音和广泛水泡音。心源性肺水肿的常见体征有心界扩大,心脏听诊可能会闻及病理性杂音,有时也伴有严重的心律失常或明显的对称性下肢水肿,端坐呼吸为心源性肺水肿的特征性表现。

(4)辅助检查:高原肺水肿早期的 X 射线表现为间质性肺水肿。心源性肺水肿的 X 射线征象则通常表现为肺泡性肺水肿,可出现蝶翼征或蝙蝠征,并且一般都有心界扩大。①超声检查:高原肺水肿以肺动脉压力升高或右心功能不全为主;心源性肺水肿则表现为全心扩大、左心室收缩力下降、顺应性降低、超声 EF 值降低,有鉴别价值。②心电图检查:心源性肺水肿易出现恶性心律失常。③血液检查:由于高原的特殊环境,高原性肺水肿患者的血常规结果通常提示红细胞计数显著升高,以及血红蛋白水平增加;心源性肺水肿患者红细胞有代偿性升高,但幅度不明显。高原性肺水肿及心源性肺水肿的血浆 pro-BNP 及肌钙蛋白均可升高,如合并急性心肌梗死,肌钙蛋白及心肌酶会出现酶峰样变化。心源性肺水肿血浆 pro-BNP 升高的幅度较高原肺水肿高出许多,有鉴别价值,值得推广。

2. 支气管哮喘

支气管哮喘是以肺内气流可逆性阻塞为特征的慢性疾病,气道处于高反应状态,病理学表现包括气道痉挛、气道壁增厚、管腔内黏液及脱落的上皮细胞、炎症细胞浸润。患者表现为严重的呼吸困难、奇脉,强迫坐位和广泛的哮鸣音,焦虑不适,鼻翼扇动。

患者既往有类似的发作史,查体可见胸廓过度扩张,叩诊呈过清音,哮鸣音呈高调乐音样。

X 射线表现为肺过度充气伴小而狭长的心脏影。

3. 肺炎

(1)病因:高原肺水肿的发病原因是在高原低氧、低气压环境下导致缺氧;肺炎是病原体(如细菌、病毒)及过敏、吸入煤油、汽油等有害物质所致的肺部炎症。

(2)临床表现:两者均有体温和血常规升高等症状。肺炎一般起病急骤,有寒战、高热,体温在数小时内上升至 39 ~ 40 ℃,呈稽留热,白细胞计数及中性粒细胞计数均显示增加,总数可高达 $(20 \sim 30) \times 10^9/L$,中性粒细胞多在 80% 以上,可见到核左移或胞质内出现毒性颗粒及空泡。

高原肺水肿患者咳泡沫样痰或粉红色泡沫样痰,量大时呈涌出状,非常典型;肺炎患者咳痰开始为黏液性,以后呈脓痰状,也可出现铁锈色痰。

(3)X 射线:高原肺水肿多为密度不均、形态及大小不一致的致密阴影,或呈点状、片状、云絮状阴影,病灶边缘模糊,不受叶间隙限制。上述表现可广泛散布于双肺。肺炎多表现为早期肺纹理增多,肺野透光度降低,随后可见大小不等的点片状阴影,或融合成片状阴影,但其病变多限制在一个肺叶或一个肺段。肺炎和呼吸道感染可诱发高原肺水肿,而高原肺水肿又容易并发肺炎,故在诊断及治疗时应注意。

(李　霜)

第三节　治　疗

高原肺水肿是急性高原病中的急危重症,病情变化快、进展迅速,如患者得不到及时的治疗可危及生命,所以高原肺水肿患者下送的速度、及时早期的诊断治疗对预后有极其重要的意义。

一 基础治疗

(一)下送

很多高原病专家提出"就地治疗的概念",但通过我们接触的病例看,因高海拔地区医疗条件有限,无高压氧、呼吸机等医疗设备,并且患者持续处于缺氧环境,如果就地治疗可导致病情进一步加重。当地卫生所及医护人员可给予适当的处理,迅速通过 120 或自行下送至有条件的高原病诊疗中心,下送的时间与并发症的发生率、死亡率呈正相关,耽误的时间越久、路径越遥远、下送的方法不当、运送的交通工具(如拖拉机)不当等都可导致死亡率呈直线上升趋势,其并发症的发生率越高,死亡率也越高。下送是治疗高原肺水肿的关键因素,下送途中可给予氧疗及一般性基础治疗。

(二)糖皮质激素

糖皮质激素具有抗感染、稳定细胞膜和溶酶体膜、降低毛细血管通透性等作用。并且有研究发现,急性高原病患者血浆中糖皮质激素明显低于健康人群,可常规应用。地塞米松 10 mg,每天 1~2 次静脉推注,连续使用 3~5 d。氢化可的松 100 mg,每天 1 次静脉注射,连续使用 3~5 d。

(三)利尿药

如为单纯高原肺水肿可给予小剂量利尿药 10~20 mg,1~2 次/d。大剂量可引起血液浓缩、严重脱水、血压下降,使氧的运输途径发生障碍,导致血栓形成,甚至发生肺、脑栓塞,应常规监测 ACT 及凝血功能的变化,有条件的地区可行血流动力学动态监测中心静脉压,从而指导利尿药的应用。

(四)强心药

高原肺水肿发生后,因心肺交互作用,肺动脉压升高,影响心脏功能,易发生急性右心衰竭。当临床发现心率过快(100 次/min 以上)时,可给予洋地黄类药物。如毛花苷丙 0.2~0.4 mg 加 10% 葡萄糖注射液 20 mL,缓慢静脉推注。

(五)氨茶碱

一般诊所、药房均有该药。由于该药的有效血药浓度范围极窄,易发生药物中毒,临床应用需检测血药浓度,且毒副作用多,但在运送过程中该药品极易获得,可常规应用。氨茶碱 0.25 g 静脉输液,1~2 次/d。

(六)化痰药

氨溴索注射液 15 mg 雾化吸入,3~4 次/d;氨溴索注射液 30 mg 静脉输液,1~3 次/d。

(七)抗生素

常规预防性应用抗生素,防止肺部感染。首选青霉素 320 万 U,8~12 h 一次。

(八)其他药物

扩血管药物(硝酸甘油、酚妥拉明、硝普钠、肼屈嗪),钙通道阻滞剂(硝苯地平),一氧化氮（NO），血管紧张素转换酶抑制药（ACEI）（卡托普利、依那普利）及乙酰唑胺等没有确切疗效，需行大规模临床试验或循证医学研究，确定患者是否获益。上述药物如硝普钠静脉应用、硝基扩血管药、钙通道阻滞剂、ACEI 等对肺血管扩张作用有限，反而可以引起血压下降，影响组织血流的灌注，确切疗效仍需进一步研究，在此不建议应用。

降低肺动脉高压的药物包括钙离子、内皮素拮抗药（波生坦）、磷酸二酯酶抑制药（西地那非）、前列环素类药物（依前列醇），后三类药物用于肺动脉高压的治疗效果明确，但是未见该类药物用于高原肺水肿的治疗报道，但笔者认为它们是最有希望的药物，需进行大规模循证医学研究。另外，硝普钠作为一种 NO 供体药物，需雾化吸入低剂量（≤0.01 mL），可选择性扩张肺血管、降低肺血管阻力，对体循环无明显改变，雾化吸入硝普钠可能是一种有前景的选择性肺血管扩张药，对治疗早期高原肺水肿有一定疗效，但仍需大规模循证研究。

二 氧气疗法

高原肺水肿是一个系统性疾病，高原低压性缺氧是其核心机制，这种缺氧可以导致全身各个脏器系统的损伤，尤以肺、脑为主，所以其治疗的中心环节也是改善氧代及氧供。因此，增加氧供、改善机体缺氧至关重要。由于氧在组织中不能被储存的特点，组织细胞每时每刻都需要氧的供给，所以在最短的时间使患者脱离缺氧环境、改善氧代谢、纠正组织细胞缺氧成为持续性氧疗治疗的中心目标。

（一）氧气疗法的核心问题

1. 氧债偿还期

在疾病治疗初期，因高原低压性缺氧导致机体处于氧缺陷状态，维持正常组织氧合需要充足的氧输送，偿还疾病发生过程中的氧债，所以要求氧供（DO_2）在临界值以上，必须满足各器官的氧需求，检测全身 SaO_2、VO_2、CO、Hb 及乳酸浓度，综合评价以确保终末器官的灌注，氧气应给予高吸入氧浓度（FiO_2）。

2. 氧代谢平衡期

随着疾病的发展及缺氧的纠正，FiO_2 可降低，一般维持 $SaO_2>92\%\sim94\%$，如持续高流量吸氧，FiO_2 可导致氧中毒及氧自由基损害，造成二次打击，不利于病情恢复，严重者可发生急性呼吸衰竭及脓毒症。

3. 氧中毒

吸入氧分压过高、给氧时间过长可引起细胞损害、器官功能障碍，称为氧中毒。氧中毒的发生主要取决于吸入气的氧分压而不是氧浓度。在高气压环境下（高压舱、潜水），即使吸入气的氧浓度正常，也会由于吸入气的氧分压过度增高而容易发生氧中毒。相反，在低气压环境下（高原、高空），即使吸入纯氧，吸入气的氧分压也不致过高，不易发生氧中毒。

4. 防止氧自由基对机体的二次打击及损害。

(二)改善氧供及氧代谢的方法(氧气疗法)

1. 鼻导管给氧法

仅适用于轻度患者,以高流量 5 L/min 以上适宜,持续给氧,维持血氧饱和度在正常范围(90%~100%)。

2. 面罩给氧法(普通面罩)

适用于轻、中型患者,使用普通面罩时,FiO_2 可达到 35%~55%,氧流量为 6~10 L/min,要求不低于 6 L/min。建议常规面罩给氧,如无条件可鼻导管给氧,有条件以中高流量(3~7 L/min)为佳,对分泌物泡沫较多者可在湿化瓶中加 10% 酒精吸入。

3. Venturi 面罩法

Venturi 面罩法是一种特殊设计的供氧面罩,利用氧喷射气流产生的负压从面罩侧孔带入一定量的空气,以稀释氧气,达到规定氧浓度的要求。吸入氧浓度可按需要调节并能保持稳定,适用于严重的呼吸衰竭患者。

4. 高压氧治疗

(1)作用机制:高压氧使血液运输氧的方式发生变化,可以将氧经血浆直接运送给组织,显著增加了血液中的溶解氧,即高压氧治疗是一种不依靠血红蛋白的携氧能力,而通过增加血中的溶解氧量来改善机体低氧症的特殊给氧方法。能迅速纠正组织缺氧,增加缺血区的血流量,改善缺血缺氧组织的血供。

高压氧治疗时,呼吸道及肺泡内的气体压力增高,肺组织间压力相继增高,超过毛细血管静水压时即可阻止毛细血管渗出,增加淋巴回流,迅速控制肺水肿(高气压作用),使毛细血管渗出减少,肺泡上皮细胞和血管内皮细胞功能恢复。高气压还可使气体密度加大,呼吸道内气泡体积缩小或破碎,呼吸道变得通畅,从而改善通气功能。

高压氧治疗时吸入纯氧,全身血管处于收缩状态,血流量减少。高压氧具有肾上腺素样作用,可使血管收缩、减少局部的血容量,有利于脑水肿、肺水肿的减轻。需注意的是,虽然局部的血供减少,但通过血液带入组织的氧量却是增加的。

高压氧下血氧含量增加,肺泡氧分压迅速提高,扩大氧的弥散半径,血液中的氧含量(不仅是 SaO_2)随之增加,组织的氧储量亦增加,氧的有效弥散范围增大。肺泡内氧分压与肺毛细血管内氧分压差增大,氧从肺泡弥散入血的量相应增加,迅速改善各组织器官的缺氧状态。

高压氧对心脏的作用包括心肌收缩力加强,心排血量增加,回心血量增加,静脉压和毛细血管压力降低,肺动脉压下降。

高压氧能迅速纠正肾低氧,改善组织的缺氧状态,减少酸性物质的产生,纠正酸中毒,调整酸碱平衡,对肾的微循环也有改善作用,加强钠水排量,利于水肿消退。

受益最早、最大的是中枢神经系统,高压氧可使正常脑血管收缩、阻力增加,脑血流量减少,从而减轻脑水肿;可使椎基底动脉系统血管扩张,网状系统血流量增加,可对缺血的脑组织增加血流量(反盗血现象),改善脑组织缺氧。高压氧能提高血氧弥散和增加脑组织内氧的有效弥散距离,使脑组织的氧分压相应提高,可减轻脑水肿,促进意识恢复。

氧不仅抗厌氧菌,也抗需氧菌。高压氧治疗是大多数疾病治疗的基础,不管是什么疾病,其疾病的康复必须建立在不缺氧的基础上,然而普通吸氧对许多情况的缺氧是无能为力的,临床上有许多特殊缺氧状况必须采用高压氧治疗。高压氧治疗对少数疾病有独特的作用,如空气栓塞和减压病是不能通过药物、手术或其他治疗手段来治疗的,唯一的办法是高压氧治疗。高压氧对急性高原病也有独特的疗效和作用。所以说高压氧治疗是一种作用独特、必须及时采用的急救治疗手段,同时又是一种用途广泛的基础治疗。人在高压环境下吸氧,能提高血浆内物理性溶氧量,改善氧对组织的供应和储备,促进机体自我更新的过程,增强细胞的活力,修复损伤的组织以对抗疾病。

总之,高压氧治疗纠正了机体缺氧,迅速偿清了氧债,使心、脑、肾等重要脏器得到有效保护;纠正酸中毒;缩血管作用可提升血压,增加血管对活性物质的反应;抑制休克及炎性介质的释放,阻断疾病的发展过程。早期进行高压氧治疗可以迅速控制高原肺水肿的进一步发展,减少并发症的发生,可以加强机体对高原的适应能力。

（2）治疗方法:早期治疗,在肺、脑水肿发生前有预防作用,发生后可迅速控制肺、脑水肿,打断恶性循环。重症患者可在治疗结束时,将舱压降至 0.1 MPa 水平,常规治疗时从 0.1 MPa 开始升压治疗;或者采取压力 0.20~0.25 MPa,稳压时吸氧30 min,中间吸空气 15 min,过程一般反复 3 次,重症可每日治疗 2~3 次,为防止反跳可延长减压时间。

三　高原肺水肿的机械通气

（一）无创机械通气

近年来无创通气在临床中的应用非常广泛,特别是中国在 SARS 和新冠病毒肺炎大规模疫情的救治下,无创通气因其治疗过程更为舒适、损伤小、并发症少,操作简便,节约住院费用、减少住院日,患者治疗配合较好,不需要建立人工气道,并保留吞咽、谈话、咳嗽等正常生理功能,允许间歇性使用,并可减少镇静、镇痛和肌松药的使用,而得到临床的广泛应用。无创正压通气于 1989 年起在临床上使用,目前已经发展成为治疗各种呼吸系统疾病及肺水肿的一线方案。无创正压通气通过正压通气、改善患者气体交换和膈肌运动,增大患者每分通气量,使呼吸肌休息的同时延长呼吸时间,且通过较高的吸气压力帮助患者克服气道阻力,在增加肺泡通气量的同时促进肺泡中氧的弥散,还能通过呼气末正压(PEEP)对抗内源性呼气末压力,增加功能残气量,提高氧分压,最终改善通气指标。无创正压通气与人工气道辅助通气相比,具有操作简单、能随时撤机、无创等优势,因此临床应用价值极高。有报道表明,重症高原性肺水肿患者通过无创正压通气进行治疗,获得很好的治疗效果。我们对高原肺水肿中的重型进行常规性的无创机械通气治疗,并取得较好的临床疗效,主要采用双水平气道正压通气(bilevel positive airway pressure,BiPAP) 模式,对重型病情危重者也可选用无创-有创-无创的序贯通气治疗方案。但在适应证及禁忌证的把握上不易控制,需详细观察病情变化。

1. 目标

避免气管插管,使呼吸肌充分休息,增加肺泡通气,改善气体交换。高原肺水肿无创通气(NIV)时,可使充满液体的肺泡扩张,并给呼气末正压通气使肺泡内液体进入肺泡毛细血管,增加氧合,改善肺顺应性,增加功能残气量。

2. 禁忌证

绝对禁忌证包括心搏骤停或呼吸骤停(微弱),此时需要立即心肺复苏、气管插管等生命支持。

相对禁忌证包括意识障碍、意识不清或躁动(合并极严重的高原脑水肿);无气道保护能力、无法自主清除气道分泌物,无咳嗽、吞咽反射,有误吸的风险;严重上消化道出血;血流动力学不稳定;上气道梗阻;未经引流的气胸或纵隔气肿;无法使用面罩,如面部手术外伤;焦虑无法配合的患者。相对禁忌证患者应用无创通气时需综合考虑患者情况、权衡利弊后再做决策,否则会增加无创通气治疗失败或可能导致患者损伤的风险。

3. 适应证

无创机械通气主要适用于呼吸窘迫、辅助呼吸肌做功、腹式矛盾呼吸的中至重度高原肺水肿的早期救治,也可用于有创-无创通气序贯治疗,辅助撤机。患者状况:神志清醒;能自主清除气道分泌物;呼吸急促(频率>25 次/min),辅助呼吸肌参与呼吸运动。

4. 通气模式

NIPPV 是一种正压通气方式,可在一定程度上开放塌陷的上气道、提高肺通气容积、改善通气与通气/血流比值、改善氧合及二氧化碳潴留等基本作用。临床常用的 NIPPV 模式有持续气道正压通气(continuous positive airway pressure,CPAP)和 BiPAP。

CPAP 是指在患者自主呼吸条件下,在整个呼吸周期中,呼吸机持续给予同一水平的正压支持,辅助患者完成全部的呼吸运动。吸气时,正压有利于克服气道阻力,减少呼吸肌做功;呼气时,气道内正压可防止小气道陷闭,增加功能残气量,改善氧合。此外,CPAP产生的胸腔正压可减少回心血量(前负荷),对于急性心源性肺水肿患者的综合效应是有益的,但对于已存在明显心排血量降低的患者,过高的 CPAP 则可能有害。

BiPAP 是时间切换-压力控制的机械通气模式,可分别调节吸气相气道正压(positive inspiratory airway pressure,IPAP)和呼气相气道正压(exhalation phase positive airway pressure,EPAP),是 CPAP 模式的扩展。根据吸-呼相转换机制,BiPAP 可分为自主呼吸(spontaneous,S)通气辅助模式、时间控制(timed,T)模式和自主呼吸通气辅助结合时间控制(S/T)模式等。S 模式由患者通过超过一定阈值的吸气流速或吸气负压信号触发呼吸机按预置的 IPAP 辅助通气,当气体流速或压力降到预置的阈值时,转换为呼气相,按预置的 EPAP 通气;T 模式相当于控制呼吸模式,呼吸机按预置的时间常数(或频率)进行吸-呼相转换;S/T 模式由患者自主呼吸频率和机控呼吸频率共同控制吸-呼相转换,机控频率设置通常慢于患者自主呼吸频率但高于最低安全频率,呼吸机按患者自主频率触发呼吸机辅助吸气,当自主呼吸频率过慢或呼吸停止、吸气流速或负压不够,不能触发呼吸机时,呼吸机按照机控频率工作。BiPAP(S/T)模式可保留患者自主呼吸并使其与呼吸机有较好配合。采用小吸气流量触发预置的 IPAP 可避免吸气相内压力下降过快,减少患者吸气做功,增加肺泡通气量;但过低的吸气流量触发易于被非呼吸因素误触发,导致人机不协调。EPAP 可防止呼气相小气道过早闭合,促进人工气道内 CO_2 排出。自主呼吸时,IPAP 和 EPAP 两个压力水平各自的时间由设定的呼吸时间决定。

5.设置及操作

选择合适面罩,并贴合紧密。舒适的面罩对 NIV 非常重要,口鼻面罩上沿在鼻梁和软骨之间,下沿紧贴下唇下方为最佳,不能过大或过小。

通气模式应用 CPAP 和 BiPAP 的 S/T 模式;IPAP 起始应为 6 ~ 8 cmH$_2$O,并且逐渐增加,最高可达 21 ~ 30 cmH$_2$O,EPAP 应为 4 ~ 6 cmH$_2$O;吸气时间(TI)通常为 0.8 ~ 1.2 s,呼吸频率(RR)通常为 12 ~ 16 次/min;吸气压力上升时间(TIRR)应为 5% ~ 30%,吸氧浓度(FiO$_2$)维持 SpO$_2$90% 以上,给予<60% 是最安全的 FiO$_2$;根据病情逐步调整 IPAP 和 EPAP,使患者有足够的舒适度,达到充足潮气量和呼吸频率、很好的人机同步性,峰值压力不超过 20 cmH$_2$O。调整 IPAP 使 VT 为 5 ~ 7 mL/kg。注意细节问题,无创通气 1 h 内必须检查血气分析;EPAP 增加,IPAP 也需增加,以维持 EPAP 与 IPAP 之间的梯度。

6.监测

在使用无创呼吸机时,应勤于巡视观察,除了了解患者的主观感觉外,还要观察客观反应,观察通气效果。除监测呼吸频率、心率、发绀、意识、SpO$_2$、血气分析、并发症外,还要监测:①通气量及漏气情况。②呼吸困难的程度及氧合状态。③与自主呼吸的协调情况。④分泌物多寡。⑤人体协调性、患者的舒适性与配合情况。⑥口鼻、面部压迫等情况。由于无创机械通气治疗需要较长的时间,因此这种观察也应是长期的,并应根据实际情况调整治疗方案。

7.并发症

(1)面部皮肤损伤:与鼻面罩接触的面部皮肤发生过敏、肿胀、破溃甚至坏死,是最常见的并发症,给予接触处涂抹糊膏或垫以敷料,或定时进行皮肤按摩。

(2)腹胀:当 IPAP≤25 cmH$_2$O 时可能出现,较少发生,应常规应用促胃肠动力药物。

(3)CO$_2$ 潴留:鼻面罩使无效腔量增加,有可能造成 CO$_2$ 重复吸入而致 CO$_2$ 潴留。普通面罩的无效腔量是 250 mL,鼻罩为 150 mL,在 NIPPV 过程中仍需经常监测动脉血气分析。

8.注意事项

(1)行 NIPPV 前充分与患者交流,减轻心理不安,增加对治疗的信心,这对治疗成功是十分重要的。

(2)适应性连接:半卧位头抬高 30°,选择适合面罩,调整呼吸机参数,原则是由低到高,逐步调节,BiPAP 模式。呼气气压 EPAP 为 4 cmH$_2$O,吸气压 TPAP 为 8 ~ 12 cmH$_2$O,开始给予高流量氧 70% ~ 100%,以后缓慢下调,以保持 SpO$_2$≥90% 为目标确定给氧量。

(3)无创通气气道湿化:气道湿化可改善患者舒适度及 NIVPP 依从性,加湿器可使黏膜干燥程度降低,利于排痰和增加舒适度。

9.有创-无创序贯通气

根据病情动态把握 NIPPV 的指征,临床决策中有 3 个相互关联的情况。

通过临床细致的观察及血气分析,动态把握并及时调整治疗方案,NIPPV 的应用始终是在与有创通气对比中动态掌握。当出现 NIPPV 2 h 后呼吸困难、无缓解,缺氧进一步加重,并出现或加重了 CO$_2$ 潴留,呼吸频率升高、心率加快、血气分析无改善或恶化,呼吸道分泌物增多,呕吐或消化道出血,严重的心律失常等异常表现时,均应改为有创机械通气。有创-无创序贯通气可明显缩短有创通气时间,降低呼吸机相关肺炎(VAP)的发生率,缩短住 ICU 的时间,并有可能降低患者的病死率。

10. 无创通气转为有创机械通气的标准

(1)pH 和 $PaCO_2$ 恶化。

(2)呼吸急促>30 次/min。

(3)血流动力学不稳定。

(4)SpO_2<90%。

(5)意识水平下降。

(6)不能清除分泌物。

(7)不能耐受无创通气的连接口。

采用无创机械通气治疗高原肺水肿,越早效果越好。在很多情况下是当病情加重,其他药物治疗等措施观察一段时间效果不好时才被动使用机械通气,往往错失良机。2012 年欧洲心脏病协会发布的急、慢性心力衰竭治疗指南中将 CPAP 用于急性肺水肿治疗作为Ⅱa 类推荐。我国的机械通气临床应用指南也推荐在急性肺水肿治疗时首选CPAP。

(二)有创机械通气

1. 指征

(1)急性呼吸衰竭:PaO_2 降低<70 mmHg,PaO_2>50 mmHg,pH<7.2,氧合指数(PaO_2/FiO_2)<200。

(2)呼吸泵衰竭:中枢神经系统损伤(高原脑水肿),神经肌肉疾病。

(3)呼吸功增加:胸部创伤。

2. 禁忌证

(1)气胸:易发生张力性气胸,造成肺组织进一步压缩。

(2)咯血:相对禁忌证。

(3)肺气肿:有创通气造成肺大疱,压力升高,破裂,引起气胸、皮下气肿。

(4)低血压及心力衰竭:正压通气可增加胸膜腔内压,减少回心血量,减少心排血量,加重低血压和心力衰竭,血容量不足时,应慎用机械通气。

3. 气道评估

(1)实施心肺复苏时应使用球囊面罩给予 100% 纯氧后,行气管插管。

(2)面罩高流量给氧,改善全身氧合状态,赢得更多时间对患者评估,做出治疗选择。

(3)评估意识状态,意识障碍可引起气道梗阻,肺内误吸,肺不张及肺炎,咽反射缺失,均应气管插管。

(4)呼吸:①呼吸<10 次/min(中枢神经功能障碍)及呼吸急促>35 次/min,见于呼吸系统顺应性下降(肺水肿、肺病变)。②上呼吸道梗阻(胸壁凹陷、胸腹矛盾呼吸、气管是否居中、呼吸音消失)。③胸部听诊注意呼吸音是否对称,是否有支气管痉挛、干啰音或提示肺水肿的啰音。④氧饱和度仪可评估氧合是否充分。

(5)动脉血气分析结果和 pH 有助于评价疾病严重程度。

4.患者评估

①药物过敏史:大部分与镇静催眠药物无关,有高热者限制了琥珀酰胆碱的应用。②误吸风险:对于上消化道出血、肥胖及糖尿病患者,预防误吸是必需的。③神经状态:迟钝患者微量或不需要给予镇静药物 60~90 s 起效,8~9 min 恢复自主呼吸。

5.呼吸机模式选择

(1)机械通气分类:①完全呼吸支持(FVS)。呼吸机完全提供维持患者有效肺泡通气所需的能量。FVS 结果是动脉二氧化碳分压($PaCO_2$)<45 mmHg;频率>8 次/min;潮气量不足以满足患者需求。②部分呼吸支持(PVS)。患者需主动参与呼吸做功,即有自主呼吸参与,调整频率<6 次/min,维持有效肺泡通气以保持正常的 $PaCO_2$ 水平。

PVS 模式包括间歇指令通气(IMV)、压力支持通气(PSV)和容量支持通气。

(2)吸气的启动、触发变量。①触发机制:呼吸机用来终止呼气和启动吸气的机制。②时间触发:呼吸机控制每分钟输送的呼吸次数控制模式。③患者触发:呼吸机探测到压力、流速或容量改变时,则发生患者触发,压力灵敏度通常变量为−1 cmH_2O。

(3)以容量作为控制参数:以容量为恒定值,不随压力的变化而变化。①特点:不论患者肺顺应性、气道阻力和自主呼吸如何变化,可保证特定的送气量和呼气量,目标是维持 $PaCO_2$ 为某一特定的水平。缺点是峰压和肺泡内压升高,可引起肺泡过度膨胀。②容量控制下气道压力的影响因素:肺、胸壁顺应性减低,可导致峰压和平台压升高;气道阻力增加可导致峰压增加;吸气流速增高,气道峰压增高;容量控制通气,容量设置较高,峰压和平台压较高;增加 PEEP 水平,也增加峰压和平台压。

(4)以压力目标为控制参数:以压力为恒定值,而输送容量随肺特性变化而变化,需密切监测呼吸机的供气量。

以压力目标为控制参数的优点包括允许设置最高压力,以限制作用于肺部正压的大小来降低肺过度膨胀风险;压力控制通气,呼吸机输送减速流速模式波形;限制峰压可避免肺泡过度扩张,是肺保护性通气策略之一;降低患者呼吸做功,大大改善舒适度。

6.通气输送和通气模式

呼吸机有 3 种供气方式,包括持续指令通气(CMV)、同步间歇指令通气(SIMV)和自主呼吸模式。

(1)持续指令通气(CMV):持续指令通气是由时间触发或患者触发的 CMV 模式,由医师设置最小呼吸频率、触发灵敏度和通气方式(压力或容量),在每一次呼吸时呼吸机均按设定的压力或容量来实施气体输送。①患者触发:持续指令通气(CMV)被称为辅助/控制通气(A/C)模式。②时间触发:持续指令通气(CMV)被称为控制通气,患者无自主呼吸能力。

控制通气(时间触发模式)仅仅适用于无自主呼吸能力的患者,需充分监护和进行报警设置,均应设置触发灵敏度,患者的呼吸被锁定,呼吸机对患者的呼吸完全无反应。

(2)间歇指令通气和同步间歇指令通气:间歇指令通气(IMV)是指根据预先设置的时间间隔(时间触发)来实施的周期性的容量或者压力控制通气,在 IMV 时允许患者在指令通气间期以任何设定的基础压力水平进行自主呼吸。

同步间歇指令通气指呼吸机以压力控制或容量控制的方式进行指令通气,在指令通气的间歇如果患者有自主呼吸触发,则呼吸机允许进行自主呼吸。使用 IMV-SIMV 的目的是让患者能够自主呼吸,避免每一次自主呼吸努力时都接受指令通气。临床医师若需减少患者自主呼吸做功,可以对使用 IMV-SIMV 患者的自主呼吸进行压力支持(PSV)。

(3)自主呼吸模式:自主呼吸模式包括 CPAP 和 PSV。在这种呼吸模式下,患者通过呼吸回路自主呼吸,不接受任何指令性通气,也称 T 管通气方式。

CPAP 可改善急性肺损伤难治性低氧血症和低功能残气量(FRC)患者氧合。

PSV 是患者触发,压力限制和流量切换的一种通气模式。首先患者具备持久可靠的自主呼吸,在吸气时呼吸机会对患者提供持续的压力支持。操作者设置吸气压力、PEEP、流速切换标准、灵敏度;患者决定患者的吸气频率、吸气流速和吸气时间(T_1)。

7. 连接呼吸机及呼吸机的初始设置

(1)容量控制呼吸时的初步设定

1)分钟通气量(VE)的设置如下。男性 VE=4×体表面积(BSA);女性 VE=3.5×体表面积(BSA)。

2)潮气量和呼吸频率设置如下。①健康成人正常自主呼吸时应设置:V 为 6~8 mL/kg;呼吸频率为 15~20 次/min;VE 为 100 mL/kg。②COPD 及哮喘机械通气设置:V 为 8~10 mL/kg;呼吸频率为 8~12 次/min。③肺纤维化或 ARDS 机械通气设置:V 为 4~6 mL/kg;呼吸频率为 15~25 次/min;平台压低于 30 cmH_2O,平台压高于 30 cmH_2O 需要调整 VT。

3)FiO_2:刚开始为 1.0,并根据 PaO_2 和 SaO_2 变化逐渐下调。

4)吸气流速:60~70 L/min。

5)吸呼比(I∶E):1∶2,由其他设置导出,而非预测参数。

(2)压力通气时呼吸机的初步设定:最低水平 PEEP 为 3~5 cmH_2O,生理性 PEEP 应维持患者正常功能残气量。初始压力设置以低压力(10~15 cmH_2O)开始,检查后重新调整压力以达到需要容量。

当患者使用 SIMV 或自主呼吸 CPAP 时,PSV 用于人工气道患者的自主呼吸支持,设定压力水平应充分避免呼吸机的疲劳。可通过询问患者“呼吸是否容易或气够不够用”,从而有助于调整 PSV。通常有肺部疾病患者,应设置为 8~14 cmH_2O 的压力水平补偿导管和呼吸机系统额外做功,对于无肺疾病的患者,5 cmH_2O 左右的压力可补偿额外呼吸做功。

调节 PSV 目标:有助于增加 VT,4~8 mL/kg;减少呼吸频率,<30 次/min;减少与通过人工气道相关的呼吸做功。

(3)压力控制通气的初始设置:PC-CMV 初始压力设置为 VC-CMV 测得的平台压力值,也可用 VC-CMV 时峰压值减去 5 cmH_2O(PIP 5 cmH_2O)为起点。初始压力也可设为10~15 cmH_2O,并同步进行容量调整和测定。

(4)双水平气道正压通气的初始设定:吸气正压 IPAP 初始为 5~10 cmH_2O,以 3~5 cmH_2O 的增量递增,至呼吸频率达 25 次/min 或更低,或潮气量(Vr)为 4~8 mL/kg;EPAP 呼吸正压或 PEEP 初始为 2~5 cmH_2O,3~5 cmH_2O 增量递增。

8. 完善呼吸机设定

(1)选择吸入氧浓度(FiO_2):对于严重缺氧的患者,建议选择 $FiO_2>0.5$,在氧债和乳酸蓄积发生时,以恢复正常氧合;对危重患者来说,不应控制100%纯氧使用;对任何将患者置于低氧风险操作应给予纯氧,如吸痰前后、支气管镜检查。目标:$SpO_2>92\%$;$PaO_2>60$ mmHg;在开始通气 $10\sim20$ min 应查动脉血气分析,评估通气和氧合情况。当需要 $FiO_2>0.5$ 来维持氧合时,需加用 PEEP。$FiO_2>0.5$ 会增加氧中毒风险,因高氧导致肺不张,使肺内分流增加。

(2)触发灵敏度设定:①流速触发的设置范围如下。当流量变化 $2\sim3$ L/min 时触发呼吸机。②压力触发灵敏度:通常设置为$-1\sim2$ cmH_2O。流速触发呼吸机响应时间更快的原因是呼气阀在流速触发时不需要关闭。吸气时回路中会存在持续气流,使得吸气流速控制阀门保持开放。

(3)呼气末正压(PEEP)设定

1)PEEP 设置:应用 PEEP 的目标在于复张萎陷肺泡的同时避免已开放肺泡的过度膨胀;增加组织氧合;维持 $PaO_2\geq60$ mmHg 和 $SpO_2\geq90\%$ 及可接受的 pH 范围;复张肺泡并维持它们处于合气状态;恢复功能残气量。

2)PEEP 范围:最小或低水平 PEEP,即用最小 PEEP 水平($3\sim5$ cmH_2O)来保留患者正常的功能残气量;治疗性 PEEP 是指 5 cmH_2O 和更高水平压力,可用于治疗肺内分流增加和通气血流失调及肺顺应性下降导致的顽固性低氧血症。

3)最适 PEEP:最适 PEEP 是指产生最大收益效应的 PEEP 水平,该 PEEP 水平同时也因为不产生显著的心肺不良影响而被认为是最适的。最适 PEEP 水平是基于安全吸入氧浓度水平获得的($FiO_2<0.4$)。

4)PEEP 适应证:胸部 X 射线片显示双肺浸润影;复苏肺不张伴有低功能残气量;肺顺应性降低;$FiO_2>0.5$ 时,$PaO_2<60$ mmHg;ARDS($PaO_2/FiO_2<200$ mmHg)和 ALT($PaO_2/FiO_2<300$ mmHg);顽固性低氧血症,FiO_2 增加 0.2,PaO_2 增幅<10 mmHg。

PEEP 在疾病早期即开始应用,以避免高气道压、容量和 FiO_2 导致的肺损害。

当内源性 PEEP 存在时,难以触发呼吸机;当患者吸气时,使用辅助呼吸肌或呼吸费力,考虑有内源性 PEEP;在下一次呼吸开始前,吸气气流不能回到零点,提示内源性 PEEP 存在。

(4)减少内源性 PEEP 方法:增加流速(缩短吸气时间);减少 V_1;减低频率;清除气道分泌物;改变通气模式;允许更多自主呼吸;使用较高的吸入流速,缩短吸气时间,以延长呼气时间 TE,同时应用小潮气量并降低呼吸频率。

(5)呼吸机参数调整:根据血气分析 PaO_2 和 pH 调整呼吸机参数。

1)呼吸性酸中毒:$PaO_2>45$ mmHg,pH<7.35,代表患者存在呼吸性酸中毒,提示肺泡通气量不足。见于肺实质病变(肺水肿、肺炎);气道病变(哮喘);胸膜异常,炎症渗出;胸壁异常;神经肌肉病变;中枢神经系统病变。

容量和压力通气参数调整:增加 VE(分钟通气量);潮气量设置 $5\sim8$ mL/kg;确保平台压小于 30 cmH_2O,如果潮气量调整平台压大于 30 cmH_2O,则应增加呼吸频率;PC-CMV 通气模式下,增加设置压力,来达到目标 VT。

2)呼吸性碱中毒:$PaCO_2$<35 mmHg,pH>7.45,存在呼吸性碱中毒提示过度的肺泡通气。见于缺氧所致代偿性过度通气;肺实质病变;机械通气。过度通气是导致机械通气患者呼吸性碱中毒的常见原因。

容量和压力通气参数调整:容量控制模式可减少呼吸频率,也可减少 VE 来降低分钟通气量;压力控制模式首选减少呼吸频率,必要时再降低压力设置。

CO_2是强效脑血管扩张药,增高 CO_2水平会加重脑水肿,增高颅内压(ICP),进而加重颅脑病变,允许性高碳酸血症,禁止使用于脑损伤的患者。

9. 拔管及脱机时机

拔管及脱机筛查的时机及指征:导致机械通气的病因好转或去除;氧合指数,PaO_2/FiO_2>150~200 mmHg;呼吸机正压,呼气末正压(PEEP)≤5~6 cmH_2O;吸入氧浓度≤40%~60%;pH≥7.25;COPD,pH≥7.30;动脉血气氧分压>50 mmHg;吸入氧浓度<35%;血流动力学稳定;自主呼吸能力强。

自主呼吸试验(SBT)的方法是短期降低呼吸机支持水平或断开呼吸机后,观察患者自主呼吸情况及各项生理指标的变化,以及患者自主呼吸能力的判断,为撤机提供参考。

(1)SBT 方法:T 管法,直接断开呼吸机,通过 T 管吸氧;低水平持续气道内正压,调至 CPAP 模式,压力改为 5 cmH_2O;低水平压力支持通气 PSV,5~7 cmH_2O。

(2)2 min SBT:2 min T 管试验或 CPAP/PSV。观察出现下列情况立即机械通气:呼吸频率/潮气量(呼吸浅快指数)<105;呼吸频率>8 次/min 或<35 次/min;自主呼吸潮气量>4 mL/kg;心率<140 次/min 或心率变化<20%;SaO_2>90%。2 min SBT 通关后,继续自主呼吸 30~120 min,患者耐受可撤机,拔除气管插管。

(3)气道评估。

1)气道通畅程度的评价:机械通气时,把气管插管的气囊放气,评估上气道开放程度,拔管后喘鸣可用类固醇和肾上腺素,也可用无创通气。

2)气道保持能力评价:吸痰时咳嗽的力度、有无过多分泌物、需吸痰的频率>每 2 h 1 次或更长。

(4)拔管:咳嗽反射足以清除气道分泌物,具有气道保护能力,可拔管。

10. 气管切开时机

预期或需较长时间机械通气治疗;上呼吸道梗阻,导致气管插管困难;气道保护机制受损,咳嗽反射消失,排痰困难,下呼吸道分泌物潴留;减少通气无效腔,利于机械通气支持;高位颈椎受伤,插管后 2~6 周需行气管切开。

11. 气管内管维护

(1)吸引:吸引有助于减少 ETT 内黏液栓的形成。

(2)压力:套囊内压力应小于 25 mmHg,以减少缺氧性损伤,如压力小于 25 mmHg 不能保持密封,应更换直径较大的套管。

(3)调整胶带:可损伤面部和颈部皮肤。

长期插管的一个重要的可能并发症是发生插管后喉气管狭窄,应定期更换气管内套管。

四 高原肺水肿的 ECMO 治疗

早在 20 世纪 70 年代,ECMO 技术就已经用于临床危重患者的救治。由于 ECMO 能够提供长达数天至数周的有效心肺辅助,置入方式快捷简便,并能够提供 4～6 L/min 的血流量,因此近年来 ECMO 在危重症患者中的应用越来越广泛,尤其是在难治性心源性休克、心搏骤停、重症急性呼吸衰竭,为恢复患者心肺功能赢得了时间。国内 ECMO 的起步较晚,前期主要应用于心脏病领域,在呼吸衰竭领域的应用则始于新型甲型 H1N1、SARS、新型冠状病毒性肺炎在国内的大流行,使国内 ECMO 的使用得到了飞速的发展。目前未见应用 ECMO 救治急性重症高原病的报道,但是对于极危重型高原肺水肿并发 ARDS,以及进展性肺水肿、肺内充满血性分泌物、双肺完全失去气体交换功能,可急诊给予 VV-ECMO 治疗,降低病死率。

（一）ECMO 的定义

体外膜肺氧合（extracorporeal membrane oxygenation, ECMO）技术是一种持续的体外生命支持手段,其作用机制是通过体外设备在一定的时间内全部或部分替代心肺功能,即利用体外循环代替自然循环,由离心泵提供血流动力,静脉血经氧合器氧合成动脉血,回注机体完成输氧功能,以维持心、肺基本功能,从而为治疗原发病争取时间。

（二）ECMO 的原理

ECMO 通过泵（其作用类似人工心脏）将血液从体内引至体外,经膜式氧合器（其作用类似人工肺,简称膜肺）进行气体交换之后再将血回输入体内,完全或部分替代心和（或）肺功能,并使心肺得以充分休息。按照治疗方式和目的,ECMO 主要有静脉–静脉 ECMO（VV-ECMO）和静脉–动脉 ECMO（VA-ECMO）两种。VV-ECMO 适用于仅需要呼吸支持的患者,VA-ECMO 可同时进行呼吸和循环支持。对于呼吸衰竭,VV-ECMO 方式的并发症和病死率略低于 VA-ECMO,故最为常用。

VV-ECMO 仅提供肺支持作用,ECMO 引血端（多为股静脉）及回血端（多为颈内静脉）均位于腔静脉内,相当于人工膜肺与患者肺串联,从而使患者动脉血氧含量得以改善。从股静脉引流出来的静脉血,经氧合器氧合后,泵入右心房,与体循环回流的静脉血混合,提高 PO_2,降低 $PaCO_2$,经肺进入体循环,对中心静脉压、左右心室充盈度和血流动力无影响。VV-ECMO 转流中,通过动脉和静脉血氧饱和度的差异可以准确衡量自身肺功能状况。

VV-ECMO 对 $PaCO_2$ 的改善程度与以下因素相关:①ECMO 血流量。②静脉回心血量。③再循环血量,即引血端及回血端之间距离过近造成的部分血流再循环至 ECMO 引血端,这种再循环血流会减少经膜肺充分氧合的血液进入肺循环,从而影响氧合。④混合静脉血氧饱和度。⑤患者残存肺功能。尽管 VV-ECMO 不能提供循环支持,但由于其运行中所需正压通气支持压力的降低及冠状动脉氧供的增加,患者的心功能往往也能在一定程度上得以改善。

VA-ECMO 对患者的心脏和肺都有支持作用,通过腔静脉（股静脉或颈内静脉）置管,人工泵将体循环血流引至体外,经膜肺氧合后再经颈动脉或股动脉导管回到体内,相当于膜肺与患者肺进行并联,这种方式与传统的体外循环(CPB)相同。运行过程中的 SaO_2 受到 ECMO 和患者自身心脏功能的共同影响,当左心室不具有射血功能时,患者 SaO_2 完全由 ECMO 回血端血氧饱和度决定;当左心室具有一定射血功能时,SaO_2 由来自 ECMO 和左心室的混合血流血氧含量共同决定。因此,当肺功能严重障碍且 ECMO 回血端位于股动脉时,由于左心室射血血流的氧含量低,因而存在上半身(冠状动脉、颅内血管及上肢血管供血区)缺氧的潜在危险。如果患者尚有部分残存肺功能,或者 ECMO 回血端位于主动脉近端,可规避以上风险。

(三)ECMO 的适应证及禁忌证

ECMO 治疗的目的是提供比常规呼吸支持更有效、更安全的通气与氧合支持,为治疗原发病争取更多时间。ECMO 仅是一种脏器支持手段,对原发病无直接治疗作用,因此,判断原发病的可逆性,是决定是否应用 ECMO 的重要先决条件。

1. VA-ECMO

(1)VA-ECMO 的适应证:心搏骤停;急性心肌梗死、急性病毒性心肌炎、缺血性或非缺血性心肌病进展、肺栓塞导致的急性右心室衰竭、肺疾病导致的右心室衰竭进展、先天性心脏病进展、难治性室性心动过速引起的心源性休克;体外循环撤机失败。

(2)VA-ECMO 的绝对禁忌证:严重而不可逆的心脏以外的器官衰竭而影响生存(如严重缺氧性脑损伤或转移癌)、不可逆性心力衰竭且不考虑移植或长期心室辅助、主动脉夹层。

(3)VA-ECMO 的相对禁忌证:严重凝血功能障碍或存在抗凝禁忌证(包括晚期肝病)、血管入路有限(严重的外周动脉疾病、极度肥胖、截肢等)。

2. VV-ECMO

(1)VV-ECMO 的适应证:任何原因(原发或继发)引起的低氧呼吸衰竭中,当死亡率≥50% 时应考虑 ECMO,当死亡率≥80% 应进行 ECMO 治疗;高气道平台压(>30 cmH$_2$O)机械通气时仍存在 CO_2 潴留;严重漏气综合征;等待肺移植的患者需要气管插管;紧急的心脏或呼吸衰竭。

(2)VV-ECMO 并无绝对禁忌证,相对禁忌证均是与预后不良有关的临床情况。

(四)ECMO 的治疗时机

目前 ECMO 建立的时机是救治成败的关键因素,延误了 ECMO 的建立与支持就错过了重要脏器抢救的黄金时机。发生如下情况,应及时采取 ECMO 治疗。

(1)病情进一步加重。

(2)在机械通气参数达极限时,仍不能维持满意的氧合。

(3)充分考虑患者存在的并发症可能降低 ECMO 治疗的成功率。

(4)经济-效益比。ECMO 成本昂贵,需充分考虑患者的经济条件及患者所获得的益处。

(五)ECMO 相关并发症

根据 ELSO 指南建议,通常将 ECMO 的并发症分为两大类,即患者机体并发症(与治疗相关的并发症,包括手术创面及插管部位出血、栓塞、末端肢体缺血、溶血、神经系统功能异常、肾功能不全及感染等)和 ECMO 机械系统并发症(与 ECMO 管路、器材相关的并发症,主要包括氧合器氧合不良、血浆渗漏、循环管道破裂、驱动泵和热交换器功能异常等)。下面介绍 ECMO 机体并发症。

1. 血栓与出血

在 ECMO 辅助期间,出血和血栓是最常见且显著增加患者死亡率的并发症,两者常在同一患者中共存。平衡出血和血栓形成的相对风险非常困难,因为与出/凝血相关的多种因素均与患者疾病、体外支持类型、促炎和抗炎途径之间的平衡有关,而这些因素在不同患者之间存在很大不同。ECMO 辅助期间患者处于持续高凝状态,体内各个部位,包括下肢静脉、肺静脉、膀胱、脑动脉、肢体动脉,甚至收缩运动减低的心腔内等均可形成血栓或栓塞;但由于无血管内皮覆盖、存在血液湍流等原因,包括氧合器和血泵在内的插管和管路是发生血栓最常见的部位。

2. 末端肢体缺血

肢体缺血是 VA-ECMO 患者的严重并发症之一,典型表现为肢体苍白、脉搏消失及坏疽,少数可出现骨筋膜室综合征。可以通过肢端血氧饱和度及临床表现判断肢端缺血情况。肢体缺血坏死与 ECMO 插管有较明确的关系,留置导管的口径太大可阻塞血流,而血栓形成和栓塞也可造成肢体缺血。

放置远端灌注管对于减少 VA-ECMO 患者末端肢体缺血有显著作用,因此,近年来发表的国内外 ECMO 指南或专家共识,均强烈建议在股动/静脉插管完成、连接 ECMO 环路获得稳定的辅助流量后,放置远端灌注管,以增加动脉插管侧下肢血液供应,预防下肢严重缺血。

3. 神经系统并发症

ECMO 辅助的神经系统并发症主要包括脑死亡、颅内出血、脑梗死及癫痫。

4. 急性肾损伤

急性肾损伤(AKI)在 ECMO 患者中非常常见,严重影响患者预后。危重患者在启动 ECMO 治疗前,其原发病及为了维持呼吸循环稳定而进行的相关治疗本身就可能诱发 AKI。

(六)ECMO 对机械通气的管理

1. 总目标

让患者肺得到充分休息,为受损肺组织提供修复愈合条件。

2. 潮气量

ECMO 治疗时,应实施更加严格的保护性通气策略。潮气量 4~8 mL/kg,降低吸气压 10~12 mmHg,气道峰压低于 20~25 cmH_2O。

3. 呼气末正压(PEEP)

随着潮气量的下降,肺组织可能出现肺不张和肺实变,致肺顺应性下降,增加毛细血管通透性及右心负荷,ECMO 时应用较高水平 PEEP 10~20 cmH_2O。

4. 频率

4~10 次/s。

5. 氧浓度

21%~40%,防止氧中毒。

6. 模式

压力型转助/控制通气,压力支持通气。

(七)ECMO 管理流程

1. 流量管理

根据辅助前心肺功能和所需要支持的力度,调整 ECMO 流量。

2. 抗凝管理

抗凝的目标为不出血、不堵管,采用普通肝素抗凝,监测全血活化凝血时间,根据检测结果及渗血、出血情况调整肝素用量。

3. 呼吸管理

按保护性肺通气策略进行机械辅助通气。

4. 血流动力学管理

密切监测心率、血压(右上肢)、血氧饱和度(右手),监测血气分析、中心静脉血氧饱和度、乳酸。随着心功能好转,尽早下调血管活性药物用量,减少血管活性药物的不良反应。

(1)镇静镇痛:常规镇静镇痛,病情稳定后可减少剂量,恢复自主呼吸。慎用脂类镇静药物,如丙泊酚。咪达唑仑:50 $\mu g/kg$,10 ~ 50 $\mu g/(kg \cdot h)$。瑞芬达尼:1 $\mu g/kg$,0.01 ~ 2.00 $\mu g/(kg \cdot h)$。

(2)血容量管理:目标是使细胞外液容量恢复,并保持在正常水平,HCT 30% ~ 35%,胶体渗透压 20 ~ 24 mmHg。

(3)抗凝管理:全程应用肝素,开始 100 U/kg,以后半小时追加 5 ~ 30 U/kg,ACT 控制在 140 ~ 160 s(中空纤维氧合器)或 180 ~ 220 s(硅胶氧合器)。2018 年我国《成人体外膜氧合循环辅助专家共识》及 2019 年《美国心脏病学会杂志》科学专家组均建议在使用肝素时应进行凝血功能监测。由于激活气血凝血时间(ACT)检测快捷简便,因此常被用于床旁监测,使 ACT 延长至正常上限的1.5 倍,即 180 ~ 220 s。但 ACT 并不能准确监测肝素的作用,还应定期监测活化部分凝血活酶时间(APTT)、凝血酶原时间、纤维蛋白原、抗凝血因子 Xa 及血小板计数。ECMO 运转期间,应维持血小板计数>50×10^9/L,血红蛋白水平维持在 80 ~ 100 g/L,必要时可输注血小板、新鲜冰冻血浆及红细胞。因此,2017 年 ELSO《体外生命支持通用指南》推荐,在不能通过其他措施控制出血时,可在不进行全身抗凝的情况下管理 ECMO;在无全身抗凝的患者中,血流量应维持在较高水平,如果管路中出现凝血块则应更换管路。

(4)血压管理:MAP 控制在 50 ~60 mmHg,灌注流量 50%。

(5)ECMO 管道管理:4 ~5 d 更换膜氧合器和管道。

(八)ECMO 建立与相关操作

1. VV-ECMO 相关操作

常规备 800 mL 悬浮红细胞,400 ~ 800 mL 血浆,ECMO 开机前,提前补充悬浮红细胞和血浆,减少开机后血压下降,常规消毒操作,seldinger 技术穿刺颈内静脉置入深度 14 ~ 15 cm,股静脉深度 43 ~ 47 cm,全身肝素化,与预冲好的 ECMO 套包相连,开机试运行,连接水箱,打开离心泵 1500 r/min,开通氧气,氧气与血流的比 1 : 1,如提高氧合则增加 ECMO 血流量,如降低 CO_2 水平则增加氧供气量的流量。

2. ECMO 组成

血泵(离心泵和滚压泵);膜肺(固体中空纤维膜);氧供气流(100% 纯氧或 5% CO_2 + 95% 纯氧);管路;水箱。

3. ECMO 撤除指征

VA 模式,随着心功能的恢复,灌注流量达正常血流量 10% ~ 25%,或 ECMO 血流量降至患者心排血量的 20%(1.5 ~ 2.0 L/min)时,在小量血管活性药物的条件下,血流动力学保持稳定,可考虑撤机。

VV 模式,随着患者肺功能恢复,吸入氧浓度 21%,FiO_2<50%,呼吸机指标达到 PIP<30 cmH_2O、PEEP<8 cmH_2O、血气分析正常。将 ECMO 血流量下降至 1.5 ~ 2.0 L/min,暂停氧供气流,在较低条件的机械通气支持下,若 SpO_2 能在 95% 左右且呼吸频率、呼吸形式无明显变化,可考虑撤机。

五　高原肺水肿的特殊治疗

(一)微循环治疗

1. 山莨菪碱

山莨菪碱类药物是治疗高原肺水肿的主导核心药物,山莨菪碱(又称 654-2)是治疗高原肺水肿的消泡剂。

(1)山莨菪碱治疗高原肺水肿的作用机制:山莨菪碱是从茄科植物唐古特山莨菪的根与种子中提取出的一种生物碱,天然品为氢溴酸山莨菪碱,人工合成品称为消旋山莨菪碱,为 M 胆碱能受体拮抗药,可竞争性地拮抗乙酰胆碱对 M 受体的激动作用,解除血管平滑肌痉挛,降低血液黏滞度,山莨菪碱还具有钙拮抗作用,可抑制外钙离子内流、扩张血管、降低肺动脉压,以及降低总外周阻力,改善全身各脏器的血液供应;扩张微血管,可解除肺部微血管痉挛,降低微循环通透性,改善肺部微循环,缓解支气管平滑肌痉挛、减轻支气管黏膜水肿,减轻肺淤血、肺水肿,减少呼吸道分泌物、改善肺泡通气,有利于血氧交换;山莨菪碱可抑制血小板聚集,减轻肺内微血栓形成,并稳定溶酶体酶,减少溶酶体酶对肺组织的损伤。此外,山莨菪碱具有抗脂质过氧化、对血管内皮细胞具有较好的保护作用。山莨菪碱还有中枢镇静作用,有利于降低患者呼吸肌做功,减少机体耗氧量。

(2)用法:山莨菪碱(654-2)10 mg,5 ~ 10 min 静脉推注 1 次,共 3 次,以后 50 ~ 100 mg 山莨菪碱加入 5% 葡萄糖注射液 200 mL,10 ~ 20 滴/min,静脉滴注。200 mg 山莨菪碱加入 5% 葡萄糖注射液 30 mL,1 ~ 2 mL/h 持续泵入。

(3)不良反应:该药有加快心率的作用,当心率>150 次/min 时,要慎用此药;避免引起尿潴留,一旦发生排尿困难应及时导尿。

2.自由基清除剂

(1)自由基作用机制

1)儿茶酚胺源性自由基生成增多:缺氧条件下,交感-肾上腺髓质系统分泌大量儿茶酚胺。儿茶酚胺一方面具有重要的代偿作用,另一方面过多的儿茶酚胺特别是它的氧化产物,往往又成为对机体有害的因素。实验证明,儿茶酚胺的氧化能产生具有细胞毒性的氧自由基。

2)脂质过氧化增强可损伤生物膜:再灌注时大量形成的自由基,尤其是羟自由基可引发生物膜中多价不饱和脂肪酸的降解,形成脂性自由基和脂质过氧化物,改变膜的结构,降低膜的流动性,造成膜受体、膜蛋白酶、离子通道和膜转运功能障碍,从而导致膜的通透性增加、酶活性降低等。

3)引起细胞内 Ca^{2+} 超载:自由基引起的细胞膜脂质过氧化增强,使膜的液态性和流动性降低、通透性增强,细胞外 Ca^{2+} 内流增加;Na^+ 泵活性降低使细胞内 Na^+ 浓度增加,Na^+-Ca^{2+} 交换增强,使胞内 Ca^{2+} 浓度升高。线粒体膜的液态性及流动性也降低,导致线粒体功能障碍,ATP 生成减少,钙泵活性减弱,细胞质中过多的 Ca^{2+} 不能泵出而导致细胞质内 Ca^{2+} 超载。

(2)自由基清除剂清除自由基的条件:自由基清除剂要有一定的浓度,自由基活泼性极强,一旦产生马上就会与附近的生命大分子起作用,所以自由基清除剂必须在自由基附近,并且能以极快的速度抢先与自由基结合,否则就起不到应有的效果;在大多数情况下,清除剂与自由基反应后会变成新的自由基,这个新的自由基的毒性应小于原来自由基的毒性才有防御作用。

(3)临床常用自由基清除剂

1)维生素C:又称抗坏血酸,抗坏血酸通过逐级供给电子而转变成半脱氢抗坏血酸和脱氢抗坏血酸,在转化的过程中达到清除、羟自由基(·OH)、过氧化自由基(ROO·)等自由基的作用。维生素C具有强抗氧化活性,能增强免疫功能、阻断亚硝胺生成、增强肝中细胞色素酶体系的解毒功能。

使用用法:维生素 C 5~10 g,静脉输注,1~2 次/d。

2)依达拉奉:依达拉奉分子进入体内后变成依达拉奉阴离子,其能提供一个电子给氧自由基使后者变成不带活性的分子,从而降低或消除氧自由基的危害。依达拉奉阴离子给出电子后其本身也变成自由基,但其活性很弱,对机体无危害。因此,依达拉奉是通过提供电子给氧自由基并灭活其活性而抑制膜脂质过氧化连锁反应,减轻羟自由基引起的细胞毒性作用,抑制氧自由基介导的蛋白质、核酸不可逆的破坏作用。

使用方法:依达拉奉 30 mg 溶于 100 mL 生理盐水中,2 次/d,连用 7~10 d。依达拉奉禁用于重度肾衰竭患者和既往对本品有过敏史者。

3.高原肺水肿的液体治疗

按高原肺水肿的病理生理进程,应严格按分期、分型进行液体治疗。在"开放"或"限制"输液中取得平衡,确保组织灌注,防止液体潴留。

在疾病初期(发病最初 1~48 h),因高原肺水肿病理生理及血流动力学提示,存在液体潴留,所以强调以偏干液体管理策略,但不是一味地脱水,而是在治疗过程中给予胶体

(人血红蛋白)+晶体(生理盐水),尽量维持液体出入量的少量负平衡(干体重目标)。

在疾病中期(48~72 h),液体以量出为入的策略,尽量保持平衡,加强液体管理,改善组织灌注和保护心、肾、肺、脑等脏器功能,维持内环境稳定。

72 h以后,加强液体灌注,有效清除炎性介质,重建机体免疫内稳态。

(1)急性重症高原病的液体治疗策略:急性重症高原病(高原肺水肿及高原脑水肿)的发病机制提示,由于高原低压性低氧,造成肺血管收缩及脑血管的扩张,以及缺氧对血管平滑肌细胞的损伤,引起液体进入肺泡内和脑细胞内,造成细胞或器官水肿。这时我们给予大剂量脱水利尿治疗,造成体循环血量的大量丢失及静脉回流减少、前负荷下降、心排血量下降,引起组织细胞灌注不足,以及血液浓缩加重组织细胞缺血缺氧,形成恶性循环。这里我们提出高原肺水肿、脑水肿的液体治疗方案——偏干的液体治疗策略。

(2)根据高原肺水肿的不同阶段分为四个时期治疗。

1)利尿脱水治疗,它贯穿于肺水肿治疗的全过程。

2)在利尿脱水过程中伴有大量液体丢失,我们的目标是防止血液浓缩、防止血流动力学不稳定。我们通过血细胞比容(HCT)、血小板计数(PLT)、红细胞(RBC)判断血液是否浓缩,通过中心静脉压(CVP)、肺动脉楔压(PAWP)、血压、尿量判断体循环血容量,进行液体治疗,根据肺血容量、血管外肺水、肺血管渗透性指数判断体循环、肺循环的容量状态,判断肺水肿严重程度。既要保持正常范围血容量,还要保证清除水肿的有效性。减少并发症发生、防止脑细胞大量坏死,使机体达到一个偏干的模式(入量稍小于出量)。

3)在经上述治疗的同时,我们立即启动氧代谢恢复,还清内脏器官的氧债,提高氧供方式(氧疗、高压氧,无创有创呼吸机),使氧输送大于600 mL/(min·m^2)、氧摄取率小于30%、动脉乳酸正常、SvO_2大于65%、$ScvO_2$大于70%、混合静脉血氧分压大于35 mmHg。

4)防止电解质酸碱平衡紊乱,防止炎性介质激活,防止并发症发生,保护未损伤器官功能,防止缺血再灌注损伤,防止肠道细菌移位。

4.镇静、镇痛

高原肺水肿的镇静镇痛如下。

无机械通气情况下,可适当镇静,因很多镇静镇痛药物可发生呼吸抑制,加重低氧血症的发生,应慎重应用。可适当小剂量给予苯巴比妥钠注射液100 mL,肌内注射;异丙嗪12 mL,肌内注射。

(李 霜)

第五章　高原脑水肿

第一节　概　述

高原脑水肿（HACE）又称急性高原脑损伤是机体急速进入高原（海拔 3000 m），或从高原进入更高海拔的地方，以及极个别久居高原者由于机体对缺氧的耐受性（遗传因素）及敏感性（缺氧阈值）不同，以及在各种致病因素的作用下，引起脑细胞的损害（直接或间接），造成中枢神经系统功能严重障碍，从而引起的一种高原特发病。临床表现为嗜睡、昏迷及病理征阳性为特征的一系列症状及体征。

本病是急性高原病的一种严重类型，多发生于海拔 3000 m 以上地区，有报道也可见于 3000 m 以下的低海拔地区，起病急，病情进展极其迅速，变化急骤，如不积极治疗，死亡率极高。易感人群进入高原初期 0～15 d 发病率最高。多数为由平原首次进入高原者，亦可见于久居、世居高原已适应高原环境者。

国内外对高原脑水肿的认识和研究较晚。1913 年，Raunhill 报道，急性高原病除普通型（急性轻症高原病）以外，可分为心脏型和神经型（高原脑水肿）。1975 年，Houston 分析了 12 例高原脑水肿的特点。国内学者对此病的认识和研究始于 1951 年康藏公路建设时期，1960 年，国内学者正式确认该病为急性高原病独立的一型，即"高原昏迷"。关于命名，由于其发病机理、病理生理尚未清楚，病例较少见，曾有"高山昏迷""脑型高山病""高原颅内压增高综合征""急性高山病脑型""急性高原病昏迷型""高原脑病"等。1991 年，在加拿大召开的第七届班夫国际低氧讨论会上，将其统一命名为"高原脑水肿"。1995 年，中华医学会在青海西宁召开的第三届全国高原医学学术讨论会上，正式确定该病命名为"高原脑水肿"。

一　流行病学

高原脑水肿（急性高原脑损伤）的患病率各种报道不一。1965 年，西藏军区调查了由青藏公路的进藏人员，发生脑水肿者为 0.5%。1976 年 Hackett 和 Renmie 报道，在尼泊尔（登山海拔 4247～5500 m）登山者中，HACE 的发病率高达 3.4%。Singh 调查了 1969 年在急进高海拔（3350～5000 m）地区的印度士兵，HACE 发病率为 1.2%。该病发病率极高，在急性重症高原病中有一半的患者患脑水肿，具体的人群发病率无统计。

综上所述,高原脑水肿的人群患病率在 0.05%～2.00%,随海拔升高及劳动强度增加,发病率也明显升高。

高原脑水肿死亡率与发病海拔、治疗地海拔、医疗条件、下送时间与速度成正比。有学者报道,在 3580 m 地区,高原脑水肿死亡率高达 5.0%～16.7%,在 4500 m 地区,死亡率达 33%。

二 病因及诱因

高原脑水肿的首要病因是高原低氧环境。高原地区海拔较高,空气中的氧气稀薄,导致人体吸入的氧气量减少。在这种低氧环境下,人体会出现一系列的生理反应,以适应缺氧状态。然而,当缺氧程度超出人体的适应能力时,就会发生一系列的病理变化。脑部是对缺氧最为敏感的器官之一,长期严重的缺氧会导致脑内小血管的通透性增加,引起脑细胞肿胀和脑容积增加,进而形成脑水肿。因此,高原低氧环境是高原脑水肿发病的核心因素。

过快上升至高海拔地区也是高原脑水肿的重要病因之一。人体在短时间内迅速上升到高海拔地区,由于海拔急剧变化,身体没有足够的时间适应高原环境,导致高原反应的发生。高原反应是一种全身性的病理过程,包括头痛、恶心、呕吐、心慌等症状。如果高原反应没有得到及时缓解和治疗,就有可能进一步发展为高原脑水肿。因此,在前往高原地区时,应遵循逐步升高的原则,让身体有足够的时间适应高海拔环境,避免短时间内急剧上升。

除了高原低氧和过快上升外,个体差异也是高原脑水肿发病的重要因素。不同个体对高原环境的适应能力存在显著差异。一些人由于基因、体质等因素,对高原缺氧环境特别敏感,容易发生高原脑水肿。这类人群在前往高原地区前应进行详细的体检,了解自己的身体状况,并在医生指导下采取预防措施。此外,一些特殊人群,如儿童、老年人及患有高血压、心脏病等疾病的患者,由于身体机能较弱或存在基础疾病,也更容易发生高原脑水肿。

劳累和脱水也是高原脑水肿的重要诱因。在高海拔地区,由于空气稀薄,人体呼吸和循环系统负担加重,容易导致身体疲劳。过度劳累会降低身体的抵抗力,增加高原脑水肿的发病风险。同时,高原环境下人体水分流失加快,如果不及时补充水分,就会发生脱水现象。脱水会导致脑细胞内外渗透压失衡,进一步加重脑细胞的肿胀和脑水肿的形成。因此,在高原地区活动时,应注意休息和补充水分,避免过度劳累和脱水。

此外,一些基础疾病也可能诱发高原脑水肿。例如,患有贫血、肺功能不全等疾病的患者,由于身体本身存在缺氧或血液循环障碍等问题,在高原环境下更容易发生脑水肿。对于这类患者,应在病情稳定后,并在医生指导下再前往高海拔地区。同时,高原地区气候多变,容易患上呼吸道感染等疾病。呼吸道感染可导致身体代谢紊乱,增加脑水肿的发生风险。因此,在高原地区活动时,应注意保暖和增强身体免疫力,预防呼吸道感染的发生。

三　发病机制及病理变化

（一）发病机制

高原脑水肿其发病核心是高原缺氧，由低气压引起，与高原肺水肿及其他分型为同源性疾病，发病机制有相似之处。

高原脑水肿早期病理生理变化为高原低压性低氧导致脑血管缺氧性扩张，全身其他脏器血管因低氧多处于收缩状态，导致体内液体重新分布，脑循环血量增加、脑血流量增加，脑内毛细血管流体静压升高，脑内液体潴留。根据 Frank-Starling 定律，毛细血管液体向组织间液转移，血脑屏障破坏，形成血管性脑水肿。高原脑水肿早期 MRI 检查发现，主要是血管源性水肿，而非细胞毒性水肿，其本质是脑血管的通透性增高，血脑屏障破坏。高原脑水肿死亡病例尸检结果显示，其血管通透性增高，且主要发生在大脑白质，而灰质无显著变化。Fischer 等研究也证实，缺氧可损伤血脑屏障，引起脑血管通透性增高，形成间质性脑水肿。随病情进展，在多种因素（局部神经递质、化学介质、氧自由基）作用下，脑血管处于收缩状态，可进一步加重脑缺氧，发生脑微循环障碍，此时为细胞毒性脑水肿。所以高原脑水肿中、后期治疗以维持正常的脑血流量和微循环灌注，适当扩张脑血管提高脑灌注压对保证脑组织正常生理功能极其重要。

1. 直接损伤

高原低压性低氧可直接损害脑毛细血管内皮细胞，使内皮细胞水肿，血脑屏障破坏，血管通透性增加；内皮细胞肿胀还可导致毛细血管腔狭窄，加重脑细胞缺氧，进一步加重脑水肿。

高原低压性低氧可直接损伤脑细胞，导致脑细胞无氧代谢增强，乳酸产生增加，细胞膜系统功能障碍，Na^+-K^+-ATP 酶、Ca^{2+}-Mg^{2+}-ATP 酶活性降低，细胞内外 Na^+、K^+、Mg^{2+}、Ca^{2+} 交换障碍，Na^+ 积储细胞内，细胞内高渗状态，引起脑细胞内水肿，同时 Ca^{2+} 交换障碍，Ca^{2+} 大量进入细胞内，产生细胞内 Ca^{2+} 超载，引起一系列病理生理损害，如产生自由基，损害细胞骨架系统和细胞膜，促使脑血管痉挛和通透性增加，发展为细胞毒性脑水肿。

2. 氧自由基损伤

高原低压性低氧使氧自由基的生成与清除平衡破坏，氧自由基生成增多并形成恶性循环，产生大量的自由基，而脑组织更易受到体内氧自由基的损害，其原因有以下几个方面：①脑组织细胞膜脂质富含胆固醇和多价不饱和脂肪酸，氧自由基可破坏磷脂膜不饱和酸的结构，导致细胞溶解。②脑组织富含具有催化自由基生成作用的铁离子，氧自由基生成增多。③脑细胞仅含有中等量的抑制自由基反应的抗氧化酶系统，缺氧导致氧化氢酶生产减少，导致氧自由基的清除减少。氧自由基对脑组织的损害机制经研究证实为，激活磷脂酶 A_2 降解膜磷脂，产生花生四烯酸（AA），再经级联反应最终生成 PGI_2、TXA_2 和白三烯，同时产生更多的自由基。这些物质作用于神经细胞和脑胶质细胞，抑制 Na^+-K^+-ATP 酶导致细胞毒性脑水肿。大量的氧自由基和花生四烯酸及其代谢产物主要作用于脑微血管内皮细胞，使血脑屏障通透性增高，造成血管源性脑水肿。

3. 炎症因子作用

病情发展导致炎症反应激活、炎症因子通过血脑屏障进入脑组织,进一步损害脑细胞,加重脑水肿。

4. 凝血系统激活

高原缺氧使凝血系统激活,激发凝血瀑布,使小动脉、小静脉内血栓形成,脑组织微循环障碍,加重脑水肿。

5. 钙离子超载

Ca^{2+}是神经细胞信息传递的重要第二信使,参与神经细胞表面生物电活动和细胞生化过程。正常情况下,神经细胞依靠钙泵、细胞膜的钠钾泵交换系统、线粒体膜钙泵系统及内质网运转系统来维持细胞内外钙离子浓度差,使细胞处于正常的生理功能状态。研究表明高原低压性低氧会导致 ATP 产生减少,使钙泵、线粒体、内质网等摄取、储存钙离子能力减低,维持细胞内外钙离子浓度差机制失效,导致细胞内钙离子浓度显著增加;高原脑水肿也可激活神经介质(如去甲肾上腺素、谷氨酸、5-羟色胺、肾素及血管紧张素)等大量释放,启动钙通道开放,导致钙离子内流增多;细胞内钙离子超载对血管内皮细胞可产生多种损害作用,影响细胞代谢导致细胞死亡。钙离子进入脑血管内皮细胞增加,使内皮细胞收缩,紧密连接扩大,细胞间隙增大,胞饮作用增强,脑微血管血脑屏障开放,通透性增高,产生血管源性脑水肿。

6. 水孔蛋白表达增加

1991 年,PeterAgre 在红细胞膜上发现了一种对水有特异性通透的蛋白分子,被定义为水孔蛋白(aquaporin,AQP)。迄今为止,已发现哺乳动物组织中存在 13 种水孔蛋白(AQP0~12)。AQP 是一类对水选择性通透的膜转运蛋白,其中 AQP4 具有较强的水转运能力,被认为是脑内最主要的 AQP,在调节脑内水分子的跨膜转运和维持水、电解质平衡方面发挥着重要作用。以往研究表明,在脑组织中分布最为广泛的是 AQP4,参与脑脊液的重吸收、脑内渗透压的调节等,在各种脑损伤和脑疾病继发的脑水肿形成过程中发挥重要作用,是脑水肿形成的分子生物学基础。Manley 等最早验证 AQP4 在细胞毒性脑水肿的形成过程中发挥了重要作用,提示在缺氧环境下 AQP4 蛋白表达升高,可能与脑水肿的形成密切相关,表明 AQP4 表达上调是产生细胞内水肿的关键分子机制。研究显示,高原脑水肿的大鼠脑组织水含量增加,水肿明显,AQP4mRNA 和蛋白表达量上调,提示对 AQP4 的干预可减轻高原脑水肿损伤。AQP4 表达量的增加在高原缺氧脑水肿的形成过程中发挥了重要作用,因此,通过抑制 AQP4 表达或降低其活性可能成为临床预防和治疗高原脑水肿的一种新思路。还有研究表明,高原脑水肿、AQP4 在脑毛细血管壁及胶质纤维呈阳性表达,在高原脑水肿的发生发展中呈表达后降低的趋势。

7. ET/NO 平衡破坏

ET 是血管内皮细胞通过旁分泌产生的一种强烈的缩血管多肽,对循环系统具有重要的调节作用。NO 是由血管内皮细胞分泌的另一种内皮衍生因子,具有强烈的舒张血管、抑制血小板聚集作用。ET 和 NO 是一对调节血管舒张、收缩的内皮衍生因子,在血管的舒缩活动中起重要调节作用。ET/NO 的动态平衡对脑血管的正常结构与功能具有重要作用。有研究表明,在高原急性低氧暴露下,脑内 ET 和 NO 平衡破坏,可引起脑血管过度扩张和血脑屏障功能障碍,脑血流量增加而致高原脑水肿形成。

随病情进一步发展,在各种致病因子作用下,脑细胞水肿加重,随之发生脑容积增大,小静脉受压,血液回流受阻,脑脊液压力升高,脑血管收缩,出现高颅压病理生理表现,如颅内压控制不佳,最后可进一步发展成脑疝,死亡率极高。

(二)病理学改变

1. 高原脑水肿尸检肉眼观

脑充血、水肿,脑膜血管及静脉窦充血扩张,脑沟、脑回消失,脑组织肿胀、质软,有不同程度的脑疝形成,脑室受压缩小,部分腔室呈闭合状态,毛细血管淤血,脑实质有点状或片状出血灶,蛛网膜下腔大量积液。

2. 高原脑水肿光镜

实质细胞肿胀退行性变,炎症细胞浸润,白质神经纤维结构疏松成空泡状或网状。神经鞘不规则断裂及溶解,轴索断裂消失,神经胶质细胞水肿,毛细血管扩张淤血,内皮细胞肿胀突入腔内,小静脉血栓形成,小动脉周围间隙有点片状出血,尼氏小体减少或消失。

3. 高原脑水肿电镜

胶质细胞变性,包浆内有较多的初级溶酶体及板层状小体,染色质减少,基质水肿,髓鞘融合、溶解,神经元纤维排列紊乱或溶解,线粒体变性空泡化、囊性变。

(彭 柯)

第二节 诊 断

一 临床表现

格拉斯哥昏迷量表(glasgow coma scale,GCS)是目前国际上最常用的临床意识状态和脑损伤程度判定标准。有研究提示,GCS 评分对判断高原脑水肿的病情严重程度和预后有较大价值,对指导临床治疗有很大帮助,并且评分方法简单,非常容易掌握。GCS 评分越低,预示着脑水肿越明显,脑细胞损害越严重,预后越差。所以,GCS 评分越低,治愈时间越长,死亡率越高。对于所有的高原脑水肿患者,入院后应进行 GCS 评分,根据评分判断病情轻重,按格拉斯哥昏迷量表并给予高原脑水肿分期、分型,并根据分期、分型进行治疗。高危患者及时给予高压氧、机械通气及高强度的降颅压治疗,防止并发症的发生。

临床上应用 GCS 对高原脑水肿患者进行分期、分型,其中 13~15 分为轻型,9~12 分为中型,6~8 分为重型,3~5 分为分极重型。

GCS 主要反映皮层功能和部分脑干功能。

（一）高原脑水肿症状

高原脑水肿的突出表现为进行性意识障碍。

1.高原脑水肿昏迷前期

此期非常重要,需重点识别早期脑水肿,早诊断、早治疗,从而改善预后。一般发生在进入高原1~3 d,发现患病后应立即下送到高原病诊疗中心进行治疗。昏迷前期的主要症状及体征如下。

（1）持续进行性加重的头痛:伴恶心、呕吐(喷射状)、发绀、嗜睡、大小便失禁等。

（2）兴奋型:感觉障碍,精神异常或精神障碍,可表现为精神分裂症,或出现失忆、幻觉、错觉、幻视、幻听、大哭大笑、哭笑无常、狂奔、欣快、多语、自言自语、嗅觉异常、思维障碍,视物不清,神经系统症状由兴奋转为抑制或强制兴奋。

（3）抑制型:精神症状由兴奋转为抑制状态,表现为表情淡漠、精神抑郁,视物不清、朦胧状态,嗜睡、反应迟钝、萎靡不振。

（4）谵妄状态:意识清晰度降低同时,产生大量幻觉、错觉,患者产生紧张反应,定向力障碍。

（5）惊厥及癫痫状态:可表现为持续性癫痫,此症状可能为高原脑水肿的首发症状。

（6）体征:发绀,呼吸加快,步态不稳,昏厥,发生小脑水肿,可发生共济失调,有时可见瞳孔忽大忽小。

（7）暴发型:进入高原无任何不适,一旦发病,立即昏迷,大小便失禁,瞳孔散大固定或不等大,形成脑疝。另一部分患者表现抑制,蜷缩在一个角落,次日清晨发现已经死亡。进入高原后,对于这部分患者,我们要保持高度的警惕性,及时发现,及时处理。

2.高原脑水肿昏迷期

脑水肿只有在大脑两半球发生广泛病变或中脑病变及上行激活系统损害时,才能造成昏迷。昏迷的深度和发病时间与海拔呈正相关,表现为进行性意识丧失,躁动不安,喷射状呕吐,大小便失禁或抽搐,瞳孔忽大忽小或不对称,对光反应迟钝或消失,心率或慢或快,血压升高,四肢肌张力增高,颈强直抵抗,大脑强直状态,浅反射消失,病理反射在个别患者呈阳性,具体如下。

（1）去皮层强直:全身肌张力增高,上肢屈曲,下肢伸直,双下肢出现病理反射。

（2）去大脑强直:全身肌张力升高,四肢伸直。

（3）大脑深部水肿:出现角弓反张,颈肌强直,颈肌张力增高,颈向后仰,四肢伸直,脊柱伸肌张力增高而后弯。

（4）额叶水肿:主要表现为精神障碍。

3.意识障碍的分级

（1）意识迟钝:昏迷前的一种状态,表现为精神活动贫乏、嗜睡、少动,对周围发生的事情冷漠,理解问题困难,回答问题缓慢,很多问题未回答。

（2）昏迷:分为浅昏迷、中度昏迷、深昏迷。

1）浅昏迷(轻度昏迷):大脑皮层及皮层下功能处于抑制状态,而脑干及脊髓功能存在,患者意识丧失,压迫眶上有表情反应,刺激足底有防御反射,角膜反射亢进,吞咽存在。

2)中度昏迷:脑干及脊髓功能抑制,对外界无反应,眼球固定,眼半关闭,瞳孔小,对光反射弱,角膜反射减弱,强痛刺激有反应,有病理反射。

3)深昏迷:整个神经系统功能抑制,对任何刺激无反应,各种反射消失,不能吞咽,心脏功能障碍。

4.高原脑水肿恢复期

经治疗清醒,表现为痴呆、疲乏无力,此时的治疗多以高压氧为主,脑水肿未完全吸收,需积极治疗,减少并发症的发生。

(二)高原脑水肿体征

高原脑水肿可见任何神经系统的症状及体征,并具有明确的定位体征。

二　辅助检查

1.高原脑水肿脑脊液变化

(1)脑脊液压力:轻到中度升高,18~60 cmH_2O。

(2)脑脊液蛋白:可轻度升高。

(3)脑脊液糖:含量随机体血糖变化可升高。

(4)氯及细胞数:正常。

2.高原脑水肿眼底变化

(1)视网膜及视盘:水肿。

(2)中心静脉:淤血。

(3)视网膜:点片状、火焰状出血。

3.高原脑水肿的脑 CT 变化

(1)高原脑水肿超早期的 CTP 变化:20 世纪 90 年代,Miles 等首先将 CTP 用于临床,并初步探讨了其临床应用价值。CTP 本质上是团注对比剂后 CT 动态扫描得到的一系列参数图像,可快速、准确地定量反应局部组织血流灌注量的改变,进而评估器官、组织的血流灌注状态,能够提供组织器官更多、更全面的病理生理信息,CTP 具有经济实用、扫描设备简单、成像时间短、时间分辨力高、图像空间丰富、无须使用放射性同位素、影响因素少等特点,因而成为目前组织器官血流动力学研究最实用、方便和有效的方法。因此,对脑缺血性病变脑的 CTP 检查可了解大脑生理功能及能量代谢的情况。CTP 广泛应用于脑梗死早期及短暂性脑缺血发作的诊断,对颅内肿瘤的诊断和分级也具有较高的价值,也常用于心肌缺血性疾病的诊断,评估脑血管痉挛及脑微出血最有价值。

笔者在临床中发现高原脑水肿早期 CT 无任何改变,影像学表现为正常 CT,而患者已进入昏迷状态,给高原脑水肿的早期诊断、鉴别诊断及治疗带来极大困难,此时需查 MR 或 CT 灌注成像。CT 灌注成像用于脑水肿超早期检查,未见相关报道。根据高原脑水肿病理生理变化,早期脑血管是扩张的,脑血流量增加明显,CTP 肯定出现相应的影像学变化及脑组织灌注参数的变化。随着病情发展,普通 CT 未出现改变,脑细胞水肿,脑血流相对减少,脑组织灌注参数也会出现相应的变化,我们推测 CTP 影像学应该会出现广泛大脑低密度影(脑梗死早期改变)。病情进一步发展,CTP 可以检出脑实质微出血,对于判断病情严重程度有重要意义。同时,对 CTP 诊断高原脑水肿超早期还需进一步深入研究。

1982 年,Torack 首次用第三代 CT 观察水肿程度,发现每 100 g 脑组织中水含量增加 1.26 mL,可以引起 CT 值下降 1 Hu(小于此限额不能被 CT 发现)。

(2)高原脑水肿早中期 CT 表现(间质性脑水肿、血管性脑水肿):脑灰、白质 CT 值差值增大是 CT 早期诊断高原脑水肿的关键。有些患者仅仅表现为灰质和白质的密度不均。CT 表现为脑白质弥漫性低密度水肿(弥漫性分布的脑白质密度降低),白质水肿呈指状伸向脑灰质区。胼胝体轻度密度减低,脑灰质(皮质)未发现明显密度异常。脑组织发生血管源性水肿时,由于灰质细胞排列较紧密,水分易向阻力较小的白质神经束路间扩散。因此,从 CT 表现推断高原脑水肿早期以血管源性脑水肿为主,脑室系统除侧脑室前角轻度扩大,第三和第四脑室轻度缩小,侧脑室体部、外侧裂均无明显异常。脑沟轻度受压存在,脑回无明显变化,大脑镰密度增高,中线结构居中。

(3)高原脑水肿中晚期变化(颅内高压期、脑细胞肿胀期):CT 在此期间特征性变化表现为弥漫性大脑白质密度明显降低不明显,或白质、灰质密度一致均出现降低;胼胝体轻度密度减低,周边见"指压征"形成;脑室系统、颅底各池变窄、模糊、消失,侧脑室消失或明显变小,第三、第四脑室变小或模糊、消失,外侧裂模糊不清;脑沟、脑回受压模糊、消失;大脑镰密度明显增高,中线结构居中。此期表现为细胞毒性脑水肿。脑沟、脑回及脑室系统受压、模糊、消失情况与高颅压密切相关,由此可判断颅内高压的严重程度。

(4)高原脑水肿恢复期变化:CT 此期间表现为大脑镰密度减低,弥漫性大脑白质密度减低非常明显(与水的 CT 值接近),与灰质边界清晰,并向皮质延伸,面积扩大。脑沟、脑回逐渐清晰,周边见指压征明显,各脑室逐渐显影,但脑室较正常明显减小,看似病情加重。

(5)高原脑水肿治愈后的 CT 表现:弥漫性大脑白质密度减低较前减少,脑白质内有不均匀的密度减低区,脑沟、脑回清晰,脑室显影,但较正常脑室明显减小,大脑镰密度减低,其余基本恢复正常。

4. 高原脑水肿 MRI 变化

在正常人体组织中,MRI 信号 80% 来自细胞内,20% 来自细胞间隙。由于水在细胞内或是在细胞外增多广为分布,组织水对 MRI 信号造成的影响最大,组织含水量的轻微改变即可造成 MRI 信号强度的明显改变,所以 MRI 检查在脑水肿的检出方面较其他影像学检查方法更为敏感。因此,MRI 检查可以清晰显示由于缺氧引起的脑细胞内和细胞间质水肿,脑肿胀引起的脑池、脑室变小,脑沟、脑裂变浅的征象,同时可以清晰显示由于高颅压引起的脑疝。所以 MRI 检查在高原脑水肿中较 CT 更加敏感。但高原脑水肿患者躁动明显,无法配合检查,并且 MRI 时间较 CT 长,所以此项检查相对局限。由于 MRI 要求安静、不能移动,以及各种不可控因素,故常造成检查失败。MR 是对超早期或可疑脑水肿(无躁动)首选检查方案。

(1)高原脑水肿 MRI 原理:MRI 对组织水含量的轻微增减有明显的敏感性。高原脑水肿因脑组织含水量的增加,延长其 T_1、T_2 时间,在常规扫描中主要表现为双侧较为对称的脑室变小,脑沟变窄稀疏,脑池变窄,大脑、小脑及胼胝体多有肿胀征象。其 MRI 信号主要表现为大脑皮层下白质、小脑、胼胝体、扣带回及透明隔等区域的长 T_1、长 T_2 信号改变,信号可对称或不对称,可较均匀或呈斑片状。

1)T_1WI:主要用于显示颅内正常结构及高原脑水肿造成的大脑形态、结构的异常改变,以及脑水肿组织 T_1 时间延长形成的低信号改变。

2)T_2WI:主要用于显示高原脑水肿造成的受累脑组织 T_2 时间的延长,主要表现为病变区域均匀或不均匀的片状高信号改变。由于在 T_2WI 图像中,脑室、脑池、脑沟内的脑脊液也表现为高信号,易于掩盖病变区域信号改变,此时加做 FIR 序列,可以抑制脑脊液自由水的高信号,使脑水肿区域高信号改变单独显示出来。在 T_2WI 表现为高信号。

3)FIR:可抑制脑脊液自由水的高信号,使脑水肿信号单独显示。高原脑水肿因含有蛋白质为结合水,所以在水抑制序列表现为高信号。在 FIR 序列,所有的病变均呈高信号。

4)弥散加权成像(DWI):对脑水肿的探测具有特殊的敏感性和特异性。DWI 是一种基于水分子微观运动对比的 MR 技术,其基础为水分子在媒介中的布朗运动。ADC 值可反映水分子移动的自由度,任何原因引起机体内水分子的 ADC 值改变,均可导致 DWI 信号变化,这是 DWI 成像的基本生物学机制。近年来,DWI 在脑水肿研究中的应用受到重视,在缺氧早期,细胞钠钾泵功能障碍,细胞内水增加,细胞外空间减少,使细胞外小分子扩散运动受限而减弱,引起 DWI 信号增高,所以在超早期可确诊。高原脑水肿只在不能确诊或患者安静时进行此项检查。

LSDW 成像是反映水分子微观运动的图像,主要通过在 SE 序列 180°脉冲前后施加强梯度场,对水分子随机运动产生的 MRI 信号进行采集。水分子的运动越剧烈,采集的信号越弱。在高原脑水肿早期,由于缺血缺氧导致细胞钠钾泵功能失调,导致细胞内水分增加出现肿胀,细胞外空间减少,使细胞外水分子扩散运动受到限制而减弱,引起弥散加权或像信号增高。所以在高原脑水肿早期,在常规序列扫描没有出现明确信号改变时,缺血缺氧引起的脑细胞水肿即可在弥散加权序列中表现出来。弥散加权序列虽然可以在脑水肿早期发现病变,但由于弥散加权成像时间长(需 8～10 min),易受运动等诸多因素影响,在检查的 10 min 左右时间内的患者轻微运动即可造成图像极度模糊。因此,我们只把弥散加权作为选做序列,在患者临床症状明显而常规扫描未发现异常时加做矢状面、冠状面检查,主要用于显示水肿造成的大脑形态、结构的异常改变和发现脑疝的存在,DWI、PWI 表现为大片状、斑片状高信号影。

(2)高原脑水肿 MRI 表现:高原脑水肿累及部位多,分布广、范围大、程度重,大脑、胼胝体、小脑、丘脑、脑干均可累及,呈弥漫性改变,以胼胝体为中心,多呈对称性分布。直接表现为:①胼胝体水肿为高原脑水肿特征性改变。②大脑水肿,包括大脑皮质、髓质及基底节水肿,灰、白质均受累,白质重于灰质。③小脑水肿。④丘脑水肿。⑤脑干水肿,小脑、丘脑或脑干水肿多并发于胼胝体,其中大脑白质的水肿,不单独发生。间接表现为:①脑室、脑沟、脑裂变窄。②皮髓质分界不清。根据以上直接、间接表现,可确立高原脑水肿的 MRI 诊断标准:①胼胝体水肿。②大脑白质对称性弥漫性水肿,可累及内外囊。③脑室、脑沟变窄。④小脑水肿。⑤皮髓质分界不清。⑥大脑灰质水肿,双侧苍白球对称性肾形水肿,丘脑对称性水肿,脑干水肿及脑裂变窄。可见大脑皮层下白质、小脑、胼胝体、扣带回及透明隔 T_1WI 低信号, T_2WI 斑点状高信号。

1)高原脑水肿超早期 MRI 表现:高原脑水肿早期在常规扫描未发现明显异常改变时,加做弥散加权序列,有时可以发现高原脑水肿形成早期出现的大脑缺血缺氧改变,主要表现为病变区域散在的大片状或斑片状高信号影。

2)高原脑水肿恢复期 MRI 表现:恢复期变化为脑肿胀范围缩小,脑沟、脑室复张,形态大小逐渐恢复正常,异常信号范围逐渐缩小直至恢复正常,弥散加权序列信号完全恢复正常的时间较常规序列信号所需的时间长。

(3)高原脑水肿 MRI 检查注意事项:由于高原脑水肿患者高颅压,多有烦躁症状,制动困难,而 MRI 检查对轻微运动都非常敏感,极易产生运动伪影。对于此类患者,检查者必须有足够的耐性,同时注意选用合适的检查序列,减少检查时间。对确实不能制动、难以完成检查的患者,应中断检查,或由临床医生予以处置后再行检查。

高原脑水肿的患者,在检查时多不能中断氧疗,而现有的氧气瓶都为钢制品,不能进入 MRI 检查室。因此,可以考虑在 MRI 检查时多准备氧气袋,用氧气袋给患者供氧,在氧气使用完后在各序列间隙更换氧气袋,以确保检查、治疗同步进行。

5. 高原脑水肿动态脑电图的变化

脑电图是大脑半球的生物电活动通过电子放大器放大并记录下来,呈节律性的脑电活动,脑电图技术在临床上的应用已有 80 多年的历史。Caton 早在 130 年前即发现了自发的脑电活动。20 世纪 20 年代,德国精神病学家 HansBerger 教授从人类头皮表面明确记录到脑电活动,并通过大量的实验研究确认了脑电活动的存在。脑电图依其频率不同可分为 α、β、γ、θ 和 δ 5 类波,不同的年龄、不同的意识状态、不同的脑功能水平显示出不同的波形。脑电图是脑部结构和功能正常与否的重要外在表现,对癫痫、智力迟缓、脑部寄生虫病、痴呆、出血、缺血性脑病、闭合性脑外伤等疾病都有较好的诊断效果。

动态脑电图是近年来临床应用较为广泛的一种检查诊断方法,能较为直观地反映患者脑功能损伤程度,通过持续动态监测,动态评价脑功能的反映状态,是反映大脑功能的一个较好指标,尤其在脑死亡早期可以做出正确的判断,从而为患者昏迷深度、治疗效果和预后情况提供重要参考依据。

Sand T 等研究显示,在中等高度(4500 m)发生高原脑水肿的患者脑电图与没有发生者没有区别,但进入更高时急性高原病患者表现为 α 频段波幅降低,描述脑电图的改变可能可以预测急性高原病的发生。杨定州等探讨了脑电图在高原脑水肿早期的主要表现及其诊断价值,认为高原脑水肿早期的脑电图异常表现主要为慢波性异常,包括基本脑波节律慢化,α 波显著减少,θ、δ 波占慢波比例增多,严重时呈弥漫性分布。部分高原脑水肿患者早期可出现脑电图异常,主要为慢波性异常,包括高波幅 θ 波活动明显增多、中等量 δ 活动等,偶有高波幅 β 波活动增多。但因为缺乏特异性及敏感性,确定脑电图对高原脑水肿早期诊断的意义不大,其主要作用在于对高原脑水肿患者病情发展及治疗效果预后的评估有重要意义。昏迷患者脑电图进行分级具体如下。

(1)昏迷患者脑电图变化及分级:EEG 反应性是表示 EEG 对外界刺激的反应是否存在,可以反映脑功能运行的保留情况,对评估昏迷患者预后有重要价值。患者给予刺激时脑电背景出现频率和波幅的反应性变化,提示大脑皮层和皮层下功能损害较轻,其意识恢复的可能性大于无反应者,其准确性要比 EEG 分级和 GCS 评分高。

Synek 标准将脑功能分为 5 级。①Ⅰ级:规律的 α 节律伴少量 θ 波,有反应性(正常脑电图)。②Ⅱ级:支配性的 θ 活动,a 为有反应性,b 为无反应性。③Ⅲ级:弥漫性、规则或不规则的 δ 活动,有反应性,a 为高幅、节律性 δ 活动(150 μV),有反应性;b 为纺锤波昏迷;c 为低幅、弥漫不规则的 δ 活动,无反应性。④Ⅳ级:爆发-抑制,无反应性,a 为癫痫样活动(阵发性或普遍性多棘波、尖波);b 为 α 昏迷;c 为 θ 昏迷;d 为低电压 EEG(<20 μV 的 δ 波)。⑤Ⅴ级:等电位(<2 μV,静息电位)。

(2)高原脑水肿纺锤波(纺锤形昏迷):表现为中央-顶区为主的 12～14 Hz 纺锤形节律,常伴顶尖波出现,多见于病情较轻、时间短的脑水肿昏迷患者,提示中脑损伤、大脑半球、间脑、脑桥、小脑广泛损伤,并提示大脑半球保留一部分功能,见于急性脑缺氧、脑炎,提示预后较好。EEG 的睡眠现象(纺锤波)反映了脑干上行网状激活系统的功能完整性,没有睡眠纺锤波对于昏迷患者可能提示没有睡眠觉醒周期,拥有睡眠纺锤波提示预后良好,EEG 睡眠纺锤波可较准地预测植物状态患者的意识恢复能力,可作为临床评估植物状态患者意识恢复能力的辅助方法。

(3)高原脑水肿持续非节律性 δ 活动:出现持续非节律性 δ 活动(persistent non-rhythmic delta activity,PNDA),为 1～3 Hz 高-极高波,幅度不规则的 δ 活动持续发放。PNDA 是高原脑水肿典型脑电图表现,主要见于广泛性脑损伤及病变,主要累及皮层下白质下结构,提示皮层失传入。

(4)高原脑水肿间断节律性 δ 活动:间断节律性 δ 活动(intermittent rhythmic delta activity,IRDA),见于高原脑水肿昏迷早期或病情好转时,为间断出现的中-高波幅,2～3 Hz 节律性 δ 活动 IRDA 多见于皮层下深部损伤、缺氧性脑病,是脑内觉醒系统功能障碍的早期表现。

(5)高原脑水肿 α 节律:为 α 频段节律,8～13 Hz、10～50 μV 的节律,或由 α 或 δ 脑波构成,最常见于高原脑水肿昏迷,为一种正旋样 α 活动,全头广泛分布,以额区明显,见于早期或恢复期。高原脑水肿治疗后清醒恢复期表现为广泛性 α 节律。

三　诊断标准及鉴别诊断

(一)高原脑水肿诊断标准

根据 1995 年中华医学会第三次全国低氧医学西宁学术讨论会,高原脑水肿诊断标准如下:①近期抵达高压后发病,海拔 2500 m 以上。②神经系统症状及体征,剧烈头痛、喷射状呕吐、烦躁不安或表情淡漠、神志恍惚、意识模糊、嗜睡、昏迷,可出现肢体功能障碍,病理征阳性。③眼底视盘水肿及视网膜出血。④CT 出血特征性脑水肿表现(临床常用诊断手段)。⑤脑脊液压力升高,细胞及蛋白正常。⑥排除脑血管意外、CO 中毒、药物中毒、癫痫、脑膜炎。⑦多数患者经吸氧、脱水、皮质激素等治疗及低转后缓解。

(二)高原脑水肿鉴别诊断

1. 脑膜炎和脑炎

高原脑水肿首先有进入高原的病史,这是鉴别诊断的首要问题。脑膜炎和脑炎鉴别诊断如下:①脑膜炎有脑膜刺激征,但脑水肿合并蛛网膜下腔出血时也有该体征。②有发热、头痛、恶心、呕吐等前驱症状。③脑脊液检查有特异性异常,生化检查出现脑脊液蛋白升高、糖降低、细胞数增高等特征表现。④头颅 CT 或 MR 可进一步协助鉴别诊断。

2. 急性药物中毒

临床最多见的为苯二氮䓬类药物,患者进入高原后,服用苯二氮䓬类药物鉴别困难,注意患者是否有苯二氮䓬类药物服药史。急性药物中毒的临床表现为嗜睡、共济失调、视物不清、精神错乱,严重者出现意识丧失、抽搐、昏迷,与高原脑水肿不易区别。头颅 CT 或 MR 可进一步协助鉴别诊断。

3. CO 中毒

进入高原后,由于气候寒冷,昼夜温差大,条件艰苦,常使用煤炉取暖,所以发生 CO 中毒机会大,需与高原脑水肿鉴别诊断。

高原脑水肿与低氧有关,昏迷会出现低氧血症,口唇、面色青紫,四肢末梢发绀;而 CO 中毒,口唇呈樱桃红色,面色通红,皮肤凉而湿润。

CO 中毒引起组织缺氧,形成 CO-Hb。CO-Hb 不能携带 O_2,CO 与肌球蛋白结合,影响氧从血液弥散到线粒体,损害线粒体,也可引起大脑缺氧,从而诱发高原脑水肿,或与高原脑水肿同时发生,应引起注意。

CO 中毒症状表现为头痛、头晕、四肢无力、嗜睡、谵妄、意识不清、昏迷,与高原脑水肿表现一致。头颅 CT 或 MR 可进一步鉴别诊断。

4. 低血糖性昏迷

机体进入高原后,由于高原反应,不能进食或拒绝饮食,以及产生内分泌紊乱,从而造成低血糖性昏迷,这是因为血液中的葡萄糖是脑代谢唯一的能量来源。临床表现为与高原脑水肿相似,头颅 CT 或 MR 可进一步鉴别诊断。

脑功能障碍伴头痛,精神错乱、抽搐、昏迷;交感神经亢进,苍白、出汗、心悸;正常人血糖≤2.8 mmol/L,糖尿病患者血糖≤3.9 mmol/L,可诊断低血糖。

糖尿病患者进入高原后需要严密监测血糖,调整胰岛素用量,防止低血糖发生。

5. 脑卒中

机体进入高原后,特别是既往有高血压的患者,随海拔升高,血压也会升高,这部分人群极易发生脑卒中。在血压升高及高原低氧作用下,动脉硬化的斑块不稳定,可发生单纯性脑卒中。CT 可正常,需查 PCT 或 MRI、PWI、DWI 进一步确诊,查体可有神经系统定位体征。同时,脑卒中也是高原脑水肿的并发症,要区别以下几种情况:①首先发生的脑卒中,无高原脑水肿。②先发生脑水肿可合并脑卒中。③脑水肿治疗过程中出现脑出血和蛛网膜下腔出血。

另外,有些患者可发生脑水肿合并缺血性脑卒中,早期 CT 可见脑水肿表现,需查 PCT 或 MRI、DWI、PWI,可明确诊断。临床表现为神经系统定位体征,并且昏迷程度加深。高原脑水肿治疗过程中发生脑出血和蛛网膜下腔出血,是高原脑水肿并发症。

6.癫痫

既往有相同病史非常重要,但是高原脑水肿也可以癫痫持续状态为首发症状,鉴别有一定的困难。

7.各种代谢性疾病导致的昏迷

各种代谢性疾病导致的昏迷,如糖尿病昏迷、尿毒症昏迷,需进行全面的病史询问及详细查体。

（王　珍）

第三节　治　疗

一　常规治疗措施

（一）保持体位

头正中抬高 $15° \sim 30°$,或颅内压监测下调整头位,保证脑灌注压>70 mmHg。

（二）控制 PaO_2 和 $PaCO_2$

尽早气管插管,行机械通气成为脑保护的主要措施,机械通气模式为压力控制通气+SIMV+PSV。

（三）控制动脉血压

CPP=平均动脉压（mSAP）-平均颅内压（mICP）。目标脑灌注压维持 70 mmHg 以上,积极控制动脉血压。高血压患者尽量维持在 160/90 mmHg,如血压较低,可给予多巴胺及去甲肾上腺素。

（四）积极控制血糖

血糖应控制在 $6.1 \sim 9.3$ mmol/L。

（五）积极控制感染

感染可使病死率增加,神经功能恢复延缓,住院费用及时间延长。

（六）控制癫痫

癫痫可使脑血流量增加,脑顺应性下降,颅内压增高,脑细胞坏死。

（七）应用巴比妥类药物

巴比妥类药物可降低脑代谢率,降低颅内压,增加缺血脑组织供血,减少谷氨酸、天冬氨酸等神经介质。戊巴比妥,首剂 $5 \sim 20$ mg/kg,维持 $1 \sim 4$ mg/(kg·h),脑灌注压应维持在>70 mmHg,常规监测颈内静脉血氧饱和度。

（八）应用神经元保护剂

早期缺血神经元保护剂:①阿片受体拮抗药,如纳洛酮。②谷氨酸转换抑制药,如苯妥英。③自由基清除剂,如依达拉奉。④钙通道阻滞剂,如尼莫地平,合并蛛网膜下腔出血或脑水肿后期适量应用。⑤膜稳定剂,如胞磷胆碱。⑥神经元恢复剂,如单唾液酸四己糖神经节苷脂钠盐。⑦促醒剂,如醒脑静,这是一种中药复方制剂,主要成分为麝香、冰片等开窍药物,可增强大脑皮层神经细胞抗缺氧能力,保护神经元及胶质细胞,对意识障碍有较好的促醒作用。

(九)应用糖皮质激素

糖皮质激素降低毛细血管通透性,保护血脑屏障功能,减轻脑水肿;下调微血管内皮细胞的内皮受体,减轻内皮素所致的血管收缩反应,改善脑血流;抑制脑脊液分泌;清除氧自由基,抑制炎症反应,抑制神经细胞膜的脂质过氧化反应。

糖皮质激素应用主张早期、短时、大剂量应用;地塞米松 $10 \sim 40$ mg,连续 $3 \sim 7$ d;氢化可的松 $100 \sim 200$ mg,连续 $3 \sim 7$ d。

二　高原脑水肿氧疗

高压氧治疗可迅速降低颅内压,收缩脑血管,使血管床容积缩小,脑血流减少;减轻脑水肿;改善机体缺氧,恢复细胞功能,细胞内 Na^+、Cl^- 增高,纠正细胞内水肿;加速血管内皮细胞、神经胶质细胞修复,恢复血脑屏障及毛细血管通透性,减少血管内液体渗出;改善肝功能、肾功能,加强水钠排出。

三　基础治疗

(一)亚低温治疗

高温 $37 \sim 42$ ℃时,体温每升高 1 ℃,脑氧消耗增加 $5\% \sim 7\%$,同时兴奋性氨基酸、氧自由基、炎性介质等脑损害物质增多。亚低温治疗可显著降低重型颅脑损伤患者的死亡率,改善神经功能预后,不产生严重并发症。

1. 保护机制

(1)降低脑组织氧耗量,减少脑组织乳酸堆积。体温在 $22 \sim 37$ ℃时,体温每降低 1 ℃,氧消耗下降 $5\% \sim 7\%$,从而改善氧供和氧耗的失衡,无氧酵解减少,乳酸产生减少。

(2)保护血脑屏障,减轻脑水肿,提高脑灌注压。脑水肿随体温的降低而减轻,血脑屏障通透性改善,颅内压在 35 ℃时明显降低,脑灌注压在 $35.0 \sim 35.5$ ℃降低最多。

(3)亚低温可以抑制内源性毒物对脑细胞的损害,抑制兴奋性氨基酸、谷氨酸、天冬氨酸释放,自由基生成减少。亚低温还能明显抑制脑组织多巴胺、去甲肾上腺素、5-羟色胺等单胺类物质的生成和释放,阻断毒性物质对神经细胞的损害。

(4)抑制 Ca^{2+} 超载,钙泵对温度极敏感,低温时细胞膜钙泵活性减低,Ca^{2+} 内流减少,低温可维持细胞膜 ATP 酶功能,减慢 Na^+/Ca^{2+} 交换,抑制低氧所造成的神经元钙离子内流,降低神经细胞内 Ca^{2+} 浓度,发挥重要脑保护作用。

(5)减少脑细胞结构蛋白破坏,促进脑细胞结构和功能修复,NO 合成少,细胞凋亡抑制,神经细胞坏死减少,可显著减少脑水肿后弥漫性轴索损伤。

2. 治疗方法

低温目标温度 32~35 ℃，开始时间越早越好。具体方法包括诱导低温、持续低温和控制复温：①诱导低温，应该速度平稳，3~5 h 内达到目标温度 33~35 ℃。②维持低温，一般 3~5 d 或 24~72 h，因高原脑水肿颅压高峰为 7 d，建议维持 7 d。③控制复温，每 4 h 升高 0.1 ℃，时程 50~90 h，可有效控制颅内压反跳和脑灌注压急剧升高，防止脑疝发生；或每 24 h 升高 1 ℃ 为主，总时程 48~72 h，复温结束后，需继续控制体温在 35~36 ℃，防止颅内压增高，并采取主动缓慢控制性复温，以防 ICP 反跳。

亚低温方式有体表低温和血管低温 2 种：①体表低温，局部冰帽降温，结合颈部血管降温、全身降温毯降温，可维持低温状态，方便有效。②血管内低温，将热交换导管自股静脉置入下腔静脉的技术，热交换导管由输注腔（输注药物）和盐水腔（3 个可循环生理盐水的长形冷却球囊）组成，后者与血液充分接触，进行热量交换，热交换导管与体外启动套件和温度调节装置连接，温度调节装置可设定目标温度和降温或升温的速度，置于膀胱的温度探头导尿管与温度调节装置连接，后者通过膀胱体温信息传入调节盐水腔温度，从而实现对核心体温的控制。

3. 适应证

脑水肿 GCS 评分<10 分；心搏骤停复苏后。

4. 禁忌证

血流动力学不稳定；凝血功能障碍。

5. 终止指征

心律失常（心率<40 次/min 或>120 次/min）；血流动力学不稳定，平均压<60 mmHg；瞳孔对光反射消失；凝血功能障碍；温度低于 30 ℃；严重酸中毒或其他器官功能衰竭。

6. 并发症处理

①寒战，可采用 BSAS 评估量表。②芬太尼，负荷量 1~3 μg/kg，维持 1~2 μg/(kg·h)。③咪达唑仑，负荷量 0.125~0.200 mg/kg，维持 0.05~0.20 mg/(kg·h)。④罗库溴铵，负荷量 0.6 mg/kg，维持 10 mg/(kg·min)。⑤硫酸镁，2 g/100 mL，应用超过 2 h。

（二）降低颅内压治疗

常规首选甘露醇降低颅内压治疗。由于高渗盐水降低颅内压幅度和持续时间比甘露醇更具优势，亦可选择高渗盐降颅压，但需注意长期、大量输注渗透性利尿药引发的药物不良反应，如肾前性肾功能障碍、充血性心功能障碍、高钠血症、渗透性脑病等。甘油果糖存在短时明显反弹现象，不推荐作为首选降颅压药物。

高原脑水肿早期常用量甘露醇 125 mL，每 6~8 h 1 次；呋塞米 20 mg，每日 1~2 次。不可加大剂量应用，因脑水肿形成初期，颅内压不严重，不可强烈降颅压、脱水，主要以改善氧供及氧代谢为主。

1. 甘露醇

快速静脉注射后，迅速增高血浆渗透压，使血管外组织间液和细胞内的水分吸收入血液中，而后经肾排出水分，起到脱水的作用。

每克甘露醇可带出 100 mL 水，10 min 后颅内压开始下降，20~60 min 达到最低水平，持续 4~6 h。常规剂量 1.0~1.5 g/kg，以后 0.25~0.50 g/kg，用药时间不宜超过

20 min,每 4 ~ 6 h 注射 1 次。脑疝时,100 g/次,每 2 h 1 次。监测液体出入量、电解质及血浆渗透压,保持内环境稳定。

2. 呋塞米

抑制肾小球对 Na^+ 吸收而产生利尿,同时抑制脉络丛分泌脑脊液。

3. 人血白蛋白

提高血浆胶体渗透压,对维持血容量极为重要,可有效增强其他利尿脱水剂的作用。25% 人血白蛋白 50 ~ 100 mL,每日 1 次,静脉滴注。

4. 高渗盐水

直接影响血浆钠水平,达到预期的血浆渗透压。注意经常监测血清钠水平,避免血钠变化过快而导致脱髓鞘,加重脑水肿。可加重充血性心力衰竭,高危患者慎用。

高渗性盐水用法,即 3% NaCl 150 mL,4 ~ 6 h 1 次;或 0.5 ~ 1.0 mL/(kg·h),持续注射。23.4% NaCl 30 ~ 60 mL,每 6 h 1 次,静脉滴注。23.4% NaCl 作为渗透性利尿药,而非高渗性静脉滴注制剂,快速滴注发挥利尿作用。

5. 血管扩张药

如钙通道阻滞剂等血管扩张剂,在高原脑水肿早期应慎用。因高原脑水肿早期的病理生理就是脑血管扩张,导致脑水肿增加,血脑屏障破坏,液体渗出,此时扩张血管可加重脑水肿。发病中后期可给予尼莫地平,持续泵入。

6. 甘油果糖

10% 甘油果糖含甘油 10 g、果糖 5 g、氯化钠 0.9 g。用法为 250 mL,每 12 h 1 次。不良反应包括肾功能衰竭、高渗性昏迷、溶血、血红蛋白尿。

(三)控制性液体治疗

以往认为,高原脑水肿患者应慎重补液,严格限制液体的入量和补液速度。补液可能增加死亡率,加重脑水肿,增加并发症的发生,在上述控制液体的基础上,再应用呋塞米、甘露醇,可使细胞内脱水,加重脑水肿;由于血容量下降,细胞外液减少,血液浓缩,可激活凝血系统,发生血栓形成,另外可造成脑灌注压降低,脑缺血性损害加重。建议采用维持正常血容量及脑灌注压,以血浆渗透压为核心,以血流动力学监测指标为手段的偏干液体策略。

1. 血容量监测

瞳孔大小,皮肤色泽,心率血压及尿量;氧供、氧耗、乳酸水平、血氧饱和度、血细胞比积、红细胞计数;平均动脉压、中心静脉压、心排量。

2. 脑灌注压监测

维持脑灌注压在 60 ~ 70 mmHg。

3. 血浆渗透压监测

正常血浆渗透压 280 ~ 320 mOsm/L,当小于 260 mOsm/L,应予处理。

既要充分液体复苏,也要保持较干体重。需充分脱水、利尿,提高血浆渗透压,避免过量液体造成加重脑水肿及颅内压增高。治疗目标是维持内环境稳定。

(四)过度通气

过度通气可使 $PaCO_2$ 降低,细胞外液 pH 增高,脑血管收缩,脑血流容积减小,颅内压降低。但过度通气所致的颅内压降低效应不会持续过长。过低的$PaCO_2$不仅不能提高脑组织氧分压($PbrO_2$),反而会增加大脑缺氧缺血,使大脑氧供减少。$PaCO_2<30$ mmHg,可造成脑损伤。

过度通气是有效地降低颅内压的方法之一,适用于颅内压增高(如脑疝综合征)而临床情况每况愈下的患者。

过度通气采用提高通气频率,提高 VT $12\sim19$ mL/kg 的方法。使 $PaCO_2$ 维持在 $30\sim35$ mmHg,稳定颅内压后 $6\sim12$ h,以后逐渐减弱过度通气。

四 特殊治疗

(一)高原脑水肿镇静镇痛

高原脑水肿镇静镇痛可消除或减轻患者疼痛,减少交感神经兴奋,减轻或消除焦虑、躁动、谵妄,防止无意识挣扎,干扰治疗,保护患者安全,同时降低代谢率及氧耗。

临床需要对意识恢复及镇静镇痛疗效进行评估。镇痛评估使用数字评分法(numeric rating scale,NRS);镇静评估使用 Ramsay 评分和 Riker 镇静躁动评分,理想是患者达到安静入睡、容易唤醒的镇静效果。

1. 镇痛治疗

①首选瑞芬太尼,超短效阿片药物。②芬太尼,镇痛作用是吗啡 100 倍,立即起效,作用持续 $30\sim60$ min,延长输注时间,由于药物向脂肪组织中再分布而使作用时间延长。但芬太尼有升高颅内压作用,不予推荐。

2. 镇静治疗

(1)镇静药物如下。①咪达唑仑:作用时间短,应持续给药,长期应用可产生蓄积,具有快速耐受性。②异丙酚:长效镇静催眠药,立即发生作用,半衰期 $10\sim15$ min,持续输注。异丙酚也是 GABA 受体激动药,具有遗忘作用,可在脂肪组织中蓄积,作用时间延长,可导致剂量依赖性呼吸抑制、低血压;脂肪乳剂易发生细菌污染,每 6 h 更换 1 次,可导致高甘油三酯血症,胰酶升高。③右美托咪定:高选择性 α_2 受体激动药,无呼吸抑制作用,适用于无创呼吸机患者;长时间应用右美托咪定,出现戒断综合征,如躁动、心动过速、低血压。④氟哌啶醇:一类精神安定类药物,用药 $5\sim20$ min 起效,半衰期 $2\sim5$ h,初始剂量 $2\sim5$ mg,每 $10\sim20$ min 剂量倍增,直到可以有效控制躁动和镇静,最大单药剂量 40 mg;可以单独应用,也可以联合劳拉西泮(氟哌啶醇 5 mg,劳拉西泮 0.5 mg,协同作用)。

(2)镇静治疗需注意程序性镇静和每日唤醒。

(3)对患者疼痛及应激程度的评估系统,以前述评估结果为基础,调整药物使用剂量及方案流程。

(4)每日唤醒指每日有一段时间暂时停止镇静药物输注,直至患者清醒,并简单回答 $3\sim4$ 个问题;当患者不适或躁动,以初始负荷剂量的一半再次镇静,并给药逐渐调整药物用量至需要镇静水平。

(5)护士每 2 h 评估 1 次镇静程度,根据目标调整镇静药物剂量。

（6）每天均定时中断或减少镇静药物静脉给药剂量（宜 9～10 时进行），使患者完全清醒，回答几个问题或完成几个简单动作，即睁眼、握拳、抬头、伸舌各 1 次。患者情况极差时，只需发生生命体征变化（如血压升高、心率加快、不自主运动）便已达到目的。

（二）营养支持治疗

消化道具有重要营养和免疫功能，早期肠内营养可以使危重症患者明显获益。

应激状态下，机体代谢改变的特点与规律表现为代谢率明显增高，能量与蛋白质消耗和需求增加，出现一系列代谢紊乱。如水的潴留和血管通透性增加，发生液体转移和水肿；肝糖原分解增加，糖原异生，胰岛素抵抗导致高血糖；脂肪分解增加（脂肪为主要能量来源），蛋白分解增加，肌肉蛋白合成减少，骨骼肌与内脏蛋白质迅速消耗。

营养支持指征：既往体健，营养状态好，7 d 未接受营养支持；预计病程超过 7 d，不能保证营养摄入；危重病患者；既往营养不良或体重下降大于 15%。肠内营养（enteral nutrition，EN）与肠外营养（total parenteral nutrition，TPN）是两种不同的方式，TPN 可抑制免疫功能，增加感染风险；EN 可减少感染，促进愈合，降低消化道黏膜通透性。

EN 禁忌证：血流动力学不稳定、腹胀、肠穿孔、消化道出血、腹泻、肠痉挛。对于危重患者，应 24 h 内经鼻胃管或鼻肠管开始 EN，即便非常缓慢的速度也可减少胃轻瘫及喂养不耐受的发生率。肠内营养在蠕动泵控制下，持续输注。治疗小于 1 个月的患者使用鼻胃管、鼻肠管；治疗大于 1 个月的患者放置空肠营养管。床头抬高 30°，防止误吸。

肠外营养：葡萄糖最大剂量 1.5～7.0 g/kg；脂肪乳剂最大剂量 2.5 g/kg；氨基酸是肌肉生成和维持正常平衡所必需底物，1.2～1.5 g/（kg·d）。

免疫增强配方：谷氨酰胺，肠上皮细胞和 T 淋巴细胞营养底物，保护消化道黏膜的完整性和免疫系统，高危患者缺乏谷氨酰胺；精氨酸，在氮代谢和一氧化氮合成中起重要作用；ω-3 多不饱和脂肪酸（鱼油），参与细胞膜形成，抑制炎性介质形成。

（三）脑脊液置换术

通过腰椎穿刺反复排放脑脊液，同时以等量无菌生理盐水注入蛛网膜下腔，加快蛛网膜下腔积血的清除，降低颅内压，减轻对脑膜和神经根的刺激，促进血管活性物质的排除，减少脑血管痉挛和脑积水的发生。同时因注入生理盐水，使颅内压保持相对稳定，又稀释了脑脊液。向椎管内注入地塞米松，可减少渗出，预防蛛网膜粘连，有助于减轻脑水肿。

1. 操作方法

一般在发病后 1～5 d 进行。

实施如下步骤：①术前 0.5 h 先给甘露醇和（或）呋塞米降低颅内压。②常规腰椎穿刺。③腰椎穿刺成功后先测初压（最好接上三通管），而后缓慢放出脑脊液 5～10 mL，再向椎管内注射无菌生理盐水或人工脑脊液 5～10 mL，如此间隔 2～3 min 重复 1 次，使置换总量达到 20～30 mL，根据需要可达 50～60 mL，最后 1 次注入地塞米松或抗生素生理盐水；每 1～2 d 置换 1 次，一般不超过 7 次；亦可进行不等量置换，即注入总量较放出总量少 5～10 mL。

2. 注意事项

(1)基础治疗:要在一般治疗的基础上置换,如蛛网膜下腔出血的镇静镇痛、脱水降颅内压、抗纤溶药物、抗感染等。

(2)灭菌消毒:除严格无菌观念外,熟练操作,变换穿刺部位以减少同一椎间隙穿刺,可防止和减少感染,也有利于防止脑脊液漏的发生。

(3)体位:注意轻度缓慢转变体位,身体(尤其头颈)不宜过度弯曲。

(4)放液速度:用细穿刺针(7G),放液速度宜慢,放液过多过快易致低颅压,影响颅内环境的稳定。

(5)置换量:一般等量置换,1次置换量不宜超过50 mL。椎管内注射也要缓慢。

(6)术中监测:术中严密观察患者的意识、生命体征、瞳孔大小,一旦病情恶化,立即停止放液。

3. 适应证

(1)蛛网膜下腔大量出血,头痛剧烈,脑膜刺激征明显,一般镇痛剂无效。

(2)蛛网膜下腔出血者,意识障碍进展而又无偏瘫体征。

(3)脑室出血进入蛛网膜下腔,或蛛网膜下腔出血合并脑室出血,尤其中脑导水管以下积血时。

4. 禁忌证

(1)深昏迷、呼吸困难、高热的患者。

(2)有颅内血肿、占位病变、中线移位或脑疝表现者。

(3)首次腰椎穿刺压力低于正常、头痛剧烈者,提示枕骨大孔疝的可能。

(4)急性梗阻性脑积水。

5. 并发症

按照严格的操作方法,掌握适应证,通常是安全的。脑脊液置换术可能出现的并发症为颅内感染(如脑膜炎),偶有诱发脑血管痉挛、脑积水、暂时性截瘫甚至脑疝死亡者。

(四)减压性手术

严重脑水肿颅内压增高,一般疗法不能缓解颅内压力,防止脑移位及脑疝的发生,可紧急行双侧颞肌下减压术或双侧大骨瓣减压术。

1. 颞肌下减压术

在颞肌下开一个前窗,使脑组织得以向外膨出,以降低颅内压力,保存视力和预防脑疝发生。

2. 双侧大骨瓣减压术

前起前额头发际线内,沿矢状线,向后延伸至中点,再向颞侧,于耳尖上方弯向前下,止于耳屏前颧弓上方,形成一个弧形大骨瓣,T字形剪开硬脑膜,以暴露额叶、颞叶、顶叶、颅前窝、颅中窝,止血后减张缝合硬脑膜,分层缝合头皮。

(五)腰大池穿刺置管持续脑脊液引流术

1. 适应证

(1)颅内感染,需有效引流感染性脑脊液。

（2）蛛网膜下腔出血,需有效引流清除积血。

（3）颅内压增高、脑水肿、脑积水,需降低颅内压。

2. 手术步骤

（1）调整体位:患者应侧卧于硬板床上,保持背部与床板垂直,膝部向脑部弯曲,使脊椎尽量后弓,以增宽椎间隙,便于进针。

（2）穿刺定位:选择 $L_{3~4}$、$L_{4~5}$ 椎间隙穿刺。

（3）穿刺置管:1% 利多卡因局部麻醉,常规腰椎穿刺 2 处,2 次分别送入 2 根导管。使用特制穿刺针穿刺腰大池,经穿刺针置入硅胶管,向头侧蛛网膜下腔置入软质导管 8~10 cm,将脑脊液流出通畅,拔出穿刺针,连接尾帽并封闭,并连接三通延长管末端接集液袋。再常规腰椎穿刺 $L_{4~5}$,置入软质导管,接尾帽,并与输液器相连通,并给予 0.9% 生理盐水 50 mL,以每分钟 1~5 滴的滴速调整。

（4）根据集液袋内采集的脑脊液的量,调整盐水速度,一般以量出为入为原则。头部抬高 20°~30°,集液袋的高度以入口处高于外耳道平面 10~20 cm 为宜,日引流量控制在 250~350 mL。

3. 注意事项

①注意引流量、速度及输入的液体速度,以量出为入为原则,防止颅压过高导致枕骨大孔疝、脑出血;引流量应控制在 10~15 mL/h,每日不超过 250~350 mL 为宜,持续 7~10 d。②严防颅内感染,引流时间 7~10 d,不超过 14 d。③注意患者体位与集液袋高度,绝对卧床,可左右翻身。④常规应用抗生素,防止颅内感染。⑤密切观察生命体征与神经系统症状。

（王　挺）

第六章 急性高原肾损伤

第一节 概 述

急性高原肾损伤指进入高原(2500 m)以上地区 1 ~ 20 d,在致病因子(高原低压性低氧)作用下发生的临床表现为组织检测和影像学检查下不同程度的肾结构、功能及肾损伤标志物的异常,包括急性肾小管坏死等疾病,造成肾功能急剧下降,而发生的高原特发病。

大量临床研究分析及动物实验证实,高原低氧暴露会造成不同程度的肾损伤。有动物实验研究发现,肾缺血缺氧 10 ~ 15 min 即可造成损伤。既往急、慢性高原病研究也表明,高原低氧对肾功能会产生明显影响。急性高原低氧暴露会引起不同程度的急性高原病,关于重症高原病的回顾性研究表明,该病可并发肾功能损伤。杨卫波等研究发现,重症高原病患者常伴随不同程度的肾功能损伤,而且肾功能损伤的严重程度与急性重症高原病的类型密切相关,严重的急性重症高原病常伴随着较重的急性肾损伤,最终发展至肾功能衰竭期并死亡。

一 肾的正常生理功能

肾是维持机体内环境稳定的重要器官之一,其生理作用是排除机体的大部分代谢终产物及异物,调节细胞外液量和渗透压,保持细胞外环境稳定,维持水、电解质及酸碱平衡。

尿液的形成需要经过 3 个过程,即肾小球滤过、肾小管重吸收、肾小管分泌。肾小球滤过主要取决于有效滤过压和滤过系数。由于肾小囊的滤液中白蛋白极低,所以肾小球毛细血管血压是滤出的唯一动力,即肾小球有效滤过压=(肾小球毛细血管压+囊内液胶体渗透压)-(血管内胶体渗透压+肾小囊内压)。肾小管重吸收为肾小管和集合管的上皮将小管液的水分和溶质重新转运回血管的过程。肾小管的分泌和重吸收是相反的过程。

单位时间内(min)两肾生成的超滤液量,称为肾小球滤过率(glomerular filtration rate,GFR)。GFR 的测量对临床评估肾脏疾病的程度非常必要,连续 GFR 测定对肾脏疾病的诊断、肾功能不全的进展或改善、药物的合适剂量及开始透析治疗时机的确定十分必要。

血清肌酐浓度(Scr)可反映肾功能,影响 Scr 的因素很多。当 GFR 从 120 mL/min 下降到 60 mL/min 时, Scr 上升幅度非常小,原因是肾小管分泌肌酐增加;当 GFR 从 60 mL/min 下降到 40 mL/min 时,肾小管分泌肌酐不再增加,此时 GFR 非常小的变化,可导致 Scr 大幅变化。

二　急性高原缺氧对肾的主要影响

(一)尿量减少

机体急进高原后,由于低压性低氧及高原环境的变化,可造成低氧对肾的损害。机体为习服高原环境发生变化,尿量是一个非常重要的习服期变化指标。刚进入高原后,习服好的人群,适应高原环境,尿量增加;而习服不良的人群(易发生急性重症高原病),尿量减少。尿量改变是高原低氧环境对机体肾功能影响的表现之一,同时与缺氧程度、个体缺氧耐受性有关。对高原低氧环境耐受者,由于多尿排钠,体液总量明显减少,血细胞比容增加,体重减轻。所以,体重的持续监测也是平原人进入高原后急性重症高原病的预测指标。习服不良的个体,体液潴留,尿少,易发生急性重症高原病。

1. 肾血流改变

平原人进入高原后,有效肾血流量明显减少。缺氧可造成肾血管收缩,刺激红细胞增生,血液黏滞性增高,血流阻力增大,肾动脉阻力增大,肾小球囊内压升高。

2. 儿茶酚胺分泌

高原低氧,交感神经兴奋,肾上腺儿茶酚胺分泌增加,肾血管收缩,肾循环血量减少。

3. 体液重新分布

为适应高原低氧,机体通过液体重新分布,以适应高原低氧环境。肺和脑血流量增加,而肾和胃肠供血相应减少,最终导致肾小动脉收缩,肾血管阻力增加,肾血流量减少,肾小球滤过率降低,尿液生成减少。

(二)高原蛋白尿

缺氧可导致肾血流量明显减少,高原蛋白尿是肾低氧损伤的主要表现,且随海拔升高而增加。低氧环境下,肾的损伤是广泛性的。大量研究证明,进入高原后低压性血压导致肾功能改变,蛋白尿发生,周其全研究表明,高原低氧环境暴露下尿蛋白出现迅速且与进驻的海拔呈正相关,尿酮体与进驻高原的时间呈正相关,可反映机体的代谢状况和缺氧对肾的损伤程度。

机体初入高原,尿蛋白量增加且尿液平均蛋白浓度与海拔有明显正相关性。肾小球毛细血管通透性增加是高原蛋白尿的主要原因,肾小球低氧,肾血流下降,肾血管收缩,肾通透性改变,而滤过分数增加,肾小球囊内压升高,蛋白尿发生。

高原低氧引起肾小管上皮细胞对蛋白的重吸收功能降低,急性高原低氧性蛋白尿的产生,是提示高原低氧环境对肾损伤的一个标志,并且是加速肾损伤的一个过程。尿蛋白排泄增加,说明是高原低氧环境对肾损伤的作用。

高原环境对机体任何系统和器官均可造成损害,肾也不例外。有研究表明,高原低氧环境引起尿量变化与缺氧程度有关,轻度低氧引起多尿,严重低氧则可引起少尿。人体进入高原时的尿量变化与机体对缺氧的耐受性有关,机体对缺氧耐受性好,可引起多尿,反之则引起少尿。急进高原人群早期机体处于应激状态,适应高原环境的人群由于肾的代偿功能及抗利尿激素分泌增多,以及肾上腺皮质激素分泌增加,排钠、排水增加;另一部分人群由于代偿不充分或失代偿,发生急性轻症高原病,由于没有及时脱离高原缺氧环境,进一步发展为急性高原肾损伤。

二　急性高原肾损伤的分型

机体急进高原(2500 m)地区后,由于低压性低氧造成肾功能变化,分为继发性急性高原肾损伤、原发性急性高原肾损伤。

继发性急性高原肾损伤:患者既往存在慢性肾脏疾病,或潜在的肾损伤风险,肾功能处于代偿期,由于低压性低氧,导致肾功能恶化,临床表现为血肌酐的急剧升高,肾功能急性恶化。

原发性急性高原肾损伤:既往体健,无任何肾脏病史,由于低压性低氧,直接导致急性高原肾损伤。

三　发病机制及病理生理改变

高原低压性缺氧不仅可引起高原脑水肿,同样可引起肾和其他体内器官的损害,甚至可导致多器官功能衰竭。有研究显示 GCS 评分越低,肾功能异常的发生率越高。高原脑水肿不是急性高原肾损伤的致病因素和发病机制,只能说明这两个器官对低氧的损害更加敏感。所以高原脑水肿合并急性高原肾损伤时,GCS 评分有助于判断肾损伤的病情,GCS 越低,越应该重视保护肾功能,防止肾损伤。一旦出现肾功能异常,要积极处理,防止肾功能不全进一步加重。

急性高原肾损伤和高原肺水肿、高原脑水肿为同源性疾病,病理生理变化有相似之处。

高原低压性缺氧可引起体液重新分布,由于全身血管收缩,脑血管扩张,导致脑等重要脏器的血流量增加,而肾、四肢、消化道等脏器的血流量减少。开始时,肾出、入球小动脉均收缩,但入球小动脉收缩明显,而出球小动脉较弱,导致尿量增加(代谢性调节)。随着病情进展,因缺氧及肾低灌注,激活交感-肾上腺髓质系统,儿茶酚胺分泌增多,内皮素/一氧化氮产生失衡,肾素-血管紧张素系统及交感神经系统激活,导致入球小动脉收缩,而前列腺素、缓激肽、一氧化氮及缺氧导致酸性代谢产物增加,出球小动脉扩张,肾小管内压下降,肾低灌注,表现为肾前性氮质血症。

（一）肾小管损伤与急性肾小管坏死

低氧血症、肾低灌注发生肾损伤,首先发生在产生尿的肾髓质,肾小管顶端细胞纤毛消耗,细胞骨架蛋白、细胞与细胞紧密连接部断裂,膜转运蛋白破裂,引起细胞运输功能降低,黏附分子激活(结合素、整合素),细胞向管腔内脱落,与整合素结合,形成棕色管型,管型引起肾小管阻塞,肾小囊内压升高,GFR 显著下降,引起急性肾小管坏死。

(二)细胞损伤与功能异常

低氧条件下,无氧酵解增加,ATP 产生减少,导致线粒体损害,钠钾泵转运失活,Na^+ 进入细胞内,引起肾小管上皮细胞和血管内皮细胞水肿、损伤、凋亡和坏死。高原低压性低氧直接损伤肾小球皮质细胞和肾小管上皮细胞,激活细胞因子和炎症趋化因子,活性氧自由基,机体氧化-抗氧化失调,自由基大量产生,导致肾小球基底膜和足细胞损伤(水肿、变性)。肾小球的损伤破坏了机械屏障和电荷屏障,导致蛋白尿的产生,造成急性肾损伤(acute kidney injury,AKI),还会引起肾小管阻塞和肾微循环低灌注,加重肾小球滤过率降低。

(三)血液流变学改变

缺氧刺激和不适当的利尿导致血液浓缩,红细胞增多,血液黏滞度高,血流阻力增大,血流速度减慢,微循环受损。这使得肾小球毛细血管阻力增加,肾小球内压升高。血流灌注不足致肾组织细胞、肾间质细胞功能受损。此外,肾血管内凝血、缺氧导致血液黏滞度增加,氧自由基及炎症反应激活,同时激活凝血瀑布使凝血功能亢进,肾小管纤维蛋白降解产物 FDP 增多,纤维蛋白和血小板沉积,进一步加重肾小管阻塞,肾功能受损。

(四)不同类型急性肾衰竭的发病机制

1.急性肾功能衰竭 急性肾功能衰竭(acute renal failure,ARF)通常分为肾前性、肾性、肾后性 3 类。肾前性 ARF 由肾灌注不足引起,肾性由肾本身病变引起,而肾后性 ARF 多由尿路梗阻引起。急性高原肾损伤大多是肾前性及肾性 ARF,是高原低氧导致肾功能损伤的重要因素之一。

患病后,患者往往不能正常饮食,血容量不足,引起肾灌注不足。治疗过程中,由于过度脱水,血容量明显减少,引起肾灌注不足;使用大量的对肾有损害的药物(如大量使用甘露醇、庆大霉素、利尿药等),导致肾损伤。

2.急性肾小管坏死 急性肾小管坏死(acute tubular necrosis,ATN)是急性肾功能衰竭的常见类型,是由肾缺血、缺氧或酸中毒诱发小管细胞损伤,导致肾功能急骤进行性减退而出现的临床综合征,是 ARF 的最常见病因,约占 ARF 的 40%。

机体进入高原后由于低压性低氧,导致肾血流动力学改变(缺氧性肾血管收缩),导致肾缺血,发生急性肾小管坏死。另一个原因肾小管对缺氧的耐受程度较肾小球低,缺氧直接导致肾小管损害,从而导致急性肾小管坏死。所以急性高原肾损伤多数为急性肾小管坏死,急性肾小管坏死分为 3 个阶段。

早期:肾小管上皮细胞变性,水肿刷状缘破坏。

坏死期:上皮细胞坏死脱落,形成棕色管型。

修复期:反应性小管上皮细胞伸长增殖或在小管内大量细胞呈葡萄样繁殖,移动到肾小管基底膜并黏着。在重新分化过程中,肾小管细胞不能浓缩尿,便形成了多尿期。最后小管上皮细胞极性形成,结构重建,功能恢复。所以,急性高原肾损伤多数可恢复正常。

急性重症高原病与急性高原肾损伤的关系如下。首先高原低压性低氧,可以造成全身各个脏器的损害,尤其是高灌注的肾极易受缺血缺氧的影响,低氧可以造成肾的直接损伤。一般认为它是一个单独的疾病,就像高原肺水肿、脑水肿一样,只是每个器官对低氧的阈值不同,发病时间及机会也就不同。但它们可能互为因果,相互促进,共同发展。一方面,先发病的肺产生代谢产物,细胞因子、机体缺氧毒性代谢变化可引起肾损伤;另一方面,肾损伤可能导致水钠潴留,加重肺水肿和脑水肿,造成恶性循环。

（张 彦）

第二节　诊　断

一　临床表现

（一）特征性表现

少尿、尿量减少或无尿。每日尿量少于 400 mL 为少尿,少于 100 mL 为无尿,持续一般 1～2 周,也有不典型患者,尿量在 1100～2000 mL(非少尿型)。

（二）进行性氮质血症

血肌酐及尿素氮进行性升高。

（三）水、电解质平衡紊乱

①水潴留:表现为稀释性低钠血症,体重增加,血压升高,加重肺及脑水肿。②高钾血症:尿排钾减少,代谢性酸中毒,导致钾由细胞内到细胞外。③代谢性酸中毒:酸性产物排出减少。④低钙血症及高磷血症。⑤低钠血症和低氯血症(水过多稀释性低钠、低氯血症)。

（四）心血管系统表现

高血压,一般为(140～180)/(90～110)mmHg。

（五）进入多尿期

此时,肾功能不能恢复,防止感染发生及消化道出血等并发症。

（六）尿毒症期

肾功能持久不恢复,提示永久性损害,尿毒症期。

二　诊断标准

结合改善全球肾脏病预后组织急性肾功能损伤指南(2012 年),急性高原肾损伤诊断标准如下:①血肌酐 48 h 内升高>0.3 mg/dL(26.5 μmol/L)。②7 d 内血肌酐达到基础肌酐 1.5 倍。③尿量<0.5 mL/(kg·h),且持续 6 h 以上。④近期(15 d 内)抵达高原后发病(2500 m 地区)。

（张 彦）

第三节　治　疗

一　ICU 管理模式

(一)病情评估

进入 ICU 后,首要任务是进行全面而准确的病情评估。除了常规的生命体征监测,包括体温、血压、心率、呼吸频率和血氧饱和度外,需重点关注肾脏功能指标。血肌酐、尿素氮的动态变化能反映肾脏的代谢和滤过功能,尿量的精确记录也是评估肾脏灌注和功能的关键指标。同时,评估患者的高原暴露史,如海拔高度、停留时间、上升速度等,这些因素与急性高原肾损伤的发生发展密切相关。此外,还需排查其他可能导致肾损伤的因素,如是否存在脱水、感染、药物不良反应等,以便制定针对性的治疗方案。

(二)呼吸管理

高原低氧是引发急性高原肾损伤的重要因素之一,因此呼吸支持至关重要。对于存在低氧血症的患者,应根据其具体情况选择合适的氧疗方式。轻度低氧可采用鼻导管或面罩吸氧,维持血氧饱和度在 90% 以上。对于病情较重、呼吸功能明显受损的患者,可能需要机械通气支持。在机械通气过程中,要注意参数的调整,避免过高的气道压力和潮气量对肺部造成损伤,同时保证足够的氧供,改善机体的氧合状态,减轻肾脏的缺氧性损伤。

(三)液体管理

合理的液体管理是 ICU 治疗急性高原肾损伤的关键环节。一方面,要保证肾脏有足够的灌注,避免因脱水导致肾脏缺血加重损伤;另一方面,又要防止液体过多,加重心脏和肾脏负担。在治疗过程中,应根据患者的出入量、血压、中心静脉压等指标,精确计算补液量。一般遵循"量出为入,宁少勿多"的原则,同时注意液体的种类选择,维持水、电解质和酸碱平衡。对于存在严重水肿或少尿、无尿的患者,可能需要进行肾脏替代治疗,如连续性肾脏替代疗法,通过缓慢、持续的超滤和溶质清除,有效清除体内多余的水分和代谢废物,维持内环境稳定。

(四)药物治疗

针对急性高原肾损伤的病理生理机制,可采用相应的药物治疗。如使用改善肾脏微循环的药物,包括丹参、川芎嗪等,促进肾脏血流灌注,减轻肾脏缺血缺氧损伤。对于合并感染的患者,应根据病原菌及药敏结果,合理选用抗生素,避免使用肾毒性药物。同时,可适当应用营养支持药物,增强患者的抵抗力,促进受损肾脏的修复。

二 常规治疗

(一)高压氧(HPOT)治疗

高压氧(HPOT)多用于治疗中毒、脑损伤及肺部疾病,但在急性肾损伤中应用报道较少。高压氧治疗急性肾损伤时,可减少肾小管坏死,减少肾细胞凋亡;减少肾血流,使GFR增加,肾组织"富氧状态",改善肾缺氧;增强机体抗氧化能力,减少组织的氧化损伤;促进成纤维细胞、胶原纤维增生,帮助受损肾小球修复,新生血管的生发,利于局部微循环重建及功能恢复;抑制炎症因子和促进抗炎细胞因子的形成,减少中性粒细胞的浸润;HPOT的收缩血管作用使毛细血管通透性降低,减少水肿、渗出,肾小球毛细血管收缩,有效滤过面积减少,毛细血管内皮细胞间隙变小,渗透性降低。

(二)自由基清除剂

1. 维生素 C

大剂量维生素 C 应用,5～10 g,每日 1 次,静脉滴注。

2. 肌苷

直接透过细胞膜进入体细胞,从而使处于低能缺氧状态的细胞继续顺利进行代谢。0.6～1.2 g/d,静脉滴注。

3. 还原型谷胱甘肽

是细胞抗氧化防御系统中主要非蛋白性硫醇,由半胱氨酸、甘氨酸和谷氨酸构成,可清除细胞无氧代谢产生的产物,从而在细胞抗氧化物过程中发挥重要作用。

(三)肾损伤应减少应用的药物

1. ACEI 及 ARB

血管紧张素Ⅱ是强烈出球小动脉收缩药,肾低灌注、低氧时可维持肾小球灌注压和GFR,但 ACEI 及 ARB 会增加 AKI 风险。

2. 非甾体抗炎药(NSAIDS)

NSAIDS 影响前列腺素前体合成、血管舒张性,前列腺素对于维持正常的肾内血流动力学非常重要。肾脏低灌注、低氧时,NSAIDS 抑制前列腺素的生成,抑制前列腺素扩血管作用,减少肾血流,加重肾损伤,如吲哚美辛、布洛芬等。

3. 氨基糖苷类

氨基糖苷类不被代谢,仅经肾小球滤过排除,有近端肾小管毒性作用。

(四)无创机械通气

目的是阻断肾缺氧、低灌注造成的损害,详见第四章第三节。

(五)维持水、电解质和酸碱平衡

方法包括以下几种。①轻度高血钾:<6 mmol/L,严格限制含钾高的食物和药物。②血钾:>6.5 mmol/L,可应用10%葡萄糖酸钙:10～20 mL,2～5 min 内静脉注射完。5%碳酸氢钠:100 mL,5 min 内静脉推注完成。50%葡萄糖注射液:40 mL 静脉输入,5 min 内注完;同时胰岛素10个单位,皮下注射。③多尿期:防止低钾血症。

血钠指标为补液提供了依据,不明原因血钠骤降,提示入液量过多,导致稀释性低钠血症;不明原因血钠升高,说明缺水状态,引起浓缩性高钠血症。

(六)液体治疗

积极治疗肾的缺氧状态,防止急性肾损伤进一步加重。在有创血流动力学滴定下,谨慎启动液体治疗和血管活性药物。当循环血量不足时,血管活性药物可减少肾血流,不考虑血管内容量而一味补液会造成液体超负荷。

轻度AKI评估容量状态,防止低灌注和容量超负荷。少尿期保持液体平衡,纠正液体缺失后,以量出为入原则,补液量为前一日尿量加400 mL;多尿期注意水电解质监测,可补充葡萄糖、复方氯化钠注射液,用量为尿量的$1/3 \sim 2/3$。

容量不足会减少肾血流,肾低灌注,加重肾损伤,应补充血容量。液体超负荷导致静脉压力升高和肾间质性水肿,导致肾纤维囊内压力升高,降低肾血流和肾小球滤过率。

(七)营养治疗

应激早期应采取允许性低热量原则。糖代谢紊乱,胰岛素抵抗和血糖升高,糖氧化利用能力明显降低;氨基酸、蛋白质分解代谢增强;脂肪代谢影响较少,为AKI主要能量来源。AKI患者提供糖、脂肪双能源非蛋白热量,脂肪热量补充达$40\% \sim 50\%$;严格限制食物蛋白摄入<0.6 g/(kg·d),以优质动物蛋白为主,如鸡肉、牛奶等;钾、镁、磷排泄障碍,而连续性肾脏替代治疗(continuous renal replacement treatment,CRRT)时,导致微量元素、维生素丢失,应注意补充,尤其是钙和维生素D。

(八)袢利尿药

袢利尿药改善少尿患者的液体管理,可抑制钠离子转运,降低髓袢的氧耗,减轻肾小管缺氧损伤,冲刷肾小管的坏死组织,增加肾血流量。呋塞米可静脉注射、泵入,剂量从小到大。

三　连续性肾脏替代治疗

肾脏替代治疗包括间断性和连续性的清除溶质及对脏器功能起支持作用的各种血液净化技术。其中,连续性肾脏替代治疗有良好溶质清除效应和稳定的液体平衡系统,成为AKI治疗主要手段。

(一)应用指征

液体负荷过重;血钾>6.5 mmol/L;代谢性酸中毒,pH<7.15;血钠<120 mmol/L;高分解,尿素氮每日升高>10.7 mmol/L,血肌酐>176.8 mmol/L。

(二)治疗时机

其核心为评估人体"需求"与肾脏清除"能力"的平衡,当容量负荷和代谢需求超过肾脏能力,就需考虑肾脏替代治疗治疗。除AKI以外,CRRT作为一种有效的清除体液的方法,可被应用于容量超负荷的非AKI疾病,如充血性心力衰竭或急性肺水肿。若机体处于高分解代谢状态或因 AKI 导致肾脏清除能力下降时,"需求"大于"能力",应启动 CRRT。但在启动 CRRT 时,还要评估每位患者的非肾性并发症、急症的危重程度及溶质和液体负荷情况,个体化判断 CRRT 启动时机,而不是仅依据肾功能指标或 AKI 的分级来判断是否启动。

早期行 CRRT 治疗有助于改善 AKI 患者肾功能,降低病死率。AKI 出现明显并发症前,应尽早开始 CRRT。尿素氮 35.7 mmol/L 开始肾脏替代治疗,尿量<0.5 mL/(kg·h) 开始 CRRT。

(三)血管通路建立

首选股静脉,护理方便,不增加感染风险。置管深度为 19 ~ 24 cm,应用 Seldinger 技术。并发症为出血、血肿、血气胸、导管相关感染。

(四)肾脏替代治疗模式与选择

1.缓慢持续性超滤

液体在压力梯度作用下,通过半透膜的运动叫超滤。当膜的一侧液面压力大于另一侧时,在膜的两侧产生跨膜压,小分子溶质以原溶液相同的浓度随水分子一起通过半透膜而被清除。

2.持续静脉-静脉血液透析(弥散)

将血液通过半透膜与含有一定成分的透析液相接触,两侧可以透过半透膜分子(水、电解质、小分子肌酐、尿素氮)做跨膜移动。

3.持续静脉-静脉血液滤过(对流)

血液引入滤器,在跨膜压的作用下,液体从压力高的一侧通过半透膜向压力低的一侧移动,液体内溶质也随之通过半透膜清除,通过置换液补充水分和电解质。

4.持续静脉-静脉血液滤过透析

在持续静脉-静脉血液滤过(对流)基础上实施滤过和透析,通过滤器两侧的压力差及浓度梯度达到清除水分和溶质的目的,从而清除过多的水分,清除一定氮质代谢物,保持机体内循环稳定。

5.血液透析

威胁生命的电解质、酸碱紊乱、高钾血症,首选血液透析,快速高效降低血钾。

6.CRRT

肾脏替代治疗用于血流动力学不稳定患者,溶质清除率高,有利于清除炎性介质。

(五)CRRT 治疗剂量

AKI 至少给予 20 mL/(kg·h)的治疗剂量,重症患者治疗剂量应在 35 mL/(kg·h)以上。

(六)CRRT 抗凝

1.全身抗凝

适用于 APTT 达到正常的 1.0 ~ 1.4 倍的患者。肝素首次负荷剂量 2000 ~ 5000 U,静脉注射,维持剂量 500 ~ 2000 U/h,负荷剂量 25 ~ 30 U/kg,静脉注射。

2.局部抗凝

适用于出血风险高的患者:血小板<$60×10^9$/L;INR>2;APTT>60 s。

滤器前持续输注肝素,滤器后输鱼精蛋白。肝素 1100~1666 U/h 滤器前持续输入,并在滤器后以鱼精蛋白和肝素比例为 1 mg∶(100~130)U 输注,ACT 在滤器前>250 s,滤器后<180 s。

（张　彦）

第七章　急性高原循环损伤

第一节　概　述

高原自然环境对人体影响主要体现在低压性低氧、低气温、干燥和强日照辐射等方面。当个体暴露于高原缺氧环境时，机体各器官功能和代谢会出现一系列的适应性改变，循环系统，特别是心脏组织对缺氧十分敏感，主要表现为心脏做功增加（即心排血量增加），肾上腺素释放增加，肺动脉压增加，外周毛细血管收缩（非重要脏器血管收缩，而心、脑血管扩张）。此时，人体还会出现呼吸加快、心率加快、血压升高的现象，收缩压、舒张压均显著升高，但以舒张压升高为主。舒张压显著增高是高原血压升高的重要特点，具有重要意义，这可能与外周血管收缩、低氧性红细胞增多，以及血液黏滞性增大导致外周阻力增加有关，是一种应激性代偿变化，称为"低氧性增压反应"。上述这些都属于生理学代偿性改变，是机体对缺氧反应的代偿性机制，其目的是使机体适应新的环境。这些反应具有普遍性，尤其在平原人初到高原 1 周内更为明显，不过随时间推移会逐渐恢复到正常水平。然而，由于个别个体对缺氧的耐受性（受遗传因素影响）及敏感性不同（存在不同的缺氧阈值），在各种致病因素的作用下，随应激反应的加重，也可能出现病理及病理生理改变，发生急性高原循环损伤。

急性高原循环损伤是机体急进入高原（海拔 2500 m），或从高原进入更高海拔的地方，因机体对缺氧的耐受性（遗传因素）及敏感性（缺氧阈值）不同，以及各种致病因素的作用下，导致心肌细胞的损害（直接或间接）及循环系统功能异常，而引发的一组高原特发病。该组疾病分为高原高血压、高原低血压、高原休克、高原心功能不全，以及应激性心肌病。

急性高原循环损伤是急性高原病的严重类型，多发生于海拔 2500 m 以上地区，起病急，病情进展迅速。易感人群进入高原初期 0~30 d 发病率最高。患者多数为平原生活首次进入高原的人，亦可见于久居、世居高原已适应高原环境者。

一　急性高原循环损伤的种类

人体进入高原低氧环境时，机体进行一系列适应性的调节，通过多种代偿机制使功能改变而达到高原习服。循环系统是人体对缺氧较为敏感的系统，容易因严重缺氧缺血造成损伤。起初,机体表现为代偿性心血管反应,进入失代偿阶段时,心血管系统表现为严重的急性高原循环损伤。具体表现在血压升高或降低:血压升高称为高原性高血压,可发展成高血压危象,持续控制不佳易发展为高原原发性高血压;血压降低称为高原性低血压,严重者发展成为高原休克。高原微循环功能障碍是发展成高原休克的基础。心肌损伤则表现为心肌酶的升高、心肌细胞坏死、心脏舒张、收缩功能降低,机体易发生心律失常、心功能不全或应激性心肌病。

二 高原低氧对心功能的影响

舒张性心功能不全(diastolic heart failure, DHF)是指在心室收缩功能正常的情况下,心室松弛性和顺应性减低,使心室充盈量减少和充盈压升高,从而导致肺和体循环淤血的综合征。

心脏舒张特征包括 2 个方面,即心室松弛性和室壁僵硬度,两者为不可分割的整体。心室松弛是一个动态的过程,于心室收缩终止时开始,出现在等容舒张期和心室充盈早期。心室舒张速率受肌浆网 Ca^{2+} 摄取及心肌细胞 Ca^{2+} 外流影响,Ca^{2+} 移动是逆浓度梯度的耗能过程,高原低氧使血压分压下降,无氧酵解增加,ATP 产生减少,ATP 耗竭可妨碍这个过程,从而减慢心肌松弛。

肌球-肌动蛋白复合体迅速解离是心肌舒张的关键步骤,也需要 ATP 支持。由于高原低氧导致 ATP 缺乏,Ca^{2+} 与肌钙蛋白亲合力增加,肌球-肌动蛋白复合体解离困难,影响心肌舒张和充盈。

心室顺应性降低,指心室在单位压力变化下所引起的容积改变,其倒数为心室僵硬度,P-V 曲线可反映心室顺应性和僵硬度,当顺应性下降时曲线右移。当心肌缺氧,心肌细胞处于"冬眠状态"。心肌炎症反应、自由基损伤使心室壁成分改变,进而心室顺应性下降。在左心室舒张末期,压力升高,肺静脉压随之升高,出现肺淤血和肺肿胀。这也许和高原肺水肿的发病机制有一定联系,高原肺水肿不一定是单纯的肺血管内皮损伤所致。由于心肺交互作用,心脏也许参与了高原肺水肿的发病机制,这值得进一步深入研究。

进入高原早期,左心室等容收缩期延长,射血期缩短,并随海拔增高有增大趋势,这可能也是心功能受损的一种体现。

进入高原后,搏出量变化较大,其变化情况与高原停留时间和海拔有关。其中,61%~83% 的人搏出量减少,4.6% 的人搏出量不变,13%~33% 的搏出量增加。

搏出量减少可能原因有以下几种。心率加快,舒张期缩短,心室充盈不足;交感神经兴奋,儿茶酚胺增加,外周阻力增加,红细胞增多,血液黏滞性增加,后负荷增加;进入5000 m 以上或更高海拔地区,心肌缺氧导致心肌收缩性降低;进入高原后,尿量增多,饮水减少,导致血浆容量减少,回心血量减少,前负荷下降,心室充盈压减少,搏出量下降。

三 高原低氧对冠状动脉的影响

据研究,平原人群进入高原后早期,冠状动脉血流增加,血管扩张,这可能存在以下原因。PO_2下降,心肌氧供需失衡,腺苷含量增多,冠状动脉扩张;交感神经兴奋,心率加快,心肌代谢增强,腺苷含量增多;心肌缺氧使前列腺素、一氧化氮等扩张血管物质合成释放增加,冠状动脉扩张;缺氧引起全身血管收缩,而心脏和大脑血管扩张,提高冠状动脉灌注压力。

相反,由于高原低压性低氧、高原寒冷,以及受到精神、应激等刺激时,交感神经会兴奋,导致儿茶酚胺分泌增多,组胺及5-羟色胺分泌增加。此外,吸烟、饮酒可引起血脂紊乱,导致发生冠状动脉痉挛,心肌酶升高,心肌细胞大量坏死,个别可发生急性心肌梗死,甚至猝死。

四　高原低氧对冠状动脉斑块的影响

平原急进高原人群,缺氧可以使稳定性斑块破裂,变成不稳定性斑块,造成原因可能是在缺氧时大量巨噬细胞激活、浸润,释放大量水解酶,金属蛋白酶使保护性间质基质降解,抑制胶原纤维的生成,导致斑块破裂。另外,心动过速、冠状动脉内压力、冠状动脉血管的张力也可影响斑块破裂。

所以,刚进入高原的平原人群中,既往有冠心病、心绞痛病史或有危险因素(包括高血压、高血脂、肥胖、吸烟)的人群要特别注意急性心肌梗死等的发生。

慢性缺氧可使冠状动脉侧支循环建立,对缺氧耐受性增加,所以高原冠心病发病率较平原低。

五　高原低氧对心肌的影响

高原缺氧造成心肌氧供应与氧需求之间的不平衡。由于高原低压性低氧氧供明显减少,而交感神经兴奋、心肌氧需增加,造成机体(心肌)处于低氧状态。有一部分人因各种危险因素,如遗传、肥胖、基因、上呼吸道感染、腹泻导致缺氧阈值降低,而发生急性高原病,造成器官脏器的损害。缺氧阈值可以通过心肺运动试验测得。

俞启福等报道,大鼠在缺氧后,其心肌超微结构改变很明显。主要有线粒体固缩、水肿或空泡样变;肌原纤维排列紊乱,肌节断裂;核膜皱褶消失,染色质边移和细胞核周围水肿。心肌超微结构改变是心肌细胞损伤的病理基础,缺氧导致的病理学改变充分证明了缺氧对心肌的损伤。

动物试验发现,初入高原 1~30 d,心肌细胞肿胀并有小灶状坏死,由此认为高原低氧对心肌细胞造成损伤,随着机体氧分压变化,心肌的新陈代谢和功能因缺氧受到影响。因此,循环系统的改变既有代偿性适应,又有损伤性改变,严重者发生心力衰竭。

通过动物实验及急性重症高原病心肌酶变化,提示高原低压性低氧对心肌细胞造成严重损害,心肌细胞会出现如下 3 个方面的病理生理损害和变化。

(一)心肌顿抑

心肌顿抑是 1975 年 Heyndrick 等学者在犬的缺血-再灌注实验模型中发现并提出的一种现象,定义为心肌经历短暂急性缺血后血流恢复正常或接近正常,但此时心肌的收缩功能存在障碍。在这种状态下,心肌细胞虽不至于发生坏死,但会引起心肌结构、代谢、功能的改变,即使恢复有效灌注后,心功能也需要一段时间才可恢复。当进入极高海拔地区,由于低压性低氧、心肌处于极度缺氧状态,心肌结构、代谢、功能发生改变,可造成心肌顿抑,心脏扩大,这是发生应激性心肌病的基础。

(二)心肌冬眠

1978 年,Diamond 首次提出了心肌冬眠的概念。这是指心肌在长期低血流灌注下通过自身调节降低其功能使心肌血流量和心肌功能达到一个平衡的状态,心肌并未发生不可逆性坏死,在恢复心肌灌注或减少心肌耗氧时,受损心肌的功能可部分或全部恢复正常。当机体长期处于极高海拔时,心肌细胞持续处于缺氧状态,可发生心肌冬眠。

冬眠心肌在正电子发射断层成像(PET)上整体表现为低灌注-低功能相适应的状态,内部却发生着进行性细胞退化,包括胞内结构蛋白的减少、胞外基质蛋白及胚胎期蛋白的增加,甚至表现为细胞凋亡,随着缺氧缺血时间延长及缺血程度加重,冬眠心肌细胞结构呈进行性加重的损害,可发生心肌坏死。

冬眠心肌的意义在于心肌缺血缺氧时,通过某种自身调节机制,降低心肌组织对氧的需求,与氧的有限供给相配合,同时进行适应性下调,防止心肌细胞的进一步损伤或坏死发生。

(三)心肌坏死

当机体发生急性重症高原病时,心肌细胞在多种因素,如低压性低氧、生物活性物质激活、氧自由基等作用下,可发生心肌细胞坏死。

正电子发射断层成像(PET)是检测心肌存活的"金标准"。常用方法有^{13}N-NH$_3$ PET 显像和^{18}F-FDG 显像。这是目前最准确的方法,但价格昂贵,难以普及。

心肌灌注显像有^{201}TC 和^{99m}Tc 心肌显像,可用于检测细胞膜的完整性,是临床检测心肌活力的主要方法。

(裴海峰)

第二节　高原性高血压

根据《中国高血压防治指南》(2016 年修订版),将各种原因导致的收缩压≥140 mmHg和(或)舒张压≥90 mmHg 定义为高血压。但目前在全世界没有高原性高血压的统一定义或指南。

多数学者认为高原性高血压是一个慢性高原病的临床类型。但笔者认为,高原性高血压应该是机体进入高原后一种急性高原病。

目前国内对于高原性高血压的概念比较混乱,存在把高原性高血压认为是高原地区的高血压的现象,但两者有明显不同。国内资料显示,高原性高血压主要是舒张压的升高或收缩压、舒张压同时升高,仅仅收缩压升高的较少见。

一　发病率及危险因素

以往国外资料多认为,初入高原者,血压会暂时性升高。关于高原性高血压研究报道较少见,对患病率调查报道更为少见。1952 年,国内学者即发现在高原筑路部队(均为移居人群)中,高血压患病率90%,以舒张压升高人数较多,这些人回归平原后,血压很快下降,有关症状消失。南疆军区于 20 世纪 70 年代时,调查在海拔 5200 m 地区居住 2 个月的 38 例男性青年发现,几乎 100% 血压升高,说明高原性高血压发病率非常高。宋仕忠研究发现,高原性高血压发病率达 30.75%,15 ~ 25 岁年龄组最低,为 6.02%,55 岁以上年龄组最高,达 62.80%。这种高发病率较国内大规模普查材料的发病率高出 4 ~ 9 倍。

高原性高血压的危险因素包括进入高原的速度、海拔、年龄、性别、是否抽烟、饮食习惯、高血压家族史等因素。

二　发病机制

机体进入高原后,由于低压性低氧,循环系统发生应激性适应,一部分人群表现为血压升高,即"低氧性增压反应"。随着机体对高原的适应,这部分人群中的一部分血压恢复正常,另外一部分人持续血压增高,发展成高原性高血压。一般发病时间为 1 ~ 3 个月,随病情发展,如持续高原居住,高原性高血压中的一部分人发展成高血压,就是高原地区的高血压;另外一部分人可在一定时间内恢复正常;也有极少数病情进展,出现高原性高血压危象、高血压脑病,造成严重的靶器官损害。

在高原低氧环境下,心血管中枢功能失控,大脑的神经活动可能出现兴奋与抑制功能失调,大脑皮质功能紊乱,皮质下中枢调节作用减弱,交感神经兴奋增高,而副交感神经活动减弱,肾上腺髓质活性增强,血液内儿茶酚胺水平增多,导致小动脉收缩外周阻力增加,引起血压升高。

机体缺氧、动脉血氧饱和度下降刺激颈动脉窦和主动脉体化学感受器,以及精神紧张、寒冷刺激致外周血管收缩,阻力增加,心率加快,血压上升。

高原低氧也可引起体内血液重新分布,肾血管收缩,肾血流量下降,激活肾素–血管紧张素–醛固酮系统活性,导致血压升高。

在高原高血压发病过程中,血清中气体信号分子内源性 H_2S 与 NO 含量显著升高,H_2S 的升高更加明显,且随病情发展呈升高趋势,这可能是 H_2S 与 NO 代偿性升高,对抗内皮素、肾素等缩血管物质。

缺氧可使肾促红细胞生成素增多,以及低氧性红细胞增生作用,从而使红细胞增多,使血液比重增加,血液黏滞度增大,外周阻力增加。缺氧应激导致交感神经兴奋,使血中肾上腺素及去甲肾上腺素水平升高使心排血量增多,周围小动脉收缩,外周阻力增加血压升高。

三　临床表现

（一）症状

以头痛、头晕、心悸、气短、胸闷、失眠、多梦等表现多见。高原高血压症状突出，但与血压升高程度不相称，多为高原反应的症状，无特异性。

（二）体征

心脏听诊主动脉瓣区第二心音亢进，心尖可闻及 2/6～3/6 级收缩期杂音。

四　辅助检查

（一）动态血压变化

研究提示，高原性高血压动态血压变化以白昼血压升高为主，单纯舒张性高血压比例显著高于单纯收缩期高血压，昼夜节律呈勺型变化曲线，心率变化与高原高血压有密切关系。

（二）眼底变化

早期视网膜动脉痉挛，后期可有渗出出血，血管硬化。

（三）尿常规

多数患者有蛋白尿及颗粒管型。

五　诊断标准及分级

（一）高原性高血压诊断标准

据 1982 年全国高原医学学术讨论会拟定试行方案，高原性高血压诊断标准如下：①一般是居住在海拔 3000 m 以上地区移居者，发病年龄多较年轻，移居高原前无高血压病史。②移居高原后，血压升至 160/95 mmHg，以收缩压或舒张压单项增高即可。③返抵平原后，血压自行下降，而重返高原后，血压又复升高。④排除原发性高血压或其他继发性高血压。

笔者认为上述诊断概念不清，不能与国际高血压指南接轨，故提出新的诊断标准如下：①紧急进入高原（海拔 2500 m 以上）地区 1～90 d。②进入高原前无高血压病史者，进入高原后血压≥140/90 mmHg，单纯收缩压或单纯舒张压单项增高即可。③既往有高血压病史，目前正在使用降压药物，血压控制正常，进入高原后血压≥140/90 mmHg，或血压在原基础升高≥20/10 mmHg，即收缩压升高 20 mmHg，舒张压升高 10 mmHg。④返抵平原后血压自行下降，而重返高原后，血压又复升高。

（二）高原性高血压分级

高原性高血压与国际指南高血压定义基本相同：在未使用降压药物的情况下，非同日 3 次测量诊室血压，收缩压≥140 mmHg 和（或）舒张压≥90 mmHg。收缩压≥140 mmHg 和舒张压<90 mmHg 为单纯收缩期高血压。单纯舒张期高血压<140 mmHg

和≥90 mmHg。既往有高血压病史，目前正在使用降压药物，血压控制正常，进入高原后血压≥140/90 mmHg，或血压在原升高基础≥20/10 mmHg，即收缩压升高20 mmHg，舒张压升高10 mmHg，也可诊断高原高血压。根据血压升高水平，又进一步将高血压分为1级、2级和3级。动态血压监测的高原高血压诊断标准为：平均SBP/DBP 24 h≥130/80 mmHg；白天≥135/85 mmHg；夜间≥120/70 mmHg。家庭血压监测的高血压诊断标准为≥135/85 mmHg，与诊室血压的140/90 mmHg相对应。

六　治疗

高原高血压患者首选血管紧张素转换酶抑制药（ACEI）、血管紧张素受体阻滞药（ARB）及β受体阻滞药。对轻-中度高原高血压患者予非药物治疗，如氧疗、低盐饮食、戒烟限酒、适当运动及锻炼。

主要治疗药物包括β受体阻滞药、ACEI或ARB、钙通道阻滞剂（calcium channel blocker，CCB）。

（一）β受体阻滞药

2006年，英国国家卫生与临床优化研究所（NICE）高血压治疗指南提出，β受体阻滞药不再作为一线降压药物。2014年，美国高血压指南第八次联合委员会不再推荐β受体阻滞药作为一线降压药物。但是，对于高原性高血压仍为治疗的首选药物。

不同β受体阻滞药治疗高原高血压的机制不同。①心脏β受体阻滞药：阻滞心脏β_1受体，表现当收缩压和舒张压分属于不同级别时，以较高的分级为准为负性变时、负性变力、负性传导作用，使心率减慢，心肌收缩力减弱，心排血量下降，血压略降，心肌耗氧量降低。②中枢兴奋性β受体阻滞药：通过中枢兴奋性β受体阻滞，抑制外周交感神经，产生降压效应。阻滞突触前β受体，取消去甲肾上腺素的正反馈作用，减少Na^+的释放，降低外周阻力。③肾素血管紧张素抑制：抑制肾旁器细胞的β_1受体，阻滞肾素释放，减少血管紧张素形成而降压。

高原高血压主要机制为交感神经兴奋，所以β受体阻滞药为首选药物。该类药物选择性β受体阻滞，可抑制β受体亢奋导致的交感神经兴奋症状，从而降低血压。比索洛尔为水脂双溶性β受体阻滞药，生物利用度达88%，并有血管扩张作用，选择作用于β_1受体。

首选比索洛尔：首剂5 mg，每日1次，最大剂量20 mg，每日1次。

美托洛尔：12.5 mg，每日2次，最大剂量100 mg，每日2次。

（二）ACEI和ARB

1. ACEI

通过抑制血管紧张素转换酶，使血管紧张素生成减少。抑制激肽酶使缓激肽降解减少，发挥降压作用。

作用机制：作用于循环及组织的RAS系统，使血管紧张素Ⅱ减少，Ang（1～7）升高；减少去甲肾上腺素释放；减少内皮素形成；增加缓激肽及扩血管的前列环素形成；减少醛固酮分泌，水钠潴留减少。

常用 ACEI：依那普利 5 mg，每日 2 次；贝那普利 10 mg，每日 1 次；培哚普利 4 mg，每日 1 次；福辛普利 10 mg，每日 1 次。

2. ARB

直接阻断血管紧张素 Ⅱ，发挥降压作用，AT_1 受体拮抗药选择性与 AT_1 受体结合，拮抗 Ang Ⅱ 的作用，血压下降。

作用机制：①与 Ang Ⅱ 竞争受体，而无内在激动活性，直接抑制 Ang Ⅱ 的缩血管反应。②拮抗 Ang Ⅱ 的交感兴奋作用，抑制中枢与外周交感神经系统。③直接抑制 Ang Ⅱ 所致肾小管 Na^+ 重吸收。④减少 Ang Ⅱ 所致醛固酮释放，间接减少肾小管 Na^+ 重吸收。

常用 ARB：氯沙坦 50 mg，每日 1 次；缬沙坦 80 mg，每日 1 次；厄贝沙坦 150 mg，每日 1 次。

（三）CCB

CCB 扩张血管，阻滞血管平滑肌细胞的 Ca^{2+}，发挥扩张血管作用。

常用药物：非洛地平缓释片 5 mg，每日 1 次；氨氯地平（络活喜）5 mg，每日 1 次；硝苯地平控释片（拜新同）30 mg，每日 1 次。

七　预后

本病大多数患者预后良好，或脱离低氧环境后 100% 可恢复正常，也有一部分人群持续生活在高原地区而发展为高血压，很少发生高血压危象及急性心力衰竭。

（裴海峰）

第三节　高原性低血压

急进高原人员进入高原前血压正常，进入高原后血压下降，低于 90/60 mmHg，或收缩压<90 mmHg，舒张压<60 mmHg，以收缩压降低为主，并排除内分泌疾病及外周血管疾病所引起的症状性低血压即为高原性低血压。

有研究表明，高原性低血压的患病率为 8.6%。另有资料表明，在海拔 3658～5100 m 人群低血压发生率为 10% 左右。

高原性低血压临床表现为头晕、乏力、眼花、心悸，活动时加重，也有出现四肢麻木、头痛、气促等症状。脉搏 60～80 次/min，血压≤90/60 mmHg。

一　发病机制

高原低氧使周围血管平滑肌松弛，毛细血管开放增多，致周围血管阻力下降；缺氧对心肌有直接抑制作用，使高原人群每搏输出量减少，引起心排血量下降；心脏收缩能力下降使其对血液推动力不足，同时血容量减低，导致体循环血压下降（主要表现在收缩压）；

缺氧致自主神经功能紊乱,功能失调,高原缺氧使迷走神经兴奋占优势,导致高原低血压。

二　诊断标准

1982 年,全国高原医学学术讨论会拟定试行诊断标准如下:①机体进入海拔 2500 m以上地区发病。②平原血压正常,进入高原后血压≤90/60 mmHg。③有低血压症状如眩晕、头痛、头重、耳鸣、易疲劳、衰弱感、不安、易出汗、四肢冷感、失眠、晕厥。④返抵平原后血压自行恢复正常,再返高原血压又下降。⑤排除其他器质性疾病。

三　治疗

（一）高原性低血压治疗目的

不在于使血压上升,而是减轻症状,需卧床休息,吸氧,尽早适应高原环境。

（二）高原性低血压药物治疗

调节自主神经:谷维素 30 mg,每日 3 次,口服;中药如生脉饮、参麦注射液、参麦饮(党参 10 g、麦冬 10 g、五味子 10 g、黄芪 20 g)。

（裴海峰）

第四节　急性高原微循环损伤及休克

一　病理生理改变

低氧使血管舒缩功能紊乱,血管平滑肌松弛;使心肌细胞损伤,造成舒张/收缩功能障碍;造成微循环障碍,微血管收缩,毛细血管血流缓慢,毛细血管渗透性升高;导致毛细血管壁损伤,白细胞黏附,红细胞聚集,血流淤积,血浆外渗,血容量减少。内皮损伤导致炎症激活,自由基损伤,凝血功能紊乱,最后发展成组织氧代谢障碍(组织氧运输减少,组织氧利用障碍)、微循环障碍(微血管痉挛、微血管灌流量减少、代谢产物堆积、微循环淤血、微血管床容量增加、血压进行性下降),病情进一步发展为以线粒体功能障碍为核心的细胞利用氧障碍。

二　高原休克

早期表现为高原低血压及高原微循环改变,但机体持续处于低压性低氧状态,持续血压下降,微循环损伤,微循环崩溃,可发生高原休克。这是一种病理性过程,一般都合并高原肺水肿、脑水肿,病情危重,治疗方法存在矛盾。我们有 1 例患者,当时发生高原休克,我们给予液体复苏,但肺水肿加重,最后在机械通气的模式下,应用血管活性药物,患者脱离危险,痊愈出院。

三 高原休克的治疗

(一)血管活性药物

去甲肾上腺素 0.003~1.500 μg/(kg·min),多巴胺 5~20 μg/(kg·min),多巴酚丁胺 2~20 μg/(kg·min)。

(二)高压氧疗

改善缺氧,恢复血管正常舒缩功能。

(三)山莨菪碱

改善微循环。

(四)机械通气

如合并高原肺水肿、脑水肿,常规应用。

(五)液体复苏

合并肺水肿时应量出为入,应限制性液体复苏。

(六)糖皮质激素

氢化可的松 300 mg/d,分 2~3 次给予;地塞米松 10 mg,静脉注射。除以上治疗外,还应进行血流动力学监测(PICCO 导管植入)。

关于高原休克,需积极治疗保护其他脏器避免损失。我们认为高原休克是一种分布性休克,通过总结实际治疗病例的经验提出上述治疗方案,但还有待进一步完善。

(裴海峰)

第五节 急性高原心肌损伤

急性高原心肌损伤是急进高原(海拔 2500 m 以上地区)1~30 d,在致病因子(高原低压性低氧)作用下,出现心律失常、心绞痛或心肌缺血等症状、体征,同时心电图出现心肌缺血样改变,伴心肌肌钙蛋白(Cardiac Tropenin T,cTnT)升高>0.1 ng/mL,伴或不伴其他脏器的损害(如高原肺水肿、脑水肿),冠状动脉造影正常(排除急性心肌梗死及心绞痛),而发生的高原特发病。

一 心肌酶的变化及临床研究

国内很多研究表明,高原低压性低氧导致心肌缺血、缺氧,致使心肌细胞膜通透性升高,肌原纤维大量崩解,或形成所谓"波浪样纤维",肌钙蛋白持续释放入血。持续缺血、缺氧导致心肌细胞酸中毒,结构蛋白不断大量分解。心肌酶的变化反映了机体对高原的适应过程及高原心肌损害程度。由此可以看出,高原低氧环境心肌酶活性的升高,反映了低氧对心脏的影响是存在的,其损伤程度与缺氧程度、进入高原的海拔、个体敏感性及进入高原的速度有关。

（一）乳酸脱氢酶

乳酸脱氢酶(LDH)是一种糖酵解酶,存在于所有机体组织细胞的胞质内,是参与糖无氧酵解和糖异生的重要酶。

LDH 在组织的分布如下。心、肾以 LDH1、LDH2 为主;肺以 LDH3、LDH4 为主;骨骼肌以 LDH5 为主;肝、肾以 LDH4、LDH5 为主。血清中 LDH 含量由高到低依次为 LDH2、LDH1、LDH3、LDH4、LDH5。

急性重症高原病主要原因是低压性低氧,机体所有器官的代谢处于无氧酵解,造成 LDH 升高。如高原脑损伤,LDH1 升高;高原肺损伤(高原肺水肿),LDH3 升高;肝细胞损伤坏死,LDH4、LDH5 升高;肾损伤,LDH4、LDH5 升高。所以急性重症高原病导致脏器损伤,均可造成 LDH 升高。

（二）α-羟丁酸脱氢酶

α-羟丁酸脱氢酶(α-hydroxybutyrate dehydrogenase,HBDH)是与 α-羟丁酸有高度亲合力的乳酸脱氢酶的一部分,可能是 LDH1 相同的类似物质,反映了 LDH1 活性。HBDH 在心肌损害的特异性高度敏感。

笔者研究了 239 例急性重症高原病,并分为轻-中型和重-极重型,HBDH 在轻-中型为(199.58±139.18)U/L,在重-极重型为(296.33±204.89)U/L,$P<0.01$,具有统计学意义。HBDH 随病情加重而升高,说明急性重症高原病心肌损害明显。

（三）同型半胱氨酸

同型半胱氨酸(homocysteine,HCY)目前已是公认的心脏血管疾病独立危险因素,在急性重症高原病中无相关报道。笔者研究了 239 例急性重症高原病,并分为轻-中型和重-极重型,HCY 在轻-中型为(10.18±5.66)μmol/L,在重-极重型为(13.09±6.69)μmol/L,$P<0.01$,说明 HCY 在急性重症高原病中发挥作用,并随病情加重而升高。

HCY 在急性重症高原病中作用可能是 HCY 升高引起内皮细胞损害,可直接诱导血管平滑肌细胞增殖,促进血栓因子表达,激活蛋白 C 和凝血因子 X 和 V,促进血小板黏附、聚集,血栓形成。

（四）C 反应蛋白

笔者对 239 例急性重症高原病 CRP 进行统计分析,并分为轻-中型和重-极重型,CRP 在轻-中型为(37.66±26.66)mg/L,在重-极重型为(54.54±37.07)mg/L,$P<0.01$,具有统计学意义,说明 CRP 参与了急性重症高原病的发病过程。

CRP 功能特性如下。

1.结合坏死的内源性物质

在钙离子作用下,CRP 可结合坏死的内源性物质及细胞。

2.作用于细菌真菌的细胞壁磷酸胆碱

具有保护机体、抗细菌感染的能力,保护机体抵抗各种炎性介质;可刺激细胞吞噬作用,抑制血小板活化因子(platelet activating factor,PAF)刺激的血小板聚集。

3.CRP诱导炎症反应

调节内皮细胞黏附分子表达,刺激IL-1、IL-6、IL-10、IL-8及肿瘤坏死因子的释放。CRP升高提示炎症反应在急性重症高原病中的重要作用,炎症反应参与了急性重症高原病的器官损害。

(五)心肌肌钙蛋白

肌钙蛋白(troponin,Tn)作为心肌细胞损伤的特异性标记蛋白,其浓度变化反映了心肌细胞损害的程度,亦反映了心肌超微结构改变的轻重。同时高原低氧时机体所产生的大量炎性介质如肿瘤坏死因子、IL-6及氧自由基等在心肌损伤过程中也扮演了重要角色。心肌细胞结构的破坏,必然导致心肌收缩力的降低,急性重症高原病时确实存在心肌损伤。肌钙蛋白与肌酸激酶同工酶(creatine kinase-MB,CK-MB)均能反映急性重症高原病时心肌损伤程度,但以肌钙蛋白特异性更强。肌钙蛋白是一项具有高灵敏度、高特异性的血清心肌损伤标志物,对急性高原心肌损害的诊断、病情分析有一定价值。

二　病理生理改变

低氧对心肌造成的损害是有限的,急性重症高原患者发生心肌损伤是多方面原因造成的。高原心肌损伤合并高原肺水肿、高原脑水肿及其他脏器损伤,激活细胞因子及自由基,对已缺氧损害的心肌造成二次打击,造成进一步损害。

(一)心功能改变

高原低压低氧环境暴露导致动脉血氧饱和度降低,左心室舒张末内径减小,左心室舒张末容积降低,每搏输出量降低,心率增加,射血时间缩短,左心室心肌做功指数(左心室Tei指数)升高,提示左心功能下降,主要是左心室舒张功能下降。急性低压性低氧环境暴露会引起右心Tei指数明显增加,提示右心功能下降。

(二)红细胞增多

高原低压性低氧环境暴露还会引起红细胞增生,使血液血细胞比容升高,理论上有利于增加血液氧含量,但过度升高的血细胞比容会使血液黏滞度增加,从而增加了微循环阻力,血流变缓慢,红细胞较易聚集,不利于组织灌流,反而会影响血液对氧的运输。红细胞增生是机体缺氧下导致心肌细胞改变的主要因素之一。

(三)氧自由基及炎性介质作用

高原低压低氧环境增加氧化应激反应,导致心肌细胞中活性氧自由基(reactive oxygen species,ROS)大量蓄积,而ROS对组织细胞、蛋白和DNA具有明显损伤作用。脂质过氧化物含量增高,炎症因子增多,使组织细胞遭受破坏,心肌细胞受损,膜的流动性和通透性增加,细胞坏死。

(四)交感神经激活

在高原低氧环境下,交感神经及RAS系统激活,儿茶酚胺类物质分泌增加,对心肌损害有极其重要的作用。交感神经激活胞内多个信号传导系统,导致细胞凋亡。

(五)低氧对心肌细胞的直接作用

机体在急性高原低压性低氧(应激状态)下,心肌细胞无氧代谢增加,ATP 产生减少,钠钾泵功能下降,钠离子在细胞内积累,细胞水肿,细胞内渗透压升高,降低了细胞膜的稳定性,使细胞内的酶逸出入血;细胞膜的通透性增高,心肌细胞坏死。

(六)冠状动脉痉挛

由于高原低压性低氧及高原寒冷,以及在精神、应激等因素刺激下,交感神经兴奋,儿茶酚胺分泌增多,组胺及 5-羟色胺分泌增加,吸烟、饮酒加剧血脂紊乱,可以导致冠状动脉痉挛,心肌酶升高,心肌细胞大量坏死,个别可发生急性心肌梗死。

三 诊断标准

急进高原,海拔在 2500 m 以上地区;进入高原后 1 ~ 30 d,出现心绞痛(胸痛、胸闷)、室性期前收缩或不典型心绞痛(如上腹痛)等症状;同时伴有 cTnT 的升高,cTnT > 0.1 ng/mL;伴或不伴有其他脏器损害。

鉴别诊断具体如下。

(一)心肌梗死

cTnT 升高呈动态变化,心电图更有动态变化过程,有胸痛病史。冠状动脉造影可明确诊断。

(二)心力衰竭

cTnT 升高,但有心力衰竭症状,可闻及双下肺啰音,可见双下肢水肿,颈静脉怒张,肝大,呼吸困难,端坐呼吸等。既往有心血管病史。

(三)心肌炎

cTnT 升高,但既往有病毒感染史,心肌酶无动态变化过程,发病年龄较轻,以青少年、儿童多见。

四 临床表现

该病可表现为心律失常(如室性期前收缩、房性期前收缩、房性心动过速、室性心动过速、心房颤动等),伴有胸痛,症状不典型,可以是阵发性或持续性,与呼吸有关,应用硝酸甘油不能缓解,有恶心、呕吐、胸闷气短、呼吸困难,有时表现为上腹痛。活动或剧烈运动后加重。

五 心电图变化

冠状动脉痉挛:显著的 ST 段抬高;ST 段压低;或只有 T 波高尖。

高原心肌损伤:①室性期前收缩、室性心动过速。②房性期前收缩、房性心动过速、心房颤动。③ST 段压低,T 波倒置。

六 治疗

(一)高压氧治疗

高压氧治疗是治疗的基础,可以迅速改善心肌的氧气供应,改善心肌代谢,使心肌能量供应增多;改善心脏功能,增强心肌收缩力,增加心搏出量。

(二)扩张冠状动脉

1. 钙通道阻滞药

预防冠状动脉痉挛首选药物。地尔硫䓬 30 mg,每日 3 次,口服。

2. 他汀类药物

有助于缓解冠状动脉痉挛。阿托伐他汀 20 mg,每晚 1 次,口服。

3. 硝酸酯类

迅速缓解冠状动脉痉挛,是扩张冠状动脉最有效药物,可舌下含服,也可静脉给药。

(三)抗心律失常

寻找并去除窦性心动过速的原因;首选 β 受体阻滞药;不能用 β 受体阻滞药者,可用地尔硫䓬。

1. 房性期前收缩

去除诱因,多不需治疗,症状明显可用 β 受体阻滞药、稳心颗粒。

2. 房性心动过速

治疗基础疾病,去除诱因;发作时可用毛花苷 C、β 受体阻滞药、地尔硫䓬、胺碘酮,静脉注射,口服稳心颗粒。

3. 室性期前收缩

多数室性期前收缩不需治疗,只需治疗基础疾病,去除诱因;对紧张、焦虑者,可用镇静药、小剂量 β 受体阻滞药或稳心颗粒;对发作特别频繁者,可给予普罗帕酮及胺碘酮。

4. 室性心动过速

去除诱因及病因,注意电解质紊乱,纠正缺氧;有血流动力学障碍,立即同步电复律。药物复律可给予利多卡因 100 mg,静脉滴注;0.9% 生理盐水 250 mL+利多卡因 250 mg,静脉滴注,1~4 mg/min;或 5% 葡萄糖注射液 20 mL+胺碘酮 150 mg,静脉注射;5% 葡萄糖注射液 500 mL+胺碘酮 300 mg,静脉滴注维持;稳定后给予美托洛尔 25 mg,每日 2 次。

5. 心房颤动(一般指初发性心房颤动)

(1)转复心室律:电转复,150 J 同步复律,术前安定 20 mg。

(2)药物转复:首选胺碘酮,治疗方法见室性心动过速治疗。药物维持:胺碘酮片 0.2 g,每日 3 次,服用 7 d;0.2 g,每日 2 次,服用 7 d;0.2 g,每日 1 次维持;抗凝,预防血栓,可给予肝素或低分子肝素。

(四)营养心肌治疗

①大剂量维生素 C,即 5% 葡萄糖注射液 500 mL+维生素 C 10 g,静脉滴注,每日

1 次,清除氧自由基,营养心肌。②曲美他嗪,30 mg,每日 3 次,口服。抑制游离脂肪酸-β氧化,促进葡萄糖氧化利用有限的氧产生更多的 ATP,增加心肌收缩力。③磷酸肌酸 1 g,每日 1 ~ 2 次,静脉滴注。

(五)急性心力衰竭治疗

半卧位或端坐位、吸氧增加 FiO_2 或持续气道正压通气、无创正压通气,减少肺泡液体渗出,减少左心回心血量,或有创机械通气。

1. 利尿药

呋塞米 20 ~ 100 mg,肺淤血或容量过多时使用。

2. 血管扩张药

硝酸甘油 20 ~ 200 μg/(kg·min)持续应用;硝普钠 0.3 ~ 0.5 μg/(kg·min)。

3. 正性肌力药物

多巴酚丁胺 2 ~ 20 μg/(kg·min);米力农 0.25 ~ 0.75 μg/kg,静脉滴注,1.25 ~ 7.50 μg/(kg·min),持续应用。

4. 血流动力学监测

PICCO 监测,指导治疗。

5. 强心苷

可小剂量应用,地高辛 0.125 ~ 0.250 mg,口服,每日 1 次;或毛花苷 C 0.2 ~ 0.4 mg,静脉注射。

6. β 受体阻滞药

患者水肿消除,双肺无啰音可从小剂量开始应用,美托洛尔 6.25 mg,每日 1 次。

7. ACEI

早期小剂量应用改善心肌重构,防止心肌细胞坏死。

(唐绪刚)

第六节　应激性心肌病

应激性心肌病(stress cardiomyopathy,SCM)是一种与精神或躯体应激相关的暂时性左心室心尖部室壁运动功能异常为表现的新型心脏病。本病是 1990 年在日本学者首次提出,在心室造影时心脏形态与"takolsubo"(一种日本捕章鱼用的瓦罐)相似而命名为"Takotsubo 心肌病",后根据其诱发因素或心室造影表现,也称为"心碎综合征""暂时性左心室心尖气球样变综合征""坛型心"。

Sato 等对应激性心脏病进行了描述:该病为短暂的心脏综合征,患者受到严重的心理、躯体等相关应激性因素,出现酷似急性心肌梗死的表现。超声心动图可见左心室心尖运动消失,基底部收缩增强。多数患者经历过严重情绪事件和机体应激(由平原进入高海拔地区)而发生应激性心肌病。

2006年，美国心脏病学会（american heart association，AHA）将其归为获得性心肌病，成为心脏病学领域的研究热点。应激性心肌病在急进高原人群中未见报道，笔者有1例患者行冠状动脉造影提示正常，但心肌酶、心电图均异常表现，超声心动图提示心尖部运动异常饱满、膨隆，诊断应激性心肌病。所以进入高原或在低压性低氧及寒冷应激环境中，发生胸痛、胸闷、心电图异常表现，超声心动图异常者，应高度怀疑应激性心肌病。

根据近期日本和欧美国家的报道，在最初被怀疑为急性冠脉综合征患者中，有2%～3%的患者为应激性心肌病，SCM的发病率为0.7%～2.5%。目前报道显示，应激性心肌病的患者中有90%病例为60～75岁绝经后女性，10%的男性也为同样的年龄段，只有小于10%应激性心肌病患者在50岁以下。

一　分类

应激性心肌病可分为心尖部球囊样变、左心室中部球囊样变、左心室基底部球囊样变、累及其他节段（右心室）球囊样变4类。

其中，心室造影显示舒张期及收缩末期左心室中部和心尖部典型形态，在收缩期末心尖部和左心室下段可明显呈气球样扩张，又称"心尖球形综合征"，最为多见。

二　发病机制及病理生理改变

SCM的发病机制及病理生理过程目前尚不明确，可能与下列因素有关。

（一）交感神经过度兴奋与儿茶酚胺的心脏毒性作用

交感神经系统和儿茶酚胺介导的心肌顿抑，可能是其重要的病理生理基础。Wittstein等在13例SCM患者中，进行了神经体液因子的测定，发现在住院的1～2d内，其血浆儿茶酚胺水平是急性心肌梗死患者的2～3倍，是正常的7～34倍，在住院7～9d恢复到峰值的1/3～1/2，但仍高于急性心肌梗死患者相应的血浆浓度。因此认为，交感神经的过度激活在发病过程中起关键作用，其机制可能是儿茶酚胺对心肌细胞的直接损害，导致心肌顿抑。高浓度的儿茶酚胺通过钙超载、氧自由基释放等使心肌细胞受损，导致心脏收缩功能降低，表现为室壁运动异常和心功能不全。有研究表明，心尖部心肌对交感神经刺激的反应性强，可能与左心室的心尖部心肌内的肾上腺素能受体密度升高有关。这提示心尖部心肌对交感神经刺激的反应性强，更易受到血中儿茶酚胺水平升高的影响。

（二）冠状动脉痉挛与冠状动脉微血管功能障碍

交感神经过度亢进可引起交感神经末梢释放大量神经肽及儿茶酚胺类物质，诱发冠状动脉痉挛。有学者对SCM患者进行冠状动脉造影时发现，其有自发性冠状动脉痉挛现象。

大量儿茶酚胺还可直接或通过引发微血管收缩，导致微血管内皮损害及功能障碍，Elesher等应用冠状动脉造影，TIMI心肌灌注分级技术评估了42例诊断为SCM的患者，69%发生心肌灌注异常，表明存在微血管功能障碍。

（三）儿茶酚胺的直接心脏毒性

儿茶酚胺过度释放可直接对心脏产生毒性作用，且对心脏的直接毒性作用比通过血流到达心脏引起的毒性作用更加明显。交感神经过度兴奋可使去甲肾上腺素直接从心脏交感神经末梢外溢。通过 cAMP 介导钙超载，直接导致心肌细胞损伤。

（四）雌激素水平减低

SCM 好发于绝经后女性，占 90% 以上，此时雌激素水平明显下降、缺乏。在生理情况下，雌激素可通过内皮依赖性和抗交感活性，改善冠状动脉血流及减轻应激对心肌细胞的损伤，对抗儿茶酚胺的心脏毒性。绝经期后，雌激素水平降低可增加交感神经的兴奋性和促进内皮细胞功能损伤，这表明绝经后女性由于缺乏雌激素保护效应，可使交感神经系统易激惹，以及心肌细胞易受到儿茶酚胺的影响，从而引起 SCM。

三　临床表现

SCM 与急性心肌梗死的临床症状比较相似，很难鉴别，比较多见的症状是心前区疼痛和呼吸困难，心悸，上腹疼痛，晕厥，心律失常，甚至呼吸、心搏骤停和猝死，心功能不全，急性肺水肿或心源性休克。

四　辅助检查

（一）心电图

SCM 最常见的心电图表现为 ST 段抬高（以胸前导联为主），T 波倒置，ST 间期延长，肢体导联低电压及心律失常（室性、房性），也可见异常 Q 波及新发传导阻滞。通常 2～3 d 后 ST 段恢复正常，ST 段压低，T 波倒置，4～6 周恢复。

心功能正常后，心电图大多可恢复正常。SCM 心电图演变可分为四期。①第一期：ST 段抬高，发病不久。②第二期：T 波倒置，发病 3 d。③第三期：T 波倒置暂时性改善，发病 3 周。④第四期：T 波再度深度倒置（可持续数月），与急性心肌梗死鉴别，Q 波短时间消失或不出现 Q 波。

（二）血液生物标志物

大部分患者 CK、CK-MB、cTnT、cTnI 轻度升高，但 CK-MB 通常不高于 10.5 U/L，cTnI 不高于 4.5 ng/mL，可与急性冠状动脉综合征相鉴别。

SCM 血浆 proBNP、NT-proBNP 升高，两者是判断心力衰竭严重程度的指标，BNP 高峰发生于 24 h 内，持续 ≥10 d，3 个月左右完全恢复正常。

（三）超声心动图

超声心动图对应激性心肌病诊断起十分重要的作用，是检测室壁运动的重要手段，对并发症的发现也起重要作用，如左心室流出道梗阻、附壁血栓、心脏破裂。

心脏超声特殊性表现为，左心室心尖部呈球囊样扩张，室壁运动减弱，消失或矛盾运动，心基部运动代偿性增强，形似"章鱼罐"且室壁运动异常范围常超出单支冠状动脉血管的供血区。少数合并二尖瓣、三尖瓣、主动脉瓣关闭不全。左心室射血分数明显降低 <

30%,恢复期 EF 值可达 50% 以上。

(四)冠状动脉造影

冠状动脉造影提示冠状动脉不存在有意义的狭窄,可见少数血管痉挛。

五 诊断标准

欧洲心脏病学会(european society of cardiology,ESC)心力衰竭协会关于 SCM 的诊断标准如下。①压力触发(心理或生理)导致左心室或右心室心肌短暂局部室壁运动异常,经常发生,但不总是出现。②局部室壁运动异常,通常会超出单一心外膜血管分布范围,常导致涉及的心室节段周围功能异常。③不能用冠状动脉粥样硬化性疾病(包括急性斑块破裂、血栓形成、冠状动脉夹层或其他病理状态)来解释观察到的一过性左心室功能障碍(如肥厚型心肌病、病毒性心肌病)。④急性期(3 个月)新发和可逆的心电图异常(ST 段抬高、ST 段压低、左束支传导阻滞、T 波倒置、QT 间期延长)。⑤急性期显著升高的血清钠尿肽水平。⑥cTnT 虽然阳性,但只是轻度升高(肌钙蛋白水平和受累心肌量不一致)。⑦随访发现心室收缩功能 3～6 个月恢复。

六 治疗

目前应激性心肌病的治疗无标准治疗指南,主要是去除诱因,避免应激,积极治疗原发病及对症治疗。尚未明确诊断之前,按急性心肌梗死监护、治疗,吸氧,抗凝和抗血小板。如无溶栓禁忌证,溶栓治疗是允许的。

儿茶酚胺过量的发病机制需要防止心室重塑,应用 β 受体阻滞药及血管紧张素转换酶抑制药、血管紧张素受体阻滞药是合理的,并给予最大耐受剂量。

抗凝治疗目的主要是防止左心室心尖部血栓形成,防止脑栓塞的发生,建议应用华法林或利伐沙班,直到心尖部室壁运动异常消失,合并心律失常可应用胺碘酮。其他支持治疗包括主动脉内囊反搏及 ECOM。

七 急性重症高原病的心功能变化

急性重症高原病时,低压性低氧对机体的损害是全方位的,心功能变化如下。

(一)心肌变化

缺氧直接作用于心肌细胞,使心肌细胞缺氧,很少部分心肌细胞缺氧发生坏死,另一部分心肌像冬眠动物一样,暂时处于睡眠状态。当缺氧恢复,心肌细胞可恢复正常,心肌功能降低到较低水平,与减少心肌供氧一致,引起心肌的自我保护作用。

(二)异常舒张

缺氧导致心肌顺应性改变,僵硬度改变,发生舒张功能不全。

(三)右心功能不全

高原低压性低氧,导致高原肺水肿、肺动脉压升高,导致右心功能不全。右心室的心肌较薄,顺应性很高。当肺动脉高压,右心室压力升高,右心室舒张末期增大,右心室扩张,室间隔出现反常运动,如右心室压力持续升高,室间隔在舒张期、收缩期左移,导致左心室容积明显减少,左心室顺应性降低,加之缺氧及冬眠心肌,左心室最终发生收缩舒张功能不全。

(四)能量代谢

高原低压性低氧,缺血组织内的氧合血红蛋白被消耗,能量代谢从有氧氧化转变成无氧酵解为主,糖酵解产生 ATP,成为维持心肌存活的唯一能量来源。脂肪酸氧化代谢产生等量 ATP 的耗氧量比糖代谢高,并产生大量乳酸。当心肌缺血缺氧时,冠状动脉内脂肪酸升高,高原低氧可抑制丙酮酸脱氢酶活性,阻止葡萄糖有氧代谢,增加乳酸及质子的积聚,抑制心肌做功,心肌收缩力下降,在终末期,左心室舒张收缩功能均受累。

(五)心功能变化

急性重症高原病心功能的变化要动态评估,在早期(高原反应及肺水肿早期)心功能呈代偿性增强。心功能不全,是由高原低氧及高原肺水肿导致肺动脉高压的结局(主要是急性右心功能障碍)。急性右心功能不全也可能是高原肺水肿的并发症。

缺氧导致肺血管收缩,肺动脉压升高,右心室压力相应升高,右心室扩大且机体处于缺氧环境,血流量重新分配,使左心室的前负荷下降,左心室缩小、射血分数、心排血量和每搏输出量明显下降。

机体刚进入高原低氧环境,血浆儿茶酚胺水平明显升高,心功能也出现一过性增强,但几日后,心肌 β 肾上腺素能受体因血浆过高的儿茶酚胺而出现下调,心肌对儿茶酚胺的反应出现迟钝现象,心肌收缩性和心功能下降。

(六)缺氧对心肌的直接损害

缺氧可引起心肌细胞线粒体微管明显破坏,导致细胞线粒体通透性升高,影响细胞活性,引起细胞缺氧性损害,能量代谢障碍,进而使左心功能出现减退。

(七)左右心室相互作用

高原缺氧引起肺动脉高压时,右心负荷过大,右心室充盈压增加,肥厚和僵硬度最大的室间隔向左膨隆,左心室适应性降低,左心室舒张末期容量低于正常,故心排血量和左心室射血分数下降。

总之,急性重症高原病心功能不全的发生原因是多发性的,包括:①高原缺氧对心肌的直接损害。②右心功能不全导致左心功能异常。③高原低氧导致右心僵硬度改变,顺应性下降,舒张性功能不全。④低氧直接损害。⑤心肌坏死。⑥冬眠心肌。

(唐绪刚)

第三部分　慢性高原病

第八章　慢性高原病发病机制

　　空气中氧气的比例约占 20.9%，高原空气稀薄，缺氧环境中生物体通过多种反应应对。缺氧反应在细胞暴露于缺氧环境时发生。例如，在高海拔和缺血等条件下，细胞和组织缺氧，导致了缺氧相关性疾病。为了适应环境，机体必须做出适当的反应，调节多种细胞活动以维持缺氧条件下的内稳态。这种反应通过增加红细胞或血管数量来增强氧气的输送，改变能量代谢，维持机体健康。

　　机体缺氧的本质是细胞缺氧，因此，目前缺氧对机体细胞分子水平影响的研究日趋深入，长期缺氧是发生慢性高原病的主要病因，影响呼吸、循环、血液、消化、神经、内分泌、免疫及泌尿等系统功能，发病机制复杂，且在不同的发病阶段，内在机制也不同。例如，缺氧诱导的 EPO 被认为是调节红细胞生成的主要激素，但许多慢性高原病患者，EPO 水平通常与红细胞生成没有很好的相关性。有学者认为，患者在慢性高原病发病前期，EPO 是促进红细胞生成的主要因素，但罹患慢性高原病即进入适应失败阶段时，EPO 可能不是主要影响因素。慢性高原病以红细胞增多为主要表现形式，参与红细胞生成、调控等环节的多种因素均有可能影响慢性高原病的发病。因此，本章主要从红细胞的生成、调控，细胞低氧感知及相关研究情况等方面概述其发病机制。

第一节　红细胞增殖分化及调节

　　循环中红细胞主要功能是将氧气输送至组织，并通过呼气将 CO_2 排出体外。正常红细胞的生成包括造血干细胞（hematopoietic stem cell，HSC）阶段、红系祖细胞阶段、红系前体细胞（原红细胞至晚幼红细胞）的增殖与分化阶段、网织红细胞的增殖及成熟过程，以及网织红细胞向外周血释放成熟红细胞的过程。红系祖细胞、红系前体细胞及成熟红细胞共同构成红细胞系,红细胞系的细胞来自多能 HSC,随着红细胞系的定向分化,单能红系祖细胞发育为红系爆式集落形成单位(burst forming unit-erythroid,BFU-E)、红细胞集落形成单位(colony forming unit-erythroid,CFU-E),BFU-E 和 CFU-E 的鉴别可通过将其在体外发育成形态上可分辨的红细胞克隆性细胞株来区分。随后,细胞发育成为红系前体细胞,红系前体细胞阶段包括原始红细胞、早幼红细胞、中幼红细胞、晚幼红细胞等阶段,此阶段细胞均为有核红细胞,原始红细胞是骨髓中第一个形态学上可识别的红系前体细胞,在经过 4~5 次有丝分裂后发育为晚幼红细胞。晚幼红细胞阶段,细胞不再分裂,发育过程中核被排出而成为网织红细胞,网织红细胞在骨髓中经历 2~3 d,在循环中大约 1 d 发育为盘形红细胞。红细胞生成发育的特征是在每次有丝分裂后,子细胞总是比亲代细胞更趋向于成熟状态,从而最终成为功能性的成熟红细胞。在此过程中,它们有了人血组织抗原、转运蛋白和红细胞膜构成的所有成分。

在成人阶段,除非在病理情况下或受到环境损害干扰,循环中的红细胞总数保持稳定状态。但在胎儿时期,尤其是胚胎发育早期却并不是这样,并且红细胞体积在新生儿发育期间显著增加。因此,红细胞的生成在成人与胚胎/胎儿期有明显的差异。

一 红细胞的增殖分化

(一)红系祖细胞

最早向红系定向的可识别祖细胞是 BFU-E。BFU-E 以其能在体外半固体培养基上形成爆式集落而得名,即在 10~14 d 内形成一个包含成百上千个细胞的集落,在较大的中心周围形成小的卫星集落,形成"爆裂"样的结构。HSC 中的 BFU-E 形成则需要白细胞介素(interleukin-3,IL)-3、干细胞因子(stem cell factor,SCF)和 EPO,以进行分化、增殖、逃避凋亡和成熟。

随着红系的分化成熟,由 BFU-E 分化而来的较晚期的红系祖细胞 CFU-E 能在体外得到确认。CFU-E 的发育依赖于细胞生成素,并且可分裂次数较少,因此培养 5~7 d,可形成一个较小的、形态上可以辨认的红系前体细胞集落。高纯度 BFU-E 和 CFU-E 亚群可以通过细胞表面标记、IL 受体、CD34 和 CD36 从人骨髓中分离出来。红系祖细胞被认为是能够在合适生长因子存在的体外半固体培养基中形成红系菌落的骨髓细胞,可以通过流式细胞术鉴定表面 CD 抗原的特征性图谱而识别。红系祖细胞、BFU-E 和 CFU-E 在数量上只占人骨髓细胞的极少部分。

(二)红系前体细胞

1.原始红细胞

原始红细胞呈不规则圆形或略椭圆形,直径 15~22 μm。核占细胞面积的 80%,核染色质细致并呈小块状分布。可见 1 个或多个清晰的核仁。高浓度的多核糖体使这些细胞的细胞质呈强嗜碱性。超高倍镜下可见铁蛋白分子单个遍布于胞质中。涂片上细胞质过氧化物酶染色显示已存在 Hb。

2.早幼红细胞

早幼红细胞直径 10~18 μm。细胞核占细胞面积的 3/4,由特异的深紫色异染色质及分布于其中的粉红色常染色质团块组成,之间有不规则的条状物相连,类似于轮辐或时钟面。细胞质深蓝,存在核周晕,高尔基体与核之间存在透亮区。此阶段由于多核糖体的持续存在,细胞质呈嗜碱性。

3. 中幼红细胞

中幼红细胞直径 8 ~ 15 μm,圆形。由于 Hb 稀释了多核糖体的含量,细胞质由深蓝色变为灰色,核圆形或椭圆形,占整个细胞的 1/2 ~ 2/3,居中。染色质凝集成块,呈放射状、龟背状排列,副染色质清楚,核仁消失,核周晕持续存在。

4. 晚幼红细胞

晚幼红细胞直径 7 ~ 10 μm,红系生成过程的最后一次有丝分裂后,幼红细胞内 Hb 浓度增加。光镜下显示细胞核极其致密,无明显特征。细胞体积缩小,是幼红细胞中最小的细胞。核偏心,占细胞体积的 1/4。相差显微镜下可观察到细胞运动现象。在细胞周围的不同部位可见圆形突起快速缩进,这种运动可能是为脱核做准备。细胞超微结构显示细胞边缘呈不规则形,反映了其运动状态。异染色质呈大块状,线粒体在数量和大小上均减少。

5. 幼红细胞造血岛

正常成人红系造血的解剖单位是幼红细胞造血岛,由定位于中央的一个巨噬细胞及其周围的一群分化成熟中的幼红细胞组成。一些与细胞间黏附有关的结合蛋白在此过程起重要作用。例如,幼红细胞中的 $\alpha_4\beta_1$ 整合素(也称为极晚期抗原 VLA4)、成红细胞-巨噬细胞蛋白(erythroblast-macrophage protein,EMP)、细胞间黏附分子(intercellular adhesion molecule,ICAM)-4、巨噬细胞中的血管细胞黏附分子(VCAM-1)、α_v 整合素。巨噬细胞的活动极其活跃,随着红细胞成熟,其会沿着巨噬细胞的细胞质突起不断移动并离开造血细胞岛。当红细胞成熟至脱核阶段,其就与内皮细胞接触,以某种尚不清楚的机制通过内皮细胞胞质孔,作为网织红细胞进入血液循环。在离开骨髓前,细胞核被脱出并被骨髓巨噬细胞吞噬或降解。此外,幼红细胞造血岛中的巨噬细胞可以用 EPO 非依赖的方式刺激红细胞生成,如慢性形成的炎症性贫血和骨髓增生异常综合征性贫血可能由巨噬细胞刺激红细胞生成不够导致。

(三)网织红细胞

在晚期晚幼红细胞阶段幼红细胞脱核之前,中间丝和微管的边缘带消失。脱核是一个高度动态的过程,并且涉及多种机制的协调作用。微管蛋白和肌动蛋白在核将脱出的位置浓聚。这些变化与微管的重组和肌动蛋白的聚集一起,在脱核中起重要的作用。体外脱核不是瞬间的过程,需要 6 ~ 8 min,这个过程由靠近细胞中部的几次有力收缩开始,接着细胞分裂成体积不相等的部分,体积较小的部分由较窄的含血红蛋白的细胞质带包绕脱出的核组成。在体内,当幼红细胞还是幼红细胞造血岛一部分时就发生脱核。另外,脱核还发生在幼红细胞通过骨髓窦时,这是由于核无法通过骨髓窦的小开口而留在骨髓中。脱出的核被膜包绕着,其磷脂酰丝氨酸含量丰富,因此,易被巨噬细胞辨识并吞噬。

在脱核后,网织红细胞仍含有线粒体、少量的核糖体、中心粒及高尔基体残留物。网织红细胞中无内质网,亮甲酚蓝或新亚甲蓝活体染色可见核糖体、线粒体及其他细胞器的聚集。这些聚集物呈深蓝色网状纤维样,故得名网织红细胞。网织红细胞的成熟需要 48 ~ 72 h。在此期间,约 20% 的膜表面积丧失,细胞体积减小 10% ~ 15%,并完成细胞膜下骨架的最后组装。相差显微镜下观察活体网织红细胞,其形状不规则,细胞表面皱缩,出现细胞膜活动。电镜下网织红细胞形态不规则,含多个残留的细胞器。这些细胞器与光滑的小囊泡及偶发的中心粒一起位于脱核的区域。早期网织红细胞中大部分核糖体弥散分布于细胞质中,为多聚核糖体。而在成熟过程中,随着蛋白质合成减少,多聚核糖体逐渐转变为单核糖体。在网状细胞成熟期间,细胞膜重塑显著,膜蛋白(包括转铁蛋白受体、Na^+-K^+-ATP 酶和黏附分子)、微管蛋白和细胞质肌动蛋白丢失。在重塑过程中,细胞膜变得更有弹性,膜的机械稳定性提高。

(四)成熟红细胞

红细胞是一种复杂的细胞,细胞膜由脂质和蛋白质组成。通过物质代谢,红细胞可维持 120 d 的寿命,以及保持 Hb 功能完整。正常静态红细胞呈双面凹的圆盘形。成人红细胞直径为 7 ~ 8 μm,并随细胞衰老轻微变小。脾促使的囊泡形成贯穿整个红细胞的生存阶段,它可导致细胞膜表面区域持续丢失,这可能是红细胞体积随衰老逐渐减小的原因。循环中的红细胞大部分时间在微循环的毛细血管中度过,在生存 100 ~ 120 d 里移动了大约 250 km 的路程,并损失了 15% ~ 20% 的细胞表面积。红细胞生存期长,在一定程度上归因于红细胞膜具有能围绕红细胞内容物旋转的独特能力,因而可以携带更多的氧。在血流停止或极其缓慢的区域,红细胞常 2 ~ 12 个聚集在一起前行,呈缗钱状。这种聚集在大血管中则被剪切力破坏。

二　红系造血调控

在红细胞形成早期,HSC 产生高度增殖的红系前体细胞,先是 BFU-E,然后是 CFU-E。红系前体随后进行末端分化,依次产生不同群体的红系前体。在这个过程中,细胞的大小逐渐缩小,细胞膜重新组织。随着核糖体的积累,细胞质首先变为嗜碱性,然后由于 Hb 的大量产生而变为嗜酸性,而核由于染色质的逐渐凝结而变得更小,最后脱出细胞核、内质网等,形成网织红细胞。在成熟过程中,网织红细胞失去核糖体,重新组织细胞骨架和细胞膜,获得红细胞独特的双凹形状。红系造血是一个严密调控的系统,每个发育阶段都有一个独特的转录程序,在发育的早期阶段会出现一系列红系特异性基因表达,随后逐渐沉默,这些转录变化受复杂的调控网络控制,包括基因组调控区域(即启动子和增强子)和主转录因子之间的功能相互作用。特别地,增强子是红细胞生成早期基因表达程序的主要决定因素。

红细胞与巨核细胞(megakaryocyte,MK)的祖细胞具有许多共同特征,它们分享许多转录因子(SCL、GATA-1、GATA-2 和 NF-E2)、细胞表面分子(TER119)和细胞因子受体(IL-3、SCF、EPO 和 TPO),并且多数红系和 MK 白血病细胞系表达或能被诱导表达其他系统的特征。此外,这两个与系统发育最相关的细胞因子 EPO 和 TPO 是造血生长因子家族中最为密切相关的蛋白质,在刺激两个系统祖细胞的生长方面具有协同性,由上述原因和其他原因可推测出红细胞系生成和 MK 生成分享共同的祖细胞。

（一）影响红细胞生成的生长因子

1. 干细胞因子

干细胞因子（SCF），亦称 Steel 因子（SLF）、肥大细胞生长因子（MGF）或 c-kit 配体，SCF 的受体是原癌基因 c-kit 编码的蛋白，也被称为 CD117。它是由骨髓微环境中的基质细胞产生的一种酸性糖蛋白4J。SCF 有可溶性和膜结合型 2 种存在形式，均具有生物学活性。SCF 结合 c-kit 而激活的细胞内介质包括磷酸肌醇 3 激酶（PI3K）、丝裂原激活蛋白激酶（MAPK）、磷脂酶 C 和原癌基因 c-Src。SCF 和其他细胞因子一起诱导干细胞和祖细胞增生、延长其存活期及引起干细胞和祖细胞动员。虽然 SCF 的受体在祖细胞无显著不同，但 SCF 诱导红系祖细胞增生比粒细胞单核细胞系造血祖细胞强，可能是其他特异性因素影响了祖细胞对 SCF 的反应性。

SCF 造血作用非常重要，其基因缺陷小鼠可出现 HSC 数量或质量下降，从而引发重度贫血，甚则由于多种发育缺陷而具有胚胎致死性；除了胚胎和胎儿造血发育中的关键作用外，用抗体处理来中和成年小鼠 SCF 的受体 c-kit 也可导致重度全血细胞减少，这表明 SCF 受体/配体对机体有重要造血作用；SCF 在血液中的水平维持相对恒定，不依赖于血细胞数量的变化。

2. 促红细胞生成素及其受体

EPO 是一种含有 165 个氨基酸和 4 个碳水化合物侧链的糖蛋白。其分子量为 30 kD，其中 40% 为碳水化合物。EPOR 是一类细胞因子受体超家族的成员，在胞外结构域包含一个 WSXWS 基序（色氨酸-丝氨酸-某种氨基酸-色氨酸-丝氨酸基序）、一个单一跨膜结构域、一个缺乏氨基酸激酶活性并与 JAK 激酶（一种细胞内非受体酪氨酸激酶家族）相联系的胞浆区，并可形成同源二聚体、异源二聚体或异源三聚体等复合物，EPO 与其同源二聚体受体复合物结合，使胞浆区相联系的 JAK2 激酶距离接近，从而实现 JAK 转磷酸化、受体磷酸化、信号转导子、转录激活子（signal transducer and activator of transcription，STAT）及其他下游信号通路的磷酸化和激活，磷酸化的 STAT5 亚基 STAT5A 和 STAT5B，二聚化并转移到细胞核以激活选择基因表达。

在胎儿阶段，EPO 主要在肝产生，出生后，EPO 生成部位逐渐转移至肾，成年人体内约 85% 的 EPO 由肾产生，红细胞的产生亦从胎儿的肝转移到骨髓，骨髓是成人造血的部位，肾小管周围间质细胞是 EPO 的产生细胞。EPO 在肝和肾以外的组织中也有表达，包括大脑和神经细胞、脾、肺和骨髓，但不能替代肾提供所需的红细胞生成调节。缺氧可使产 EPO 细胞数量增加，从而诱导 EPO 产生增加。

红细胞生成需要 EPO，敲除 EPO 或 EPOR 基因的小鼠会在 13.5 d 左右在子宫内死亡，原因是胎儿肝的红细胞生成中断，导致严重贫血。红细胞生成是一个复杂的过程，涉及许多祖细胞的连续生长，EPOR 在 CFU-E 阶段表达最高，这一阶段成为对 EPO 水平变化最敏感的阶段。EPO 与红系祖细胞上的受体结合，可增加红系转录因子 GATA-1 和碱性螺旋-环-螺旋（bHLH）转录因子 T 细胞急性白血病蛋白 1（TAL1）的表达，从而反式激活 EPOR 的表达，因此，EPO 可调节其自身受体的表达。在早期 BFU-E 阶段的 EPO 结合，低水平 EPOR 诱导 GATA-1 和 TAL1 激活包括 EPOR 在内的红系增殖反应。EPOR 随着红细胞分化的进展而下调，在网织红细胞上未检测到，网织红细胞增多仅在循环 EPO

急性增加后延迟约 3 d 才变得明显。缺乏 EPO 会阻碍红细胞的生成,在长期情况下会导致贫血。

对人脐静脉和牛肾上腺毛细血管原代内皮细胞的培养显示,EPOR 在内皮细胞中表达。在内皮细胞中,eNOS 产生 NO 调节血管张力和血压。EPO 刺激内皮细胞可激活 eNOS 和 NO 的产生,特别是在缺氧时,高表达人 EPO 的转基因小鼠(HCT 约为 80%)也明显增加 eNOS 水平和 NO 的产生。EPO 刺激内皮细胞亦会增加内皮素-1 的分泌,产生缩血管反应。由缺氧或缺血应激诱导的 EPO 可刺激红细胞的产生,以改善氧气输送,增加氧气从肺到组织的运输。然而,红细胞产量的增加需要骨髓和小鼠脾中红系祖细胞增殖和分化增加来扩大红细胞谱系,因此,EPO 促进 NO 的诱导作用提供了一种调节血管张力和改善氧气输送的急性反应潜力,这种急性反应与刺激红系祖细胞的存活、增殖和分化,以及产生成熟红细胞所需要的时间形成对比。

除内皮细胞外,在其他非红细胞组织中,EPOR 的表达也提供了缺血或损伤时组织特异性的 EPO 保护反应。EPOR 的表达和活性也体现在以下组织中。①内皮细胞可调节血管张力,改善氧输送,对缺血性损伤提供心脏保护。②EPOR 可对大脑,特别是神经元,缺血应激或损伤有保护作用。③成肌细胞用于组织维护或修复的骨骼肌。④白色脂肪组织(脂肪细胞和巨噬细胞)可保护雄性小鼠在饮食引起的肥胖期间免受炎症和脂肪量增加的影响。⑤骨髓间充质干细胞和成骨细胞能维持正常的骨发育和骨重塑,同时伴有外源性 EPO 刺激红细胞生成。

3. 促血小板生成素

促血小板生成素(thrombopoietin,TPO)是血小板产生过程中最为关键的调节因子,又称巨核细胞生长衍生因子(megakaryocyte growth and development factor,MGDF)。TPO 是一种 45～70 kD 的激素,促血小板生成素与 EPO 具有广泛的序列同源性,同一性达 20%,另有 25% 的类似性。该激素由多种器官产生,包括肝、肾、骨骼肌和骨髓基质。TPO 是巨核细胞祖细胞扩增和分化的主要调节因子,该激素作用于 MK 祖细胞,促进其存活和增加,作用于不成熟的巨核细胞,促进其分化,但不作用于血小板形成阶段的成熟细胞。此外,由于 TPO 对维持 HSC 至关重要,因此它可以真正被描述为一种泛造血细胞因子,该激素支持潜在造血干细胞群体的存活,并与 IL-3 和 SCF 协同作用,诱导这些细胞进入细胞周期,并促进其向原始和各系定向造血祖细胞的转变。研究表明,高原缺氧环境下,TPO 值明显高于平原,慢性高原病患者 TPO 水平明显高于同一环境下的正常人,提示 TPO 与慢性高原病的发生有一定关系。

TPO 受体与细胞原癌基因 c-Mpl 的产物一旦结合就会使 c-Mpl 形成同型二聚体、激活 JAK2 激酶,导致胞内结构域的 3 个酪氨酸残基磷酸化。这些磷酸化的酪氨酸残基作为几个二级信号分子的对接位点,包括 STAT、MAPK 和 PI3K,最终导致多个转录因子(如同源盒蛋白、缺氧诱导因子)的表达和细胞存活分子(如 Bcl-xl 基因)的表达。

虽然 EPO 和 TPO 都能激活 JAK2,但前者导致 STAT5 的激活,而后者导致 STAT1、STAT3 和 STAT5 的激活,最终靶向一系列不同的基因。此外,激活整合素 $a_5\beta_1$(VLA5)介导的信号促进 EPO 诱导的红细胞发育,而激活 VLA4 介导的信号则抑制红系造血而促进 TPO 诱导的巨核细胞生长。

4.性激素

男性和女性慢性高原病患病率有很大差异,女性少见患病,但绝经后女性的慢性高原病发病率急剧增加。睾酮主要由男性睾丸分泌,在肝失活,属于类固醇激素,具有合成蛋白质、维持电解质平衡及保持雄性体征的作用,与机体多系统功能有关,如机体造血,糖类、脂质代谢,保持体内钙平衡和前列腺增长等。研究表明,睾酮降低肺通气并增加红细胞生成,以剂量依赖的方式刺激男性红细胞的产生,特别是老年男性。睾酮下调肝铁调素 mRNA 表达,上调肾 EPOmRNA 表达,并增加 EPO 水平。睾酮促进红系祖细胞及 EPO 敏感细胞的数量增加,刺激正铁血红素的合成,也直接作用于骨髓引起红细胞的生成。

雌激素主要由女性卵巢分泌。与睾酮相反,雌激素增加肺通气并抑制红细胞生成,较高的雌激素水平与较高的动脉血氧饱和度有关,这可能是不同性别通气反应差异的原因。雌激素可抵抗缺氧诱导的红细胞生成,并以剂量依赖方式对慢性高原病受试者的红细胞生成产生显著的负面影响。雌激素可显著降低 GATA-1 和 VEGF 的 mRNA 水平,此外,多个 GATA-1 靶基因(*AIAS-2*、*EPOR*、*Bcl-xl* 等)的表达也随着雌激素的增加而显著降低,VEGF 可能直接受雌激素调控或通过 HIF 信号间接与雌激素相关。雌激素使红细胞的凋亡率显著增加,提示雌激素调控红细胞的机制之一是增加红细胞的细胞凋亡。

5.白细胞介素-3

白细胞介素-3(IL-3)是白细胞介素家族重要成员之一,又称多集落刺激因子(multi-CSF),是一种细胞因子。其由 T 淋巴细胞产生,能够刺激参与免疫反应的细胞增殖、分化并提高其功能;是主要的早期造血生长因子,对造血调控起着极其重要的作用;主要作用于早期造血祖细胞,促进增殖,并与 kit 配体和晚期分化因子,如 EPO、粒细胞集落刺激因子(granulocyte colony-stimulating factor,G-CSF)、巨噬细胞集落刺激因子(macrophage colony stimulating factor,M-CSF)一起促进造血祖细胞的分化。

(二)影响红细胞生成的转录因子

IL-3 在红系分化过程涉及许多转录因子的调控,如 GATA-1、Nuclearfactor-erythroid2、Friend of GATA-1(FOG-1)、红细胞克吕佩尔样因子(erythroid kruppel-like factor,EKLF)、Pu.1 及 SCL/TAL1 等,被证实参与红系分化。

1. GATA

GATA 家族是一类具有保守Ⅳ型锌指结构域的转录因子,因特异性地与靶基因启动子的 A/T(GATA)A/G 序列结合而得名,GATA 转录因子家族在胚胎发育过程中起着至关重要的作用,在细胞分化和组织形态发生中发挥着复杂而广泛的作用。GATA 蛋白对来自所有 3 个胚层的组织(包括皮肤、大脑、性腺、肝、造血系统、心血管和泌尿生殖系统)的发育至关重要。脊椎动物中一般有 6 个 GATA 家族成员,根据它们的系统进化关系和组织表达特征,分为 GATA-1 ~ GATA-3 及 GATA-4 ~ CATA-6 两个亚家族,GATA-1 ~ GATA-3 亚家族是造血系统和中枢神经系统分化和发育所必需的;GATA-4 ~ GATA-6 亚家族在中、内胚层的器官,如心脏、肝、肺和生殖腺等中表达,对组织特异性基因的表达起关键性的调控作用。

转录因子 GATA-1 和 GATA-2 在红细胞生成的基因调控中起关键作用,GATA-1 和 GATA-2 双敲除的胚胎细胞因完全红系细胞缺失而死亡。GATA-2 对未成熟造血祖细胞的维持和增殖至关重要,而 GATA-1 对红系祖细胞的存活和红细胞的最终分化至关重要。GATA-1 在红细胞、巨核细胞、肥大细胞、嗜酸性粒细胞、嗜碱性粒细胞和树突状细胞中表达,在红系分化过程中,GATA-2 在 HSC 和祖细胞中并先于 GATA-1 表达,占据部分 GATA 结合基序。而 GATA-1 在红细胞成熟过程中高水平表达。GATA-1 是红细胞生成的主要调节因子,在共同髓系祖细胞期开始表达 GATA-1 后,GATA-1 水平稳步上升,CFU-E 和前体红细胞中表达最高,此后逐渐降低,GATA-1 通过激活多种红系特异性基因的表达、抑制 kit 受体和 GATA-2 表达,促进红系细胞分化。在红细胞分化的早期阶段,缺乏 GATA-1 的红系祖细胞有可能分化为非红细胞系,同时保留原红细胞的形态,表明 GATA-1 是红细胞系分化的必要条件。

研究发现慢性高原病患者骨髓红系细胞中 HIF-1α 和 GATA-1 的 mRNA 表达均上调,提示慢性高原病患者的发病原因可能是低氧促进 HIF-1α 的表达,并影响 GATA-1 从而促进红系细胞的分化成熟。

2. 转录因子 NF-E2

转录因子 NF-E2(Nuclearfactor-erythroid 2,NF-E2)是由血细胞特异性表达的亚单位 P45NF-E2 和广泛大量表达的亚单位 P18 共同组成的基本亮氨酸链状蛋白异二聚体,属于 CNC 转录因子家族。P45NF-E2 在造血前体细胞、红系细胞、巨核细胞、肥大细胞及粒细胞中有表达,对促进红细胞分化、Hb 合成及对成熟红细胞抗氧化功能的保持起关键作用。P45NF-E2 的转录主要受到 GATA-1 的调控,GATA-1 的表达增高,可加强 P45NF-E2 的表达而使细胞向红系末端分化。应用 EPO 刺激脐血 CD34 阳性细胞向红系末端分化时,包括 P45NF-E2 在内的多种红系特异性转录因子均被上调。

3. GATA-1 的伴侣蛋白

GATA-1 的伴侣蛋白(Friend of GATA-1,FOG-1)是一种与 GATA 蛋白家族相互作用的核蛋白,含有 9 个锌指结构,可结合于 GATA-1 的锌指结构。FOG-1 可增强或抑制 GATA-1 转录活性,具体作用取决于二者的结合部位。抑制 FOG-1 可诱导产生严重贫血和血小板减少。FOG/GATA-1 复合物可以共同抑制 GATA-2 和 c-myb 的转录,使红系分化正常进行,在 FOG-1 缺乏的情况下 GATA-1 不能关闭 GATA-2 及 c-myb 的转录,红系停留在祖细胞阶段不能继续分化。一旦细胞的链系分化定向,FOG 就和 GATA-1 共同作用于红系成熟过程。

4. 红细胞克吕佩尔样因子

红细胞克吕佩尔样因子(EKLF)是一种含锌指结构的转录因子,在红系分化中发挥重要作用。EKLF 与 β 珠蛋白 CACCC 序列结合,调控珠蛋白转换。EKLF 敲除的小鼠胚胎在发育 14.5~15.0 d 后死于严重的红系细胞缺陷。在 EKLF 缺陷的红细胞中,β 珠蛋白 mRNA 的蛋白水平均下降。EKLF 缺陷的小鼠网状内皮系统中铁大量堆积,形成无效红系造血。

5. 其他影响因子

Hox 转录因子家族对造血细胞非常重要,表现在自我更新/扩增水平的调控,去除

Hox 基因或去除调控它们表达的基因,都会导致显著性的造血缺陷。与 *Hox* 基因类似,抑制 *Pbx*1 基因的基因表达也可导致造血干细胞缺陷,例如,*Pbx*1 基因敲除小鼠的髓系共同祖细胞数量显著减少。Pu.1 与 GATA-1 相互作用则通过诱导多能干细胞向髓系和 B 淋巴细胞系分化并抑制红细胞生成而拮抗红系造血。Notch 影响造血干细胞,Notch 配体 Delta1 和 Delta4 可扩增原始造血细胞,在骨母细胞被实验性扩增的小鼠中,Notch 的抑制处理可阻断造血干细胞的扩增;SCL 也称为 T 细胞急性淋巴细胞白血病-1 蛋白(TAL1),能与 GATA-1 结合,促进 *EKLF* 等基因的表达,TAL1/SCL 在 HSC/祖细胞分化和红细胞成熟中起到重要作用,例如,TAL1 结合到 EPOR 启动子激活 EPOR 表达,从而导致红细胞过度增多。

红系造血发生及调控机制复杂,详细机制至今尚不完全清楚,探索可能参与红系造血的各种因素并研究其作用机制,将有利于更全面地分析慢性高原病等相关疾病的发病机制。

三　血红蛋白合成及调节

成熟红细胞中,Hb 占红细胞内蛋白质总量的 95%,是血液运输氧气的最重要物质,和二氧化碳的输送亦有一定关系。Hb 是由 4 个亚基组成的四聚体,每一亚基由一分子珠蛋白与一分子血红素结合而成。血红素不单是 Hb 的辅基,也是肌红蛋白、细胞色素、过氧化物酶等的辅基。因此,一般细胞均可合成血红素,且合成通路相同,参与 Hb 合成的血红素自骨髓原始红细胞开始,在网织红细胞中合成最旺盛,而成熟红细胞不再有血红素的合成。

(一)血红素合成

合成血红素的基本原料是甘氨酸、琥珀酰辅酶 A 和 Fe^{2+} 等。合成的起始和终末阶段均在线粒体内进行,而中间阶段在细胞质内进行。血红素的生物合成可受多种因素的调节。在线粒体内,由琥珀酰辅酶 A 与甘氨酸缩合生成 δ-氨基-γ-酮戊酸(ALA),催化酶是 ALA 合酶(ALA synthase,ALAS),此酶是血红素合成的限速酶,受血红素的反馈调节。ALA 生成后进入胞质,在 ALA 脱水酶催化下,2 分子 ALA 脱水缩合生成 1 分子胆色素原(PBG),该酶含有巯基,对铅等重金属的抑制作用十分敏感。在细胞质中,由尿卟啉原Ⅰ同合酶(又称胆色素原脱氨酶)催化,使 4 分子胆色素原脱氨缩合生成 1 分子线状四吡咯,在正常生理情况下,后者主要由尿卟啉原(uroporphyrinogen,coproporphyrinogen,UPG)Ⅲ同合酶催化生成 UPGⅢ,UPGⅢ进一步经 UPGⅢ脱羧酶催化,生成粪卟啉原(CPG)Ⅲ。CPGⅢ再进入线粒体,经 CPGⅢ氧化脱羧酶作用,生成原卟啉原Ⅸ,再由原卟啉原Ⅸ氧化酶催化成为原卟啉Ⅸ。通过亚铁螯合酶又称血红素合成酶的催化,原卟啉Ⅸ和血红蛋白 Fe^{2+} 结合,生成血红素,铅等重金属对亚铁螯合酶也有抑制作用。血红素生成后从线粒体转运到细胞质,在骨髓的有核红细胞及网织红细胞中,与珠蛋白结合成为 Hb。

(二)血红素的合成调节

血红素的合成受多种因素的调节,其中最主要的调节步骤是 ALA 的合成。

1. ALA 合酶

ALA 合酶是血红素合成体系的限速酶,受血红素的反馈抑制。目前认为,血红素在体内可与阻遏蛋白结合,形成有活性的阻遏蛋白,从而抑制 ALAS 的合成。此外,血红素还具有直接负反馈调节 ALAS 活性的作用。由于磷酸吡哆醛是该酶的辅基,维生素 B_6 缺乏将影响血红素的合成。血红素结合成 Hb 后,对 ALAS 不再具有反馈抑制作用。如果血红素的合成速度大于珠蛋白的合成速度,过多的血红素可以氧化成高铁血红素,后者对 ALAS 也具有强烈抑制作用。某些类固醇激素,如睾酮在肝 5β-还原酶作用下可生成 5β-氢睾丸酮,后者能诱导 ALAS 的合成,从而促进血红素的生成。许多在肝中进行生物转化的物质,如致癌物质、药物、杀虫剂等,均可导致肝 ALAS 显著增加。

GATA-1 靶基因可编码 ALAS,哺乳动物有两种 ALAS 亚型,分别为 ALAS-1 和 ALAS-2。ALAS-1 在不同细胞类型中介导管家功能,而 ALAS-2 在红细胞中特异性表达,为发育中的成红细胞生成血红素。GATA-1 强烈激活 ALAS-2 转录。转录后,当铁含量低时,铁反应蛋白(iron response protein,IRPs)可在 ALAS-2mRNA 的 5′非翻译区结合铁反应元件(iron response element,IRE)阻止其翻译。过多的血红素也会诱导 ALAS-2 蛋白泛素化和降解,它建立了一个负反馈通路以避免血红素蓄积。

2. ALA 脱水酶与亚铁螯合酶

ALA 脱水酶虽然也可被血红素抑制,但并不引起明显的生理效应,因为此酶的活性较 ALAS 强 80 倍。ALA 脱水酶和亚铁螯合酶对重金属的抑制均非常敏感,因此血红素合成的抑制是铅中毒的重要体征。此外,亚铁螯合酶还需要还原剂(如谷胱甘肽),任何还原条件的中断都会抑制血红素的合成。

3. 促红细胞生成素

促红细胞生成素主要在肾中合成,缺氧时即释放入血,运至骨髓,EPO 促进 BFU-E 和 CFU-E 增殖和分化,加速有核红细胞的成熟,并促进 ALAS 生成,从而促进血红素的生成,因此,EPO 是红细胞生成的主要调节剂。

4. 铁

铁对血红素的合成也有促进作用。有研究表明,长期生活在高海拔地区的人,铁的动员和利用能力较强。值得注意的是,与健康的高海拔移民相比,慢性高原病患者铁蛋白中的铁储存量和血液中的可用铁均升高,其机制可能与 IL-10 和 IL-22 降低引起的铁调素分泌水平下降有关。

5. 珠蛋白的合成及调节

Hb 由珠蛋白和血红素构成,珠蛋白的合成与一般蛋白质相同,其合成受血红素的调控,血红素的氧化产物高铁血红素能促进珠蛋白的生物合成,此外,血红素缺乏可激活血红素调控的 eIF2α 激酶,该激酶可磷酸化 eIF2α 翻译因子,从而减少珠蛋白翻译。

(杨永健)

第二节 相关基因

全世界有1.4亿人口生活在高原。随着我国经济、文化交流和国防建设的发展,进入高原的人口持续增加,其中部分人因不适应高原缺氧环境而罹患慢性高原病。

高原适应和慢性高原病还存在一定的遗传倾向,这些发现主要基于基因组学技术的运用,特别是高通量测序、遗传统计学的快速发展,基因组学技术的应用在揭示高原适应和慢性高原病遗传的分子基础,以及筛选相关易感和驱动基因中发挥了重要作用。

一 HIF 基因相关研究

在常氧情况下 HIF-1α 位于细胞质中,极不稳定,可被泛素-蛋白酶体系统迅速降解,半衰期很短(<5 min);但在缺氧情况下,HIF-1α 转移至细胞核内,与 HIF-1β 结合,活化成为具有完整转录功能的 HIF-1,稳定性和转录活性显著增加,从而促进下游基因的转录。上调 HIF-1 活性可以使细胞在缺氧状况下的生存能力提高。HIF-1 在慢性高原病患者中的表达水平升高,当他们移居至低海拔地区后 HIF-1 基因表达水平未下降,仍保持着缺氧刺激时的较高水平。HIF-1 在安第斯人、藏族人等世居高海拔人群的适应性方面发挥了重要作用,HIF 在红细胞生成过程中不仅对 EPO 及 EPOR 的基因编码起到调控作用,同时对 DMT1、铁调素、转铁蛋白及受体也有重要的调控作用。

在5%氧气浓度下体外培养人类胚胎干细胞(human embryonic stem cell,hESC),其增殖率快于常氧组细胞,产生的集落也更大。同时,还发现 EPAS1 基因可调控 hESC 增殖力,当 EPAS1 基因表达沉默后,细胞周期蛋白 NANOG 表达减少,hESC 的细胞数目及集落大小均显著下降。这是因为细胞周期蛋白 NANOG 的减少,导致细胞被阻滞在 G_0/G_1 期,延迟进入 S 期,从而降低细胞增殖。EPAS1 可介导缺氧下人间充质干细胞(human mesenchymal stem cell,hMSC)增殖及肾透明细胞癌进展。以上说明,在慢性缺氧环境下,细胞优先选择增殖,而细胞的增殖反应是由 EPAS1 介导,以适应长期缺氧环境。

研究认为,EPAS1 主要通过调控 EPO 合成来参与红细胞生成。但是在慢性高原病中,越来越多研究表明,EPO 不能完全解释红细胞过度积累的机制,EPAS1 调控红细胞过度增多的机制,已然成为慢性高原病发病机制研究的热点。Myllymaki 等报道,小鼠 PHD2 基因失活后,EPAS1/HIF-2α 稳定性增强,通过下调 Notch 信号通路,脾红系祖细胞、有核红细胞比例增加,而 EPO 水平正常,以不依赖 EPO 的方式引起小鼠脾产生过多的红细胞。说明 EPAS1 在不依赖 EPO 的情况下,可以通过信号转导蛋白参与红细胞生成。慢性高原病模型小鼠骨髓 CD71 有核红细胞中,HIF-2α/EPAS1 在 mRNA 和蛋白水平均高度表达,并通过上调表达 GATA-1,参与红细胞过度增生,说明缺氧情况下,EPAS1 可能通过提高 GATA-1 基因活性,进一步激活红系相关基因,促进红系终末分化成熟。提示 EPAS1 与红系转录因子相互作用,参与红细胞分化成熟。

健康成年人的骨髓本身就处于缺氧环境(氧分压49 mmHg,氧气含量为6.8%),明显低于外周血,缺氧的骨髓微环境中HIF-1α活化是维持正常骨髓造血的重要转录因子。高原缺氧的外部环境可能导致骨髓微环境缺氧程度更加严重,因此,HIF-1α和HIF-2α在骨髓中的变化很可能参与慢性高原病的发病和发展。

HIF-1α和HIF-2α有48%的氨基酸序列是相同的,蛋白质结构相似,但功能并不重复,而且有不同的靶基因及调节机制。对于HIF-1α和HIF-2α在不同病理状态下的调控机制是近年研究的热点之一,目前认为缺氧的持续时间和氧浓度是调控HIF-1α和HIF-2α活化程度以及持续时间的"开关",HIF-1α和HIF-2α在不同的条件下活化程度与持续时间不同,参与相互独立又相互补充的生理和病理过程。

慢性高原病患者自体骨髓单个核细胞(bone marrow mononuclear cell,BMMNC)及骨髓组织中活化的HIF的α亚基是HIF-2α而非HIF-1α。因此,研究认为高原慢性缺氧环境失去习服而导致慢性高原病的发病机制中,HIF-2α发挥了重要的调节作用。但研究同样发现,慢性高原病患者,不论在BMMNC还是骨髓组织中HIF-2α与HIF-1α均呈正相关。因此推测,高原人群受缺氧外环境的影响,骨髓中HIF-1α首先受到活化,从而促进下游VEGF等靶基因转录,改善缺氧状态,随后HIF-2α逐渐活化,继而加快红细胞生成以及血管增生,促进骨髓细胞和组织对缺氧的适应。在某些高原个体,由于对缺氧环境丧失习服,骨髓细胞中HIF-2α异常活化后,红细胞过度生成和血管异常增生,导致慢性高原病发生。

骨髓细胞及组织中的HIF-2α是慢性高原病的发病机制中的重要调控因子,但相关机制有待进一步完善。

不管是慢性高原病患者,还是整体研究对象,骨髓局部EPO水平是与HIF-2α显著相关,而非HIF-1α。尽管HIF-1α和HIF-2α可以识别相同靶基因启动子序列,但在缺氧条件下这两种亚基发挥相互独立又相互补充的作用,而这两者识别并活化不同靶基因的作用机制仍不清楚。

血管新生和血管增生同样也是低氧反应的一部分,此过程主要是受HIF-1α和HIF-2α调控。二者在血管生成过程中同样发挥相互独立又相互补充协调的作用。目前认为,在低氧反应的早期及重度低氧条件下,血管新生是由HIF-1α起主导调控作用,而低氧程度有所缓解后,在血管重构及成熟的中晚期阶段,则是由HIF-2α发挥主导调控作用。有研究表明,骨髓间充质干细胞在诱导血管增生过程中,HIF-2α要比HIF-1α发挥更为重要的调控作用。

研究发现,在慢性高原病患者骨髓组织中,骨髓微血管密度和HIF-2α显著高于对照组,而且两者呈正相关。据报道,应用人血管内皮细胞进行体外实验发现,细胞外基质金属蛋白酶诱导因子(CD147)可诱导血管生成,其机制主要是通过HIF-2α调控VEGF及VEGFR2表达上调来完成。慢性缺氧状态下,HIF-2α活化,进而促进下游靶基因EPO、VEGF、VEGFR-2表达增高,促进红细胞生成,缓解机体缺氧,同时骨髓微血管增加,骨髓微环境局部缺氧状态得以改善。但上述因子持续高表达后,红细胞过度积累,血管持续扩张,过多血管新生,导致骨髓组织结构变化,反而影响组织功能,导致慢性高原病发生。

二　*EPO* 基因相关研究

慢性高原病发病机制复杂,红系造血调控的改变又涉及多方面因素,其中,近年来发现 microRNA(miRNA)在红细胞生成过程中具有重要的调节作用。慢性高原病患者循环 miRNA-122 显著下降。同时发现慢性高原病患者自体骨髓单核细胞、EPO 及 mRNA 均明显高于对照组,而在骨髓组织中同样发现慢性高原病患者 EPO 水平增高,相关分析提示慢性高原病组 BMMNC 及骨髓组织 EPO 增高与 Hb 正相关,提示慢性高原病患者骨髓局部 EPO 异常增加参与红细胞过度生成的病理过程。

EPAS1 主要通过调控 EPO 合成来参与红细胞生成。慢性高原病患者 EPO 水平与同海拔健康人群的 EPO 水平比较无显著差异,这在南美安第斯人及青藏高原移居汉族人中屡有报道,说明慢性缺氧环境下,EPO 不是红细胞生成最主要的调控因子。HIF-1α 可与 EPO 增强子区 HRE 结合,诱导低氧下 *EPO* 基因表达,但动物实验、体外细胞实验均表明,HIF-2α/EPAS 是调控 EPO 表达的主要转录因子。而骨髓有核红细胞不表达 EPO,但 HIF-2α/EPAS1 转录活性及蛋白水平均升高,提示骨髓有核红细胞增生增强可能存在其他调控机制,HIF-2α/EPAS1 可能不依赖于 EPO 表达增强而参与慢性高原病发生、发展。

慢性高原病患者骨髓中 HIF-2α、EPO 的 mRNA 与蛋白水平显著高于对照组,且慢性高原病患者 HIF-2α 的表达变化与 EPO 和 Hb 水平显著相关,但 HIF-1α、EPOR 蛋白及 mRNA 水平与对照组无显著差异。目前研究的总体结果是慢性高原病患者血清中 EPO 水平与同海拔健康人无明显差异。在急性低氧条件下,细胞内 HIF-1α、EPO 表达升高,在低氧训练过程中逐渐下降,达到习服后急性低氧对 EPO 的诱导作用减弱甚至受到抑制,急性缺氧或 EPO 缺乏可导致小鼠心脏和大脑组织 HIF-1α、EPO、EPOR、VEGF 过度表达,然而慢性缺氧抑制了 EPO 合成缺陷小鼠 HIF-1α/VEGF 通路。骨髓细胞中 EPOR 的亲和力在低氧 5 d 组显著升高,但在低氧 15 d 组、30 d 组均显著降低。出现以上差异的原因可能是 EPO、EPOR、VEGF 表达等多种因素共同作用的结果,包括种族、地域及低氧条件和不同低氧暴露时间等。低氧诱导 HIF-1α 的下游靶基因 *EPO*、*EPOR*、*VEGF* 高表达存在时间依赖性,由此推测 EPO、EPOR、VEGF 在急性低氧早期的表达水平显著升高,但随低氧时间延长达到习服后会逐渐下降至正常水平。

EPO 在组织中的研究多集中在缺血再灌注损伤方面,通过建立大鼠脑缺血模型发现,EPO 预处理可增加缺血再灌注区域 P-STAT3 表达、降低 P-STAT1 表达,促进 Bcl-2 在急性脊髓损伤后的表达、抑制 Bax 表达,减少神经元细胞凋亡,促进神经细胞再生与修复。EPO 可通过减少氧自由基产生,并提高清除能力,抑制心肌细胞凋亡,促进 Akt 磷酸化,增强慢性缺氧心肌细胞线粒体生物合成,改善能量代谢从而对缺氧心肌产生保护作用。

发现缺血再灌注损伤早期大鼠肝组织中的 HIF-1α、VEGF 表达显著升高,提示可能通过增加缺血组织的血管新生,增加血流灌注和氧供应,可能通过抑制 iNOS 表达,减轻大鼠肝低氧性损害;另有研究表明,EPO 预处理可促进大鼠肝切除术后肝再生;miRNA-494 可通过 PI3K-Akt 途径上调肝缺血缺氧损伤时 HIF-1α 的水平,以抵抗因缺氧引起的肝 L02 细胞凋亡。每日 4000 m 海拔低氧 8 h 组和 12 h 组(周期为 4 周)肾组织中 EPO 水平明显高于常氧组。

三 细胞凋亡基因

对红系细胞进行体外培养,并采用 TUNEL 法进行细胞凋亡检测,发现有核红细胞凋亡指数降低。说明慢性高原病患者存在骨髓红系造血细胞凋亡降低。另外,研究还发现慢性高原病患者骨髓红细胞 caspase-3mRNA 的相对表达量增加,说明慢性高原病红细胞累积可能与 caspase-3 对细胞凋亡的调节相关。

慢性高原病患者存在细胞内缺氧,缺氧与细胞凋亡有密切关系。缺氧可造成线粒体损伤,使其释放凋亡相关的分子,还可刺激死亡受体途径中的 FAS 分子及其配体(Fas/FasL)等高表达而促进细胞凋亡;另外缺氧可使 HIF-1 高表达,使 p53 蛋白水平升高进而启动细胞凋亡程序。

EPO 可与 EPOR 相互作用激活 JAK2 基因,启动多种细胞信号传导途径如 PI3K、AKTkinase 及 Ras 信号途径,发挥抑制细胞凋亡和促进细胞增殖及分化的作用。EPO 还可通过激活 STAT5 途径,刺激 Bcl-xl 基因的表达,Bcl-xl 可通过抑制 Bid 及 Bax 活性维持线粒体膜稳定,阻止凋亡相关分子从线粒体释放,而发挥抗凋亡作用。慢性高原病患者 Bcl-xl 表达升高及 Bax、Bid 表达下降可能与此机制有关。

田姣等研究发现,低氧可以导致细胞线粒体损伤,释放凋亡相关分子;此外还可刺激 Fas/FasL 途径,从而刺激凋亡的发生;还能促进 HIF-1 的表达,使 p53 蛋白水平增高,促进凋亡。

慢性高原病患者与非慢性高原病患者在抗凋亡基因 Bcl-xl 的表达上存在显著性差异。在非慢性高原病细胞中,抗凋亡基因 Bcl-xl(GATA-1 下游效应基因)的表达降低,在一定程度上可能是低氧条件下红细胞生成尤其是红系祖细胞反应减弱的原因之一。

应用流式细胞术测定对照组大鼠及低压性低氧暴露后大鼠骨髓 CD71+有核红细胞凋亡情况,结果发现,低氧暴露后大鼠骨髓 CD71+有核红细胞凋亡率较对照组升高,而且随低氧暴露时间延长,凋亡率有所增高。

研究发现,慢性高原病患者 caspase-3mRNA 的相对表达量与凋亡指数呈负相关,凋亡指数与血红蛋白浓度呈负相关,而 caspase-3mRNA 的相对表达量与血红蛋白浓度未见明显相关性,红细胞增殖增强的同时,代偿性红细胞凋亡增强,这是机体对慢性缺氧代偿不全的保护性机制,可以对抗造血细胞过度增殖和减轻红细胞集聚,延缓病情发展。细胞凋亡的增强会随着缺氧加重、血红蛋白浓度的增加、动脉氧分压的增加而加重。

缺氧诱导 VEGF 高表达,可通过 MAPK/ERK 和 PI3K-Akt 途径使 Bax 基因表达下调,Bcl-xl 和 Bcl-2 基因表达上调,使线粒体释放细胞色素 c 减少,caspase-9 激活减少,诱导凋亡下调。同时,EPO 与 EPOR 结合后可诱导 JAK2 磷酸化而活化,继而激活多条信号途径,导致 caspase-8、caspase-9 表达减少,Bcl-xl、Bcl-2 增加,Bax、Bid 表达下降,诱导凋亡下调,从而引起慢性高原病患者 BMMNC 凋亡减少。

慢性高原病发病机制研究显示,Bcl-2 家族中的 Bcl-2、Bcl-xl 蛋白分布在造血细胞表面,主要位于线粒体膜上,与细胞色素 c 线粒体途径的细胞凋亡密切相关。Bcl-xl 在红系细胞成熟过程中表达逐渐增高,于终末成熟阶段达到最高表达。EPO 和红细胞转录因子 GATA-1 协同诱导红细胞抗凋亡基因 *Bcl-xl* 的表达,通过对抗细胞凋亡而发挥对造血细胞的正向调节作用。正常红细胞数维持需要在红系分化后期对 EPO 信号的反应过程中诱导抗凋亡蛋白 Bcl-xl 表达。由此可见,造血细胞生理调控中,Bcl-2 和 Bcl-xl 发挥着重要作用,其表达的变化与细胞凋亡水平密切相关。活化的 Bid 蛋白可通过与 Bcl-2、Bcl-xl 等结合,减弱其抑制凋亡作用而促进细胞凋亡;使 Bax、Bak 蛋白插入线粒体膜,从而诱导线粒体蛋白的释放,促进细胞凋亡。Bcl-2 家族蛋白中的促凋亡蛋白可使线粒体释放大量的促凋亡蛋白。线粒体途径可以通过利用 caspase 与促凋亡蛋白之间的相互作用实现细胞凋亡的调节,线粒体也可被 caspase 和 Bcl-2 家族蛋白调控,从而释放促凋亡蛋白,实现放大凋亡级联反应。

四　*VEG*

　　VEG 是 HIF-1α 下游重要的靶基因,对血管生成、重构及增殖均具有重要调控作用,目前普遍以 VEGF 代表 VEGF-A,这也是研究最广泛的 VEGF 家族成员。VEGF 可通过红系特异性转录因子 GATA-1 调节胚胎期红系造血。过度表达 VEGF 能增加野生型小鼠骨髓细胞 CFU-E 克隆的数量和大小。

　　对缺氧的巨噬细胞研究发现,*HIF-1α* 基因敲除后 VEGF 浓度明显下降,游离 VEGFR-1 浓度无改变;而 *HIF-2α* 基因敲除后的巨噬细胞中的 VEGF 不受影响,sVEGFR-1 受到明显抑制。目前认为,VEGF 主要受 HIF-1α 调控,而 VEGFR-1、VEGFR-2 则主要受 HIF-2α 调控。VEGFR 是 VEGF 生物信号传导级联通路的门户,VEGFR 介导了一系列细胞行为,包括细胞迁移、存活、增殖等,还可增加血管渗透性导致组织水肿。VEGFR-1 可竞争性结合 VEGF,从而阻止 VEGF 与 VEGFR-2 结合;VEGFR-2 可以在各种生理、病理情况下调控血管内皮细胞的生物学活性,被认为是参与 VEGF 诱导的血管增生、重构及渗透的主要功能性受体;VEGFR-3 可以调控淋巴管内皮细胞的生长和功能。

　　研究发现急性高原病患者血清中 sVEGFR-1 水平显著降低,推测低水平的 sVEGFR-1 可能与急性高原病的发病相关。Painschab 等研究发现,秘鲁高原的红细胞增多症患者血清 VEGF 浓度虽然与正常对照无显著差异,但 sVEGFR-1 浓度却显著高于对照组,提示 sVEGFR 可能是慢性高原病发病的重要因素。但是目前仍没有关于直接转导 VEGF 信号的骨髓细胞膜表面受体在慢性高原病中应用的研究。

(兰　聪)

第九章　慢性高原病诊断

2004年8月在西宁召开了第六届国际高原医学和低氧生理学术大会,以吴天一为代表的中国高原病研究专家,根据多年慢性高原病研究成果,以大量流行病学、生理学、病理生理学和临床学为依据,提出了慢性高原病量化诊断系统。该系统具有可操作性强、准确性高的特点。大会专家组经过协商讨论,达成了一致,在中国的国际提案中,应用了以我国为主要意见的计分系统,定名为"青海慢性高山病计分系统"(Score),并于2005年6月由国际高山医学会(international society for mountain medicine,ISMM)正式发布。

慢性高原病是一种高海拔居住(海拔高于2500 m)的临床综合征,特征是红细胞过度升高和严重的低氧血症,伴或不伴肺动脉高压,可发展为肺心病,并导致充血性心力衰竭的临床表现。本病多呈慢性,发病率随海拔升高而升高,无明确发病时间,一般发生在移居高原半年以上,或由原有急性高原病迁延不愈所致。慢性高原病是由于血液黏滞度增高,血流缓慢所致的全身各脏器缺氧性损伤,因各脏器受损程度不同,临床症状轻重不一,变化复杂。常见的症状有头痛、头晕、气短、乏力、记忆力减退,临床症状轻重与血液学变化引起组织的缺氧程度有关。当脱离缺氧环境返回平原后,随着血红蛋白(Hb)和血细胞比容(hematocrit,HCT)的恢复,症状也逐渐消失,但再返回高原时又可复发。进驻海拔5000 m以上地区最短2个月即可发生慢性高原病,几乎没有在该地区连续生活2年以上而不出现者。慢性高原病的诊断基于没有任何可能加重低氧血症和导致红细胞过度增多发展的条件,应排除慢性肺部疾病(如肺气肿、慢性支气管炎、支气管扩张、囊性纤维化、肺癌)或其他潜在慢性疾病加重低氧血症的病例。呼吸功能应通过肺功能检查确认。

第一节　临床表现

1925年,Monge首次报告了第一位慢性高原病患者,在秘鲁安第斯山脉海拔4300 m的小镇居住1年后,Hb为21.1 g/dL,引起了秘鲁医学界和政府的注意,之后Monge发表关于慢性高原病的文章,认为该病是一种"适应能力丧失",只有长期暴露于高海拔后才会出现。

Monge在描述安第斯山脉慢性高原病患者时写道:"休息时,病人的脸色会发红或发青,稍微活动,就会变成紫色。在严重受累的情况下,巩膜布满血丝,眼睑水肿。他的脸是蓝紫色的,几乎是黑色的,和一个窒息的人的脸差不多。黏膜呈红色,舌头看起来比正常大且充血。所有浅表血管都扩张了,静脉曲张是常见的,频繁鼻出血,失声症常出现。手指呈杵状,指甲变得很厚,看起来像手表上嵌上去的玻璃。这个人就像一个老年肺气肿、胸闷的患者,走得缓慢而沉重。他感到非常虚弱,有明显的睡觉倾向,经常出现睡意,头晕和昏厥常发生。偶尔也会出现轻微恶心和呕吐,有间歇性腹泻。视力模糊和暂时性失明是经常观察到的,短暂发生耳聋。有时病人会突然陷入一种窒息,昏迷两三个小时,然后又恢复到可怜的状态。出现失声、咳嗽和反复支气管炎。反复出现的还有肺部充血性进程,并伴有咯血,随着病情发展,随之而来的是心功能不全。"并提到其他症状如"关节、肢体疼痛;感觉异常,如冷或热、麻木、针刺感;性冷淡、神经衰弱、抑郁症"等,共同特点是出血或者到低海拔区域症状即能得到缓解。

慢性高原病的许多症状、体征与血液黏滞度和血管床的增加相关。慢性高原病患者特征性的皮肤红紫是由于血液缓慢流过扩张的皮肤血管时过度脱氧所致,非特异性症状如头痛、头晕、耳鸣,脸和头部发胀感等可能是由于血液黏滞度增加和血管扩张两者共同引起的。在重度红细胞增多症中,脱氧血红蛋白超过 40 g/L(Hb 浓度增高时更容易出现)即可出现发绀。慢性高原病患者主要症状和体征为头痛、气短、心悸、乏力、精神萎靡、睡眠障碍、耳鸣、食欲减退、发绀、结膜毛细血管充血扩张、肌肉或关节痛、杵状指(趾)、手指脚趾麻木、感觉异常,以及女性月经不调、男性阳痿、性欲减退等。

一　症状

(一)神经系统症状

大脑耗氧量大,能量储备少,对缺氧耐受性较差,慢性高原病患者中,由于红细胞过度增生,Hb 升高和血液瘀滞造成的慢性缺氧常常会不可逆地破坏大脑结构,减弱记忆力和认知能力。因此,慢性高原病患者症状出现得较早,且全部病例均有神经系统症状,且可能会因由血液的高黏滞度导致的脑血流量降低而加剧。慢性缺氧时主要表现为中枢神经系统功能紊乱和大脑皮质神经活动失调引起的神经精神症状,如头痛、头晕、淡漠、精神不振、神志恍惚、乏力、嗜睡等中枢神经系统抑制表现,也可出现视觉和听觉障碍等感觉器官功能减退表现,以及出现醉酒步态、欣快感、定向力和判断力障碍、情绪不稳定等高级神经行为障碍。由于脑水肿、高颅压,少数重症病例出现头痛剧烈、恶心、呕吐症状,慢性高原病患者容易发生颅内缺血、梗死和出血,可出现意识丧失、失语、肢体瘫痪、病理反射等。周围神经病变症状亦有报道,如四肢远端烧灼感和刺麻感、神经内膜微血管基膜带厚度减少,表明周围神经也可能发生适应低压性缺氧的结构变化。

《国际头痛分类》(第二版)将高海拔头痛分类归因于稳态失调的头痛,国际头痛协会高海拔头痛诊断标准如下。①头痛至少有以下 2 个特征并满足标准②、③和④。a. 双侧的。b. 额或额、颞叶。c. 钝痛或压迫性痛。d. 轻度或中等强度疼痛。e. 因用力、运动、紧张、咳嗽、弯曲而加重。②海拔>2500 m。③升高海拔24 h 内出现头痛。④降低海拔后8 h 内头痛消退。

头痛部位通常为额叶、颞叶或全部，多数为双侧，强度相对较轻，但可能很严重，通常是钝痛，有30%~75%的搏动。在大约50%的病例中，头痛会因用力或头部或身体的运动而加重。超过25%的头痛不是在晚上使患者醒来就是在患者醒来时发生。可能发生恶心，尤其是有偏头痛病史的患者。一项研究表明，秘鲁慢性高原病患者短暂停留在海平面期间，尽管HCT和血液黏滞度保持不变，但头痛消失，因此认为偏头痛的主要触发因素可能是缺氧，而不是血液黏滞度。

(二)循环系统症状

HCT升高会导致血液黏滞度增加，从而增加闭塞性血管疾病和冠状动脉粥样硬化性心脏病(简称冠心病)的风险。研究表明，红细胞增多症患者发生心血管事件的概率要高于高原健康者，且与病情严重程度相关。此外，在慢性高原病的人群中，心血管事件发生率升高与日间收缩期和舒张期血压、空腹血糖、胰岛素抵抗及空腹血清甘油三酯浓度升高相关。可能是由于血液黏滞度和红细胞增多对涉及心血管和代谢功能的相关因素有关，这些因素除了直接影响心血管事件发展外，还可能间接增加心血管事件，轻型患者心血管系统症状不明显，半数以上病例出现心悸、气短等。在疾病的严重阶段，通常会发生肺动脉高压，伴有肺小动脉重构和右心室扩大，心室肥大程度取决于肺血管收缩性反应，血管阻力强度和缺氧程度，可出现左、右心功能不全，以右心功能不全为主的症状，心悸、气短更明显，常发生心前区疼痛，出现下肢或全身水肿、尿少等症状。长期生活在高原的人由于慢性缺氧使肺小动脉收缩，肺动脉压力增高，持续肺动脉高压及血液黏滞度增加可引起右心后负荷增加，心室肌为维持心脏泵血功能，代偿性肥大、增生，心室壁肥厚。慢性缺氧不仅引起右心功能不全，另外血液黏滞度增加引起血流阻力增加、血流速度减慢，加重体循环动脉高压，可使心肌缺氧加重、线粒体功能受损，合成ATP数量减少，引起左心顺应性降低，舒张受限，最终导致左心室每搏心排血量降低。

(三)呼吸系统症状

呼吸系统在高原适应和慢性高原病发生发展中起着重要作用，有研究表明慢性高原病患者存在肺功能障碍。红细胞增多症及其伴随的血液黏滞度增高，势必导致肺血管床阻抗升高，从而促使肺动脉压力增高。通气适应性丧失导致中枢性低通气，被认为是低氧血症加重和随后过度红细胞生成反应的主要机制，呼吸困难是人体对缺氧的一种主观感受，约有20%的患者有夜间睡眠周期性呼吸或呼吸暂停。表现为呼吸中枢和外周化学感受器对二氧化碳、低氧的敏感性降低。部分患者有轻微咳嗽，咳少量痰，偶有痰中带血丝，半数患者有胸闷或伴胸痛症状，与肺部充血、肺泡张力增高、腹部脏器充血、心肌缺氧等因素有关。极少数病例出现剧烈右胸疼痛，提示有肺部小血管梗死发生，发生肺动脉栓塞者突发呼吸困难、发绀、胸痛、咯血、休克、心力衰竭而危及生命。

(四)消化系统症状

据统计，89%慢性高原病患者有消化系统表现，由于消化道缺氧，消化液分泌下降，胃肠蠕动功能减弱，多数病例有腹胀、食欲差、消化不良等症状。腹痛是最常见的症状，部位以上腹及右上腹为多见，疼痛的性质和程度常因病变轻重或患者对疼痛敏感程度差异表现不同，除少数患者外，均为慢性病程，有类似于消化性溃疡的表现。呕吐也是慢性高原病患者常见的消化道症状,除患者胃肠功能紊乱外,慢性高原病合并慢性颅内高压症也是发生恶心、呕吐的重要原因。腹胀、食欲减退等症状也不少见,可能为胃肠瘀血造成消化功能不良所致。部分病例可因急性胃黏膜出血或胃、十二指肠溃疡出血而出现相应症状,腹腔脏器发生血栓形成时,出现剧烈腹痛及急腹症的临床表现。

消化系统发病机制与慢性缺氧相关,缺氧首先影响细胞线粒体,使之变性,严重时可导致细胞坏死,影响消化道黏膜功能,同时长期缺氧可使交感神经节变性,肠蠕动功能紊乱,缺氧对神经-体液调节的不良影响,使消化系统功能紊乱。慢性高原病患者由于胃肠黏膜充血、缺氧、瘀血,常易发生消化道慢性炎症,甚至引起消化道溃疡、出血、血栓。胃镜可见慢性胃炎、胃溃疡及十二指肠溃疡,溃疡多见于胃小弯、胃窦部和十二指肠球部后壁。黏膜呈暗红色、广泛水肿,可见小片状灶性出血,有的胃窦部和胃底出现片状糜烂。

组织病理检查可见黏膜结构疏松,黏膜固有层水肿,小血管扩张淤血,黏膜全层见较多淋巴细胞和浆细胞浸润。

(五)其他症状

部分病例发生鼻出血、牙龈出血等皮肤黏膜出血,少数患者出现视物模糊或视力减退,这种症状的发生与眼底血管改变、微循环障碍或视网膜病变、眼底出血等有关。个别病例发生突发性耳聋,血小板和凝血因子正常的患者出现鼻或胃出血是毛细血管扩张所致,但引起局部缺血和坏死的循环淤滞也是很重要的原因,这与慢性高原病患者凝血和纤溶功能异常、毛细血管通透性和脆性增高等有关。

二　体征

(一)一般表现

发绀是本病的主要征象,约95%以上患者有不同程度发绀,慢性高原病患者血容量并不处于正常状态,而是伴有血容量增加、血管床扩大,并降低外周阻力。过度红细胞增多伴随高血容量、全身血管扩张及低氧血症,患者出现发绀,面颊毛细血管扩张呈紫红色条纹交织成网状,形成特殊的面部特征,通常把这种面容称为"多血貌"。耳垂、手掌、指甲等部位明显发绀,口腔和咽喉黏膜亦发绀,舌下静脉血管盘卷扩张如蛇状。眼睛呈水肿样,结膜明显充血,约17.7%的患者有杵状指,12.8%的患者有指甲凹陷,部分患者有颜面和下肢水肿,皮肤可发现散在的出血点或瘀斑,在指甲和甲床的基底部更易见到。

(二)心血管系统体征

慢性高原病患者的血压改变不一致,可能出现有症状的舒张期高血压,有时出现收缩期高血压,高血压(占22%~49%)比低血压(占10%)多见,脉压缩小。心律一般规则,少数人心动过缓,或伴窦性心律不齐,半数病例第一心音较低钝,由于肺动脉高压形成,大约20%病例肺动脉瓣听诊区听到第二心音亢进或分裂,肺动脉瓣听诊区第二心音>主动脉瓣听诊区第二心音,心尖部和(或)三尖瓣听诊区常闻及2/6~3/6级柔和的吹风样收缩期杂音,合并有心功能不全时,可见颈静脉怒张,下肢水肿和淤血性肝肿大。个别病例由于腔静脉或心房内血栓形成,影响腔静脉回流,可出现腔静脉综合征。

（三）呼吸系统体征

发绀和生理性肺气肿是部分高原居民的两大特征，胸廓宽大，胸径指数增大，呈桶状胸，相应肺容量及肺表面积也增大，呼吸频率一般在 20 次/min 左右，肺浊音界下移，肺部叩诊一般无异常。多数患者自觉深吸气呼出后，继之呼吸暂停，但呼吸困难并不常见，夜间睡眠周期性呼吸或呼吸暂停多见。呼吸音清晰，若有慢性咳嗽史，两肺呼吸音粗糙，合并心功能不全时，两肺底可闻及捻发音或小水泡音，且不易消失。

（四）消化系统体征

慢性高原病患者少数有腹部胀气，肠鸣音活跃，合并慢性胃炎或溃疡时，上腹部轻度压痛，肝常可在右锁骨中线肋下 1~2 cm 处触及，边缘钝，质地中等，无触痛。肝变大的原因主要是肝缺氧所引起的充血、血液淤滞、肝细胞水肿及间质水肿的结果，病情严重者可出现黄疸。

（杨永健）

第二节　辅助检查

一　实验室检验

（一）血常规

慢性高原病重要特征是血液中 Hb 浓度和 RBC 数量异常升高。随着 Hb 浓度的升高，RBC 数量和 HCT 呈梯度上升趋势，携氧能力下降。HCT>70% 时，氧运量明显降低，HCT>80% 时，血流呈停滞状态。2014 年，中国铁路总公司组织对青藏铁路不适宜高原作业调离人员进行研究，发现红细胞异常占 57.85%，Hb 异常占 23.23%，红细胞圆形、外形光滑、血色素饱满，呈大细胞、高色素外观，白细胞变化不显著，尽管 EPO 与促血小板生成素之间存在相当多的同源性，但 EPO 所致的红细胞增多不会出现血小板生成增多，血小板多呈下降水平。

（二）凝血和纤溶功能

通过比较慢性高原病患者与高原健康人群的血栓弹力图（thromboelastography，TEG）、常规凝血指标及血小板发现，慢性高原病患者活化部分凝血活酶时间（activated partial thromboplastin time，APTT）、凝血酶时间（thrombin time，TT）延长。有研究认为主要是红细胞不断增多，血液黏滞度增大，发生微循环障碍，加重组织缺氧，导致乳酸及酸性代谢产物在血液内堆积，激活凝血系统，使凝血因子消耗增加。

TEG 检测是一种监测全血凝血状态的方法，在 20 世纪 80 年代已广泛应用于临床，并获得了快速发展。其 K 值及 Angle 角代表血凝块形成的速率，反映纤维蛋白原功能,纤维蛋白原作为凝血因子Ⅰ直接参与凝血过程,可以促进血小板聚集和血管平滑肌收缩,在血液凝固和血小板聚集过程中有重要作用,慢性高原病患者K值延长,Angle角降低,提示可能存在纤维蛋白原水平低下。检测发现,慢性高原病患者K值与血小板数量(platelet,PLT)呈负相关,且患者PLT减少。目前关于慢性高原病患者PLT减少的机制尚未完全阐明,有研究表明,随着HCT增加,血液黏滞度不断增高,导致血小板长期被消耗而减少。红细胞增多症患者血液黏滞,容易形成微血栓,机体的保护机制启动纤溶系统,从而消耗凝血因子,导致凝血功能异常。PLT减少,在一定程度上减轻了患者血液的高黏滞状态,这对血栓形成有一定的保护和预防作用,属于一种生理性代偿机制。TEG检测中血凝块最大强度(maximum amplitude,MA)反映血小板聚集功能,TEG参数MA值能更直观地判断血小板质量,患者MA值和Angle角降低,说明患者血小板和纤维蛋白原功能降低,容易发生凝血功能障碍及术后出血。慢性高原病患者凝血因子、纤维蛋白原、PLT及其功能降低,处于相对低凝的状态。因此,在临床工作中,治疗服用抗凝及抗血小板药物的慢性高原病患者时,应该重视发生出血的风险,在临床工作中,TEG联合凝血功能检测能更全面、准确地反映患者体内凝血状态。

（三）肾素-血管紧张素-醛固酮系统

对慢性高原病合并蛋白尿患者行卧位血管紧张素Ⅰ(angiotensin Ⅰ,Ang Ⅰ)、卧位血管紧张素Ⅱ(angiotensin Ⅱ,Ang Ⅱ)、卧位血浆肾素活性(plasma renin activity,PRA)及醛固酮(aldosterone,ALD)水平检测,发现慢性高原病合并蛋白尿患者与原发性慢性肾炎患者、体检健康人群比较时,Ang Ⅰ、Ang Ⅱ、PRA及ALD水平均高于原发性慢性肾炎患者和体检健康人群,尤以血浆肾素活性水平升高为主。由此可得出慢性高原病可引起肾脏组织病变及出现临床症状,即慢性高原病肾损害的结论。

由于红细胞过度增多,血液黏滞度增大,血流动力学明显改变,即血流缓慢,微循环瘀滞,血液出现“浓、黏、聚、凝”等特点,微循环发生严重阻滞,肾缺氧,刺激肾分泌肾素增多,进而产生过多的血管紧张素Ⅱ,激活肾素-血管紧张素-醛固酮系统(renin-angiotensin-aldosterone system,RAAS)。RAAS对于维持肾生理功能具有重要作用,RAAS活动出现异常则可导致多种器官发生病理变化,特别是肾。慢性高原病患者肾长期缺氧,上调的血管紧张素受体Ⅱ可通过多种途径增加肾小球滤过率(glomerular filtration rate,GFR),而不至于因肾灌流减少使GFR下降过多。然而这种保护性反应若持续存在则可能引起进行性的不可逆性肾损伤,在临床诊治中应重视RAAS表达检测,加强RAAS阻滞剂的治疗。

（四）肝功能检测

与高原健康人比较,慢性高原病患者天门冬氨酸氨基转移酶(aspartate aminotransferase,AST)、丙氨酸氨基转换酶(alanine aminotransferase,ALT)、γ-谷氨酰转移酶(gamma-glutamyl transferase,GGT)、乳酸脱氢酶(lactate dehydrogenase,LDH)、血清总胆红素(serum total bilirubin,STB)等指标均有升高,慢性高原病患者体内红细胞破坏增加,血液中胆红素增高,缺氧引起肝处理胆红素能力下降,肝细胞散在小灶性坏死,肝增大,肝功能检查为急性肝细胞损害。世居藏族人和移居汉族人慢性高原病对肝功能影响情况,发现移居汉族男性的红细胞、Hb、总胆红素、间接胆红素明显高于世居藏族男性,而丙氨酸氨基转移酶水平较低;移居汉族女性只有 Hb 浓度明显高于藏族女性。Hb 超过正常值的男性,其间接胆红素和总胆红素明显大于 Hb 低于正常值的男性,而女性中并无此发现。

(五)血气分析测定

慢性高原病患者血气分析表现为显著的低氧血症和相对高碳酸血症。与同海拔正常人相比,患者 pH 值和氧分压降低,二氧化碳分压和肺泡-动脉氧分压差增高。血氧饱和度和血氧分压低于同海拔的健康人。动脉血氧饱和度依赖于海拔,并且随 Hb 浓度显著变异(在 70%~85% 的范围内,变异达 15%),很难采用单一的阈值来定义严重的低氧血症。

(六)血糖及胰岛素抵抗

对安第斯山脉,以及中国、印度的研究表明,葡萄糖耐受不良在红细胞增多症患者中比在同海拔健康人中更容易出现,红细胞增多症的存在与较高空腹血糖浓度和胰岛素抵抗有关。

(七)血尿酸

有研究表明,在排除肝功能、血脂等指标的影响后(但未排除肥胖、高血压等因素),发现 Hb 是高血尿酸的独立危险因素,尿酸水平升高与超重、血脂异常、较高的动脉血压和红细胞增多等因素有关,慢性高原病患者因 Hb 增多,常导致高血尿酸,从而引起继发性痛风、肾结石及肾功能损害。机制可能包括尿酸产生增多及排泄障碍两方面,血液黏滞度增加、肾血流减慢、局部相对低氧可能降低尿酸清除能力。另外,过多的红系前体增生及细胞核的分解也可能导致高血清尿酸。

(八)骨髓检查

慢性高原病骨髓形态学病理改变的主要原因是缺氧,骨髓造血功能活跃,以红细胞增生活跃为主,粒细胞及巨核细胞系无明显变化。据报道海拔 3780 m 地区红细胞增多症患者的骨髓象表现为红细胞系,占有核细胞的 33.3%。红系各期细胞增生活跃,部分红细胞成簇出现,形成红细胞群,以中、晚幼红细胞居多,各期细胞大小不一,部分细胞核浆发育不平衡,呈巨幼样变,内质网、溶酶体少见,线粒体数量不增多,部分嵴排列紊乱、空泡变性、嵴模糊或消失。电子显微镜下观察到粒系各期细胞核膜完整,胞浆内有较多颗粒,线粒体丰富,部分线粒体有空泡,嵴模糊甚至消失,部分细胞核浆发育不平衡。总之,慢性高原病骨髓象改变是红细胞系增生旺盛、幼红细胞比值增高、红系分裂象增多、粒系减少,临床常见的是出现继发性痛风和脾肿大等骨髓增殖性疾病的体征。

二　其他辅助检查

(一)电子计算机断层扫描检查

1. 颅脑 CT 平扫

慢性高原病患者颅脑 CT 平扫以脑血管密度增高为主要表现,且多伴脑沟、脑裂变浅,脑室系统变小,大部分患者颅内多发缺血、腔隙性梗死灶,少数患者由于血液黏稠,出现上矢状窦血栓形成。颅内动脉密度升高的征象除了见于慢性高原病患者,同时也需与脑动脉粥样硬化、真性红细胞增多症及其他疾病引起的继发性红细胞增多症等疾病相鉴别。另外,CT 出现脑血管密度增高且有长期高原居住史的青壮年,需考虑慢性高原病的可能。

2. 慢性高原病肺部 CT 平扫

慢性高原病患者有中心肺动脉系统扩张征象。大部分表现为肺部血管增多、结构不规则、呈网状改变,推测这可能是患者肺部通气量下降、残气量增加,引起肺泡张力增高、肺泡壁增厚所致。

3. 多排 CT 肺动脉造影

针对临床上有胸闷、呼吸困难等症状的慢性高原病患者,应及时选择多排 CT 肺动脉造影(multidetector computed tomography pulomonary angiography,MSCTPA)作为确诊肺动脉栓塞的检查手段,MSCTPA 具有无创、经济、横断面及三维重建现象更易于血栓显示等优势。

4. CT 灌注成像

CT 灌注成像(CT perfusion imaging,CTPI)结果为,患者脑灰质和白质与正常人脑相比,脑血流量(cerebral blood flow,CBF)和脑血容量下降,对比剂的平均通过时间(mean transit time,MTT)、达峰时间(time to peak,TTP)延长,表明慢性高原病患者因脑组织血供减少而导致局部受损改变,出现头晕、头痛、气促等临床症状。具体脑区微循环灌注改变情况还有待进一步研究,以提高慢性高原病患者脑缺血的早期诊断及治疗水平。

(二)磁共振成像检查

首先,磁共振成像(magnetic resonance imaging,MRI)能更好地显示慢性高原病患者弥漫性脑水肿,呈片状长 T1、长 T2 信号影,磁共振成像液体抑制反转恢复序列像呈高信号影,并且能发现早期的脑水肿。其次,MRI 对缺血、腔隙性梗死灶更加敏感,其中慢性高原病患者额叶皮层下缺血灶较多见。头颅静脉血管成像(magnetic resonance venography,MRV)对血液黏稠引起的上矢状窦静脉血栓敏感性更高,磁敏感加权成像(susceptibility weighted imaging,SWI)能发现脑内微出血灶。

1. 基于体素的 MRI 形态学技术

在长期高海拔缺氧刺激下,Hb 浓度及动脉血氧饱和度变化使大脑血流的氧输送发生改变,最终导致大脑结构的累积性变化。慢性高原病患者右侧舌回、后扣带回、双侧海马旁回及左侧颞下回灰质体积高于正常值;前扣带回灰质体积较正常人缩小,表明该部分脑区对缺氧敏感。另外,各脑区体积的改变可以间接推测患者相关临床表现的发病机制,如舌回和颞下回与视觉功能有关,慢性高原病患者的视力下降可能与其体积变化有关;后扣带回、海马旁回与情节处理和工作记忆有关,慢性高原病患者记忆力下降可能与海马旁回和后扣带回灰质体积的变化有关;前扣带回有工作记忆,启动高级控制任务的功能,前扣带回体积缩小与慢性高原病患者预知功能受损、记忆力下降有关。研究表明,脑白质未见明显异常,这也验证了不同脑区对缺氧的耐受不同,脑白质对缺氧的敏感性较低。

2. 脑磁共振弥散张量成像

弥散张量成像（diffusion tensor imaging，DTI）技术通过检测水分子弥散运动观察神经微结构的变化。胼胝体压部是两侧大脑半球传递视觉信息的重要白质纤维，研究显示，慢性高原病患者胼胝体压部轴向弥散系数值（axial diffusivity，AD）降低，意味着轴突损失或者纤维束一致性损伤，可能与患者的视力减退有关。慢性高原病患者双侧小脑平均弥散系数值（mean diffusivity，MD）和 AD 值均降低，这意味着大脑-小脑环路的纤维联系出现了轴突损失，可能影响了患者的认知功能。慢性高原病患者右侧海马区表观扩散系数（apparent diffusion coefficient，ADC）升高，与认知功能（MMSE 评分）呈负相关。ADC值反映水分子的扩散程度，增高提示脑组织含水量增加，并且右侧海马区认知功能受损明显。额叶白质部分各向异性（fractional anisotropy，FA）减低，FA 值反映水分子扩散的各向异性，FA 值降低表明神经纤维的细微结构受到损害。

3. 静息态血氧水平依赖功能磁共振成像

通过静息态血氧水平依赖功能磁共振成像（blood oxygen level dependent functional magnetic resonance imaging，BOLD-fMRI）研究自发脑活动特征来观察脑功能变化。额中回负责认知功能，颞下回和梭状回参与记忆、情绪等高级神经活动。慢性高原病患者额中回、颞下回和梭状回的局部一致性（ReHo）降低，表明此区神经元活动减弱或时间上的无序性，可能与患者健忘、注意力不集中等认知功能减退有关。另外，研究发现，海马旁回的 ReHo 升高意味着神经元活动时间一致性增高，可能是海马旁回神经细胞代偿增生的结果。中央后回属于躯体感觉区，其 ReHo 升高，说明该区神经元活动代偿性增加，这可能与慢性高原病患者感觉肢体麻木、肌肉关节疼痛相关。

目前，学者们也在做慢性高原病脑部改变的其他方面的研究，如磁共振波谱是唯一能无创性检测化合物的技术，从代谢角度研究长期慢性缺氧下脑组织的变化情况等。

（三）肺功能检查

研究证实慢性高原病患者肺功能下降是引起、加重病情的因素，患者不仅用力肺活量（forced vital capacity，FVC）、第 1 秒用力呼气量（forced expiratory volume in first second，FEV_1）、呼气流量峰值（peak expiratory flow，PEF）、最大呼气中期流量（maximal mid-expiratory flow，MMEF）、静息每分钟通气量（minute ventilation at rest，VE）、最大肺活量（maximum vital capacity，VC_{MAX}）等反映肺通气功能的指标较对照组明显降低，而且反映肺弥散功能一氧化碳弥散率也明显降低，提示肺通气、弥散功能减退，大小气道受到影响。肺泡通气量明显降低可能是机体长期暴露于缺氧环境导致通气反应迟钝，呼吸驱动不足，使通气功能较差，因此，慢性高原病患者肺通气不足可能与低氧通气反应的钝化有关。在高原缺氧环境中，呼吸肌力量增强是对高原缺氧的一种代偿反应，使通气量增加，然而长期过度通气，会使呼吸肌疲劳或衰竭，进入肺泡的气体减少，通气功能降低。慢性高原病反映肺弥散功能的一氧化碳弥散率降低，可能是由于慢性高原病患者在长期高原缺氧环境下生活，通气功能下降，红细胞增多等因素都导致通气/血流比值降低。慢性高原病患者长期居住高原缺氧的环境，肺泡壁弹性纤维增多，使弥散路程距离增加，肺泡壁的气体弥散功能减弱。长期居住高原的居民，进行肺功能检测是必要的，有肺功能异常应及早诊治，这对预防高原病的发生有重要意义。

(四)心电图检查

慢性高原病心电图常表现为肺型 P 波,电轴右偏,右前心导联中 rS 波,左前心导联中 RS 型或 rS 型复合体,右前心导联中 T 波倒置,QRS 波群低电压、不完全性右束支传导阻滞或局限性右室内传导阻滞等。慢性高原病患者心电图碎裂 QRS 波群发生率显著高于同海拔健康人群,碎裂 QRS(fragmented QRS,fQRS)波是近年来备受关注的一项无创电生理指标,相关人群体表心电图分析研究发现 fQRS 波群与心功能状态、肺动脉压力增高及预后有相关性。慢性高原病患者 fQRS 波群发生率增高的机制是血液黏滞度增加,呈现高凝状态,同时,缺氧损伤还可使组织因子暴露,血液更容易形成血栓;组织缺氧可诱发肺动脉高压,继而导致右心室壁张力增高,出现心肌损伤。上述病理生理改变的持续存在导致局部心肌灶性坏死及传导系统异常,最终形成 fQRS 波群。Hb 增高可能是参与 fQRS 波群发生机制的重要因素。

(五)X 射线检查

X 射线表现为肺野中央和周围区域的血管纹理明显,有的呈网状改变,肺主动脉突出,右心房常出现增大,肺血管充血,若发生肺动脉高压和高原心脏病则出现右心室增大,肺动脉段凸出和右下肺动脉管径增大,左心室肥厚发生在晚期。

(六)胃镜检查

由于血液黏滞度增高,血流缓慢既直接影响胃黏膜微循环,又因血液高凝状态而致毛细血管内血栓形成,胃黏膜严重缺血缺氧,导致黏膜糜烂、出血和坏死;食管静脉显露、曲张,食管下段或贲门黏膜充血、糜烂;胃黏膜呈弥漫性增生结节及脐状病灶;十二指肠溃疡形成或伴有憩室。对 21 例慢性高原病患者进行胃镜观察,主要表现为慢性糜烂性胃炎、慢性浅表性胃炎和胃窦部线性溃疡等,显微镜下约 90% 可见胃黏膜出血或出血斑,呈水肿样变,约 81% 有黏膜糜烂坏死,少数人在组织学上有轻度肠上皮化生和增生性改变。

(七)眼部检查

睑结膜及球结膜高度充血、扩张及弯曲。眼底呈紫黑色,色暗,血管充盈弯曲,色泽变深,尤其是静脉变宽,似腊肠状改变,周围有斑点状渗出,视盘充血,血管增生变多、排列凌乱,结合膜血管增多、发绀。其发生原因:①高原红细胞增多、血液黏滞度增加。②SaO₂下降,视网膜呈紫黑色,血管柱发暗、发绀。③慢性缺氧导致血供不足,毛细血管增生。④血管内皮细胞损伤,发生动脉痉挛变细,静脉怒张,血管壁通透性增高,出现腊肠状,周围出现斑点状渗出。

高原地区空气稀薄、氧分压低,慢性高原病患者血氧饱和度降低、造血器官增生活跃、红细胞增多、血管扩张,加上缺氧可使未开放的毛细血管重新开放,导致眼球结膜充血。眼底是全身唯一能观测到血管变化的部位,血液流变学改变可引起眼底变化,通过观测眼底变化又可了解到血液流变学改变的程度。

(八)超声检查

1. 彩色多普勒超声(color doppler imaging,CDI)

慢性高原病患者视网膜中央动脉阻力指数(resistance index,RI)增高,收缩期峰值速度(peak systolic velocity,PSV)和舒张末期血流速度(end-diastolic velocity,EDV)降低,表明视网膜中央动脉血管床阻力增加;远侧组织血供严重不足,视网膜中央动脉供血受损,推测可能是慢性高原病患者多出现幻视、复视及视力短暂模糊等症状的主要原因。慢性高原病患者临床治愈后,CDI 显示视网膜中央动脉血流速度 PSV 和 EDV 及 RI 与正常眼比较仍有显著差别,具体机制有待于进一步研究。

2. 二维超声心动图

慢性高原病患者以右心房、右心室增大和肺动脉增宽为主。在一定海拔内,缺氧环境可导致人体心泵功能和心缩间期某种程度的变化,射血前期(pre-ejection period,PEP)的延长和排血前时间与左心室排血时间的比值(P/L)增大,为高原缺氧条件下的一种适应性改变。慢性高原病患者心泵功能减退,PEP 延长、P/L 增大,并且出现外周阻力(total peripheral resistance,TPR)的增加和心排血量(cardiac output,CO)的明显降低。二维超声心动图较直观地显示了慢性高原病患者心脏的结构及功能改变,因此,红细胞的过度增生对心泵功能的影响明显。

3. 斑点追踪超声心动图

慢性高原病患者左心室形态没有明显异常,而左心室收缩能力下降,左心室舒张能力相对正常人有所改变,二尖瓣左心室舒张早期最大峰值速度/左心室舒张晚期最大峰值速度(E/A)值相对于高原健康人较小;右心室心肌做功指数较健康人增高,提示右心室收缩及舒张功能受损。

4. 经颅多普勒

慢性高原病患者 Hb 含量越高,脑血流图受累血管支数所占比例越高;Hb 含量越高,高低切度越高,血液黏滞度越高。通过颅脑多普勒显像观察慢性高原病患者脑血流和血液黏滞度的变化,有利于慢性高原病患者脑血管疾病的早期诊断及治疗。

(杨永健)

第三节 　诊断标准

一　诊断条件及排除标准

慢性高原病是长期生活在海拔 2500 m 以上高原的世居者或移居者对高原缺氧环境失去习服而导致的临床综合征,主要表现为红细胞增多(女性 Hb≥190 g/L,男性 Hb≥210 g/L),当患者移居到低海拔地区后,其临床症状逐渐消失,如果再返回高原则病情复发。

慢性高原病随着病情的发展,可逐渐引起全身多系统的损害,并出现相应的临床症状和体征。其特点是严重低氧血症、过度红细胞增多,以及各种症状,包括睡眠障碍、头痛、头晕、耳鸣、感觉异常、身心疲劳和认知障碍,发绀特别见于甲床、耳朵和嘴唇。在一些病例中,患者面部几乎是黑色的,黏膜和结膜是暗红色的,杵状指是常见现象。最终,慢性高原病会引起严重肺动脉高压,并可能导致心力衰竭。慢性高原病呈慢性发病过程,患者常说不出准确的发病时间,多在逐渐发生缺氧症状后才去就医。一旦发病便迁延多年,在高原缺氧环境中不能自愈,转入平原后 RBC 计数、Hb、HCT 可恢复正常,症状消失,再返回高原又复发。

（一）诊断条件

1. 临床表现

头痛、头晕、气喘和(或)心悸、失眠、乏力、局部发绀、手脚心发热、静脉曲张、肌肉关节疼痛、食欲减退、注意力不集中、健忘。

2. 辅助检查

红细胞增多（女性 Hb≥190 g/L,男性 Hb≥210 g/L）,严重的低氧血症;肺动脉高压（非必需）;心脏功能减退（非必需）。

3. 危险因素

既往有慢性高原病史、有低通气及对低氧通气缺乏呼吸易感性、睡眠呼吸暂停及其他呼吸不全、超重肥胖,以及闭经期后。

4. 其他

第六届国际高原医学和低氧生理学术大会制定的对高原海拔的定义是 2500 m 以上,因此,诊断慢性高原病时,患者长期居住海拔应≥2500 m。

青海标准包括症状和血液学指标。在临床工作中发现,有些人的 Hb 水平很高,但无任何临床症状,生活质量也无任何影响,这些人不能视为慢性高原病。

平原人或较低海拔人群移居 2500 m 以上高原之后,至少在该地区居住半年以上,并符合青海标准者方可诊断为慢性高原病。

（二）排除标准

患者如有下列慢性肺疾病:肺气肿、支气管炎、支气管扩张、肺泡纤维变性、肺癌等。慢性呼吸功能紊乱者或某些慢性病变而引起的低氧血症,并导致继发性红细胞增多症者。居住在海拔低于 2500 m 地区的人群。

二 青海慢性高原（山）病计分系统

慢性高原病依据下列临床表现和 Hb 浓度进行计分（表9-1）。

表9-1 青海慢性高原（山）病计分表

内容	程度	计分
发绀	无	0
	轻度	1
	中度	2
	重度	3

续表 9-1

内容	程度		计分
头痛	无		0
	轻度		1
	中度		2
	重度		3
耳鸣	无		0
	轻度		1
	中度		2
	重度		3
失眠	睡眠正常		0
	不能正常入眠		1
	睡眠不足,常觉醒		2
	无法入眠		3
气喘和心悸	无		0
	轻度		1
	中度		2
	重度		3
感觉异常	无		0
	轻度		1
	中度		2
	重度		3
血管扩张	无		0
	轻度		1
	中度		2
	重度		3
Hb	男	18 g/dL<Hb<21 g/dL	0
		Hb≥21 g/dL	3
	女	16 g/dL<Hb<19 g/dL	0
		Hb≥19 g/dL	3

将以上积分相加即可作出慢性高原病的诊断及其严重度判定,慢性高原病可依据计分结果分为:①无慢性高原病(0～5分)。②轻度慢性高原病(6～10分)。③中度慢性高原病(11～14分)。④重度慢性高原病(≥15分),特别是严重头痛,过度红细胞增多

（Hb>250 g/L）及显著低氧血症（SaO$_2$<70%），其中积分达 15 分时为重症。

（杨永健）

第四节　鉴别诊断

本病主要与其他原因所致红细胞增多症鉴别。

一　红细胞增多症分类

红细胞增多症以红细胞容量增加为特征。大多数慢性高原病患者常具有明确的病因，可以根据红系祖细胞对 EPO 的反应划分为原发性或继发性。原发性红细胞增多症是由于获得性或遗传性基因突变使造血干细胞或红系造血祖细胞改变，对 EPO 自发的和增强的反应，导致红细胞累积所致。最常见的原发性红细胞增多症为真性红细胞增多症（polycythemia vera，PV），为红系造血祖细胞对 EPO 超敏感的原发性红细胞增多性疾病。这是因为红系造血祖细胞内在的体细胞突变或生殖系突变导致对 EPO 反应过强。

继发性红细胞增多症为红系祖细胞对 EPO 的反应是正常的，分为 2 个亚类：缺氧环境中组织对缺氧正常反应的代偿性红细胞增多症，如慢性高原病和非代偿性红细胞增多症。后者为疾病或化学物质等导致的红细胞增多症，如 EPO 分泌性肿瘤或 EPO 及其他造血刺激因子刺激的红系造血（如肾移植后红细胞增多症），其病因归于循环血液中促红细胞增多因子水平增高（最常见于 EPO，还有胰岛素生长因子-1、钴、雄激素和血管紧张素 Ⅱ 和血管紧张素受体轴的紊乱等），可以是获得性或遗传性的。

部分红细胞增多症除 EPO 水平升高以外，还存在对 EPO 高敏感性的红系祖细胞，既有原发性红细胞增多症的特征又有继发性红细胞增多症的特征，如 Chuvash 红细胞增多症和先天性缺氧感应性疾病，Chuvash 红细胞增多症为先天性红细胞增多症，红系造血祖细胞对 EPO 超敏感，尽管红细胞容量增加，其 EPO 水平仍正常或增高。原发性和继发性红细胞增多症临床表现非常相似，故鉴别对准确诊断和治疗非常重要。

（一）相对性红细胞增多症（红细胞容量正常）

相对性红细胞增多症是指血浆容量减少引起的红细胞数目或者 Hb 量增加，但是红细胞总量并未增加，如脱水、使用利尿剂、吸烟等。

（二）绝对性红细胞增多症（红细胞容量增加）

1. 原发性红细胞增多症

（1）PV（获得性）。

（2）原发家族先天性红细胞增多症（遗传性）：*EPOR* 突变、未知基因突变。

2. 继发性红细胞增多症

（1）低氧血症（获得性）：慢性肺病、睡眠呼吸暂停、右向左分流的心脏病、吸烟。

（2）碳氧血红蛋白血症（获得性）：吸烟、CO 中毒。

（3）EPO 自主生成增多（获得性）：肝细胞肿瘤、肾细胞肿瘤、脑血管瘤、嗜铬细胞瘤、甲状旁腺癌、脑膜瘤、子宫肌瘤、多囊肾。

（4）外源性 EPO 增多（获得性）。

（5）病因复杂或不确定（获得性）：肾移植后（可疑性血管紧张素 Ⅱ 信号异常）、雄激素、合成代谢类固醇激素。

（6）高氧亲和力血红蛋白（遗传性）。

（7）2,3-双磷酸甘油酸缺乏（遗传性）。

（8）先天性高铁血红蛋白血症（遗传性）。细胞色素 b5 还原酶缺陷及珠蛋白基因突变。

（9）非 *VHL* 基因（一种抑癌基因）突变导致呈常染色体隐性/显性遗传的 EPO 增多（遗传性）。

3. 缺氧感应性疾病（已证实或可疑的先天缺氧感应性疾病）

（1）楚瓦什红细胞增多症（遗传性）。

（2）除楚瓦什突变以外的，由 *VHL* 基因突变导致的 EPO 增多（遗传性）。

（3）$HIF-2\alpha$（*EPAS1*）突变。

（4）*PHD2*（*EGLN1*）突变。

在 HCT<60% 时，区分相对和绝对的红细胞增多症常常比较困难。红细胞体积正常值的规定是非常不精确的，它受个体的年龄、性别、体重、身高和体型的影响，因此，只要超过平均值的 25% 就视为异常。

二　原发性红细胞增多症

（一）真性红细胞增多症

真性红细胞增多症（PV）是费城染色体（philadelphia chromosome，Ph）阴性的骨髓增殖性肿瘤（myeloproliferative neoplasm，MPN）的主要代表之一，包括特发性血小板增多、原发性骨髓纤维化及慢性髓细胞白血病，是一种获得性的克隆性原发性红细胞增生紊乱。晚期可进展为骨髓纤维化（myelofibrosis，MF），甚至转化为急性髓系白血病（acute myeloid leukemia，AML）。该病进展缓慢，患者生存期从数年到数十年不等。Hb 水平升高及 *JAK2* 基因突变是该病的诊断基础，同时可伴有程度不一的粒细胞、单核细胞和血小板的过度增生，往往伴有脾肿大。高龄、血栓栓塞病史、白细胞增高是患者不良预后的主要因素。PV 患者症状负荷和疾病的严重程度相关。PV 患者还常伴有包括癌基因 *TET2*、*ASXL1* 等表观遗传学突变，这些突变与 *JAK2* 突变的发生顺序不同，与 PV 疾病进展相关。此外，炎症因子和造血微环境的改变，也在不同层面影响 PV 的发生和发展。

PV 起病隐匿，常见于 60 岁以上老年人，但从儿童至老年人均可发病，就医时症状和体征包括头痛、多血症、瘙痒、血栓形成、胃肠道出血等，但很多患者是因为定期体检时发现 Hb 水平和红细胞计数增高而被确诊，其他患者是在寻找失血、缺铁性贫血或血栓形成的原因时被发现。在被确诊为红细胞增多症的患者中，至少 30% 有症状，最常见的症状和体征按发生频率依次递减顺序为头痛、虚弱、瘙痒、眩晕和多汗。

并发症有血栓形成及出血,肝静脉流出道梗阻综合征(Budd-Chiari 综合征),皮肤表现如瘙痒、红斑性肢痛病(表现为四肢发热、指趾疼痛、发红、手脚和手指烧灼感及出现红斑),胃肠道表现如出血、溃疡等,肺动脉高压,神经系统表现如头晕等,心血管表现如心肌梗死、心绞痛、充血性心力衰竭等,其他器官、系统表现如骨髓细胞过度增生导致的核苷酸代谢增加,造成血液中尿酸升高,导致痛风。

世界卫生组织(WHO)在 2008 年的 PV 诊断标准如下。

1. 主要诊断标准

(1)男性 Hb>185 g/L、女性 Hb>165 g/L,或 Hb 并非由于纠正缺铁而出现持续性高于基线 20 g/L 以上,则男性 Hb>170 g/L、女性 Hb>150 g/L。

(2)出现 *JAK2V617F* 或类似突变。

2. 次要诊断标准

(1)骨髓三系增生。

(2)血清 EPO 水平低于正常。

(3)内源性红系集落(endogenous erythroid colony,EEC)生长。

确诊 PV 需要 2 项主要诊断标准加 1 项次要诊断标准,或第 1 项主要诊断标准加 2 项次要诊断标准。

PV 需与假性红细胞增多症、继发性红细胞增多症、先天性缺氧性疾病、先天性红细胞增多症相鉴别。*JAK2V617F* 突变的发现大大促进了鉴别诊断,该突变见于 95% 或更多的 PV 患者,须通过重复 2 次检测全血细胞计数、分子学证实存在 *JAK2V617F* 突变来诊断。

(二)原发家族先天性红细胞增多症

原发家族先天性红细胞增多症(primary familial congenital polycythemia,PFCP)是以脾脏大小正常、无引起继发性红细胞增多症的疾病为特征的一种红细胞增多症,临床表现可包括多血症、高黏滞综合征(头痛、头晕、疲倦、视觉和听觉障碍、感觉异常、肌痛)、因灌注不足和局部缺氧引起的精神状态改变及动脉和(或)静脉血栓栓塞。虽然大多数 PFCP 患者只有轻微的高黏滞性表现,如头晕或头痛,但有些患者有严重甚至致命的并发症,包括动脉高压、脑内出血、深静脉血栓、冠状动脉疾病和心肌梗死。

不同于 PV,PFCP 是由生殖系而不是体细胞基因突变引起的,为先天性,呈常染色体显性遗传,散发病例较少见。类似于 PV,PFCP 原发缺陷也在红系造血祖细胞中,并且 EPO 水平低。迄今已发现 12 种与 PFCP 相关的 *EPOR* 基因突变。

虽然 PFCP 不常见,但经常被误诊,与 PV 不同,PFCP 患者无脾肿大,无中性粒细胞、嗜碱性粒细胞和血小板增多,亦无 *JAK2* 突变,除非接触烷化剂或放射性磷,一般不会进展为急性白血病或骨髓增生异常综合征。一般认为该病为良性,是在所有表达 EPOR 的组织中 EPO 信号转导持续增强所致。该病并发严重心血管疾病的发病率增高。男性 Hb>200 g/L 或女性 Hb>180 g/L 的患者可出现重度红细胞增多症。头痛、高血压、冠心病和中风的发生亦有报道,但似乎与 HCT 增加没有明确的相关性,因为经积极放血治疗后 HCT 正常的患者亦发生上述并发症,这些并不是该疾病固有的特征性。

PFCP 实验室检查特征包括红细胞量增加,但无白细胞及血小板计数增加;Hb 氧离曲线正常;一致性血清 EPO 水平降低;体外红系造血祖细胞对 EPO 超敏感。PFCP 常被误诊为 PV,PFCP 白细胞计数一般正常,而血小板计数常轻度降低,可能因为红细胞或全血容量通常显著升高,稀释了正常血小板总数所致,部分患者因为同时合并其他可引起白细胞和血小板计数增高的疾病而引起注意,被误认为是 PV 的表型。

三 继发性红细胞增多症

(一)心肺疾病

在右向左分流的先天性心脏病及肺内分流或通气障碍如慢性阻塞性肺疾病(chronic obstructive pulmonary disease,COPD)患者中,观察到与高海拔地区居民相似的动脉血氧分压降低程度。右向左分流的先天性心脏病患者出现的红细胞增多与具有相似血氧饱和度程度的高海拔地区居民相当,但许多伴严重发绀的 COPD 患者并无红细胞增多,这被认为是肺部感染和炎症所致的慢性炎症性贫血和血浆容量增加所致。在一项低海拔前瞻性研究中,COPD 患者红细胞增多症发生率低,且与贫血不同,与不良预后无相关性。然而,目前尚不清楚为何有些肺部疾病及先天性心脏病患者发生红细胞增多症,而其他患者却没有。以肺血管阻力增加及血液右向左分流为特征的艾森门格综合征患者常伴有红细胞增多症。

(二)睡眠呼吸暂停综合征

皮克威克综合征(肺换气不良综合征),现在更多被称为睡眠呼吸暂停综合征(sleep apnea syndrome,SAS)。睡眠呼吸暂停综合征严重时可引起动脉血氧分压降低、高碳酸血症、嗜睡及继发性红细胞增多症。红细胞增多症的特征为伴有过度肥胖和嗜睡。尽管没有太多证据,但普遍认为继发性红细胞增多症为长时间睡眠呼吸暂停综合征的并发症,据报道,有5%~10%的夜间性呼吸暂停和呼吸不足者红细胞增多。

(三)吸烟导致的红细胞增多

重度吸烟可致无输送氧能力的碳氧血红蛋白形成,同时亦导致剩余正常 Hb 的氧亲和力增高,碳氧血红蛋白增高与每日吸烟的数量呈正相关。碳氧血红蛋白的生成导致组织缺氧、EPO 生成,并刺激红细胞生成。此外,吸烟还可降低血浆容量,红细胞增多或血容量减少均使 HCT 增高,吸烟相关性红细胞增多症一般无症状,但血栓并发症发生率高,可能是吸烟本身所致。慢性一氧化碳中毒为轻度红细胞增多症的一个重要原因,但未引起重视。

(四)突变性(高亲和力)Hb 继发性红细胞增多症

Hb 某些氨基酸替代后可致 Hb 氧亲和力增强,引发组织缺氧及代偿性红细胞增多。影响 $Hb\alpha_1\beta_2$-珠蛋白链相互接触的突变影响分子内部正常旋转,降低 Hb 脱氧率。C 端和倒数第二位氨基酸突变阻碍了分子内部运动,致 Hb 处于高氧亲和力状态;Hb 中央腔内面的氨基酸突变使该腔与2,3-双磷酸甘油酸(2,3-bisphosphoglycerate,2,3-BPG)的结合不稳定,并导致氧亲和力增高;血红素袋部位的突变可干扰脱氧。然而,绝大多数累及血红素袋氨基酸的突变使 Hb 不稳定,并引起溶血性贫血和发绀。这些疾病常呈染色体显性遗传。

(五)继发于红细胞酶缺乏的红细胞增多症

红细胞糖酵解早期阶段的酶缺乏有时可致 2,3-BPG 水平显著降低,导致 Hb 氧亲和力增加,在某些情况下引起红细胞增多症。双磷酸甘油变位酶缺乏可能引发红细胞增多症。细胞色素 b5 还原酶(高铁血红蛋白还原酶)缺乏所致的高铁血红蛋白血症偶可引发轻度红细胞增多症。

(六)化学物质诱导的组织缺氧

多种化学物质可致组织中毒性缺氧及继发性红细胞增多症,但可预测引起红细胞增多的唯一化学物质是钴,钴可通过增高 HIF-1 使 EPO 生成增加。

(七)肿瘤相关的红细胞增多症

1. 子宫肌瘤

红细胞增多症偶见于子宫肌瘤大的患者,肿瘤切除后血液学异常一般也"治愈",有人提出肿瘤影响肺通气,但研究过的少数病例动脉血气分析正常,不支持此观点。另一可能机制为巨大腹部肿块机械性压迫影响肾血液供应,导致肾缺氧和 EPO 生成。

2. 脑肿瘤

研究发现红细胞增多和小脑血管瘤患者动脉血氧分压正常,从患者囊液和基质细胞检测到 EPO,以及从 1 例患者肿瘤细胞发现 EPOmRNA,推测肿瘤可直接导致红细胞增多症。尽管并未在这些患者中寻找到 *VHL* 基因(一个抑癌基因)突变,但因为小脑血管瘤是希佩尔-林道(von hippel-lindau,VHL)综合征的一个固有特征,很可能这些肿瘤为 VHL 综合征表现之一。

3. 肝癌

1958 年,McFadzean 等报道中国香港 10% 的肝癌患者出现红细胞增多症,这一相关性成为诊断肝脏疾病的一个重要临床线索。红细胞增多症的原因可能是癌细胞异常生成 EPO。正常干细胞,以及在较小程度上的非实质干细胞可持续产生少量 EPO,也对缺氧产生反应生成 EPO。

肿瘤性疾病继发的红细胞增多症一般较轻微,主要临床表现为肿瘤本身症状。甚至在 HCT 中度升高达 64% 者中,仍然没有红细胞增多症引起的症状。切除分泌 EPO 的肿瘤即可治愈继发性红细胞增多症。

(八)内分泌疾病

有报道指出,红细胞增多症可见于嗜铬细胞瘤、产生醛固酮的腺瘤、巴特综合征(Bartter 综合征)和卵巢皮样囊肿,患者血清 EPO 水平增高,肿瘤切除后 EPO 恢复正常。可能的几种致病机制包括血容量降低,机械性影响肾血液供应,高血压性肾实质损伤,醛固酮、肾素与 EPO 功能性相互作用,以及肿瘤异常分泌 EPO 等。Cushing 综合征(肾上腺皮质分泌过量的糖皮质激素所致)患者可出现轻度红细胞增多。

雄激素的红系造血促进效应具有重要的实用意义。因为青春期前男孩与女孩 Hb 水平相同,研究者直至乳腺癌女性患者服用睾酮治疗后,才充分认识到雄激素促红系造血潜能,此后,多种雄激素制剂被用于治疗难治性贫血,甚至偶尔剂量过大达到红细胞增多症水平。

(九)肾性红细胞增多症

在相当数量的孤立性肾囊肿、多囊肾和肾积水患者中观察到绝对性红细胞增多,这些患者中的绝大多数在囊内液、血清或尿液中检测出EPO,多囊肾患者HCT较正常人轻度增高。一些长期透析治疗的患者,肾发生囊性病变,这种获得性肾囊性病变偶可伴显著红细胞增多。嗜铬细胞瘤、神经节旁细胞瘤和红细胞增多症的患者,发现血清及尿液中EPO水平高于正常,红细胞增多症最可能是由于肿瘤疾病分泌过量EPO引起的,肿瘤细胞中出现的EPOmRNA支持这一假说。红细胞增多症亦偶见于Willms瘤,然而很多此类患者可能合并有 VHL 基因的体细胞突变和另一等位基因的生殖系突变,可能为一种未被认识的 VHL 综合征。

(十)肾移植后红细胞增多症

虽然肾移植后红细胞增多症的分子基础尚未完全明了,但已明确血管紧张素Ⅱ在发病机制中起重要作用。越来越多的证据表明,血管紧张素Ⅱ-血管紧张素受体Ⅰ途径活性增强,使红系造血祖细胞对血管紧张素Ⅱ超敏感。此外,血管紧张素Ⅱ能够调节红系造血刺激因子释放,包括EPO及胰岛素样生长因子-1,肾动脉EPO水平检测发现过量EPO生成来源于患者自身肾而非移植肾,部分患者自身残存肾切除后HCT迅速恢复正常。本病于其他非肾实体器官异体移植罕见,血管紧张素转换酶基因敲除小鼠发生贫血,证实血管紧张素Ⅱ在促进红系造血中的作用。20世纪90年代,血管紧张素转换酶抑制药越来越多地被用于减轻蛋白尿。肾移植后的两年内红细胞增多症发生率为8%~10%。

肾病和肾移植后红细胞增多症非常严重,红细胞计数可高达8.0×10^{12}/L,且可伴有高血压和充血性心力衰竭。在HCT水平较高时(常超过60%),血栓并发症可使临床病程复杂化,然而与肾衰竭相关或引起肾衰竭的并存疾病亦是血栓形成的易感因素,对与红细胞增多症相关的血栓形成风险还没有进行严格的多因素统计分析。

(十一)非 VHL 基因突变的先天性缺氧感应异常

脯氨酸羟化酶、HIF-2α、VHL轴在人体EPO调控及缺氧感应异常所致的家族性红细胞增多症的发病机制中发挥重要作用。

1. 脯氨酸羟化酶缺乏

有报道称,脯氨酸羟化酶结构域蛋白2(prolyl hydroxylase domain protein 2,PHD2)突变($950C\rightarrow G$)家系的杂合子表现为轻度或临界性红细胞增多症。

2. HIF-2α 获得性功能突变

文献报道一家系,红细胞增多症家族成员为 HIF-2α、Gly537Trp 突变杂合子携带者,突变的效应是稳定 HIF-2α 蛋白。1 例 HIF-2α 基因功能获得性突变患者,红系造血祖细胞对 EPO 超敏感,提示此类疾病与先天性红细胞增多症相似,兼具原发性和继发性红细胞增多症的特征。

（十二）*VHL* 基因突变的先天性缺氧氧感应异常

1. Chuvash 红细胞增多症

Chuvash 红细胞增多症（chuvash polycythemia，CP）是唯一已知的地方性先天性红细胞增多症，CP 是由氧感应途径异常所致，此病引起血栓及出血性血管并发症，常导致早期死亡，60 岁以上幸存者少见。CP 呈常染色体隐性遗传，以 *VHL* 基因生殖系突变为特征。患者有正常血气，正常 Hb 氧亲和力，正常或增高的 EPO 水平，没有 *EPO* 基因及 *EPOR* 基因位点的遗传连锁，亦无异常 Hb 的证据。对具有多位 CP 患者的 5 个家系研究中，发现受累个体有 VHL 基因纯合子突变（$598C{\rightarrow}T$），此突变干扰 VHL 蛋白与 HIF-1α 和 HIF-2α 的相互作用，降低泛素介导的 HIF-1α 和 HIF-2α 降解速度，结果 HIF-1 和 HIF-2 异二聚体增多并致靶基因表达增高，包括 EPO、VEGF、纤溶酶原激活抑制因子（plasminogen activator inhibitor-1，PAI-1）等。Chuvash 红细胞增多症的红系造血祖细胞在体外对外源性 EPO 刺激超敏感，但这一现象的机制仍然不明。

Chuvash 红细胞增多症患者血液学检查显示，Hb 和 HCT 较正常值高，而白细胞及血小板计数低于正常值，EPO 水平为正常（但从不会接近正常值低限）至增高，有时高出正常值 10 倍。

2. 经典 VHL 综合征

经典 VHL 综合征为常染色体显性遗传性异常，影响 HIF-1α 的翻译后调控，该综合征特征为好发肾细胞癌、视网膜血管网状细胞瘤、小脑和脊髓血管网状细胞瘤、胰腺囊肿和嗜铬细胞瘤，这些肿瘤是由于除生殖系突变之外又出现体细胞突变，即杂合性丢失。红细胞增多症并非 VHL 综合征的一部分，然而，中枢神经系统血管网状细胞瘤，以及较少见的嗜铬细胞瘤和肾癌一直与红细胞增多症相关，其他 VHL 综合征患者也可出现获得性红细胞增多症。

（十三）伴 EPO 水平增高或非代偿性正常的不明原因先天性红细胞增多症

大部分伴 EPO 水平增高或非代偿性正常的不明原因先天性红细胞增多症患者无 VHL、脯氨酸羟化酶（*EGLN*1）、EPAS1（*HIF-2α*）基因突变，不存在血红蛋白病及 2,3-BPG 缺乏，这些患者红细胞增多症的分子基础尚不清楚。然而，这类家系中的一些呈显性遗传，另一些家系呈隐性遗传，还有些为散发，尚不清楚为何具有相同突变的家系表型却不同。与缺氧非依赖性 HIF 调控及氧依赖性基因调节途径相关的病变基因，是 EPO 水平正常或增高却没有 *VHL*、*EGLN*1、*EPAS*1 突变的红细胞增多症患者突变筛选的主要对象。

（杨永健）

第十章　慢性高原病的治疗

慢性高原病的治疗可分为非药物治疗和药物治疗，前者以放血疗法或血液稀释疗法为代表，虽有一定效果，但复发率高；后者近年来虽取得一定进展，但有效性和安全性还有待进一步提高。随着高原医学界对慢性高原病研究的深入，目前治疗有了多种可供选择的方案，尤其是中、藏医药防治慢性高原病已经取得较好的疗效。本章简述慢性高原病主要的非药物疗法和西药疗法。

第一节　非药物疗法

一　一般治疗

（一）劳逸结合，合理休息

合理安排劳动和休息时间，保证充足睡眠，对降低氧耗、稳定病情、缓解症状、减少并发症有一定效果，因此，应尽量减少劳动时间，降低劳动强度，尽可能避免剧烈运动。有报道指出，劳动强度和慢性高原病的发病率呈正相关，相关机制可能是高强度的体力劳动耗氧量较大，机体需要更多的氧气供应，使缺氧进一步加重，更易发生慢性高原病。降低劳动强度、减少劳动时间，可减少疾病的发生及加重。重症病例不应长期卧床，避免血液流动缓慢、淤滞而发生血管栓塞，患者应根据病情和自身情况，进行适当的活动和锻炼，以促进血液循环，避免血栓的形成。

（二）适度进行体育运动

进行如散步、慢跑、太极拳、气功等运动，以不觉累为宜。太极拳和气功不但可以强身健体，还能改善呼吸功能，从大气中摄取更多的氧，以适应高原缺氧环境。

（三）有意识深呼吸

深呼吸疗法就是让患者在医务人员的指导下做深而慢的呼吸运动，呼吸频率控制到4~6次/min，每次呼吸缓慢用力，近似于做肺血流量检测时的呼吸。特别要注意尽力做好腹式呼吸，每日2~3次，每次3~5 min，卧位或立位均可，卧位安排在晨间起床前或睡前施行为好,立位做深呼吸疗法时可借助双上肢同时做扩胸或压胸运动。

慢性高原病患者长期缺氧,使机体潮气量小,发生浅快呼吸,形成无效呼吸,从而影响肺功能。深慢呼吸可增加肺泡通气量,减少无效通气,同时可增强呼吸肌力量,改善肺循环,提高血氧分压和血氧饱和度。长期坚持做深呼吸,不仅可以治疗慢性高原病,也能起到预防高原病的作用。

(四)戒烟限酒,以易消化食物为主

避免食用刺激性食物,禁止吸烟,少饮酒。吸烟可导致肺通气功能下降,使肺组织受损,在高原低压性缺氧环境下,机体组织及肺缺氧会进一步加重,从而导致慢性高原病的发生。因此,饮食以易消化为主,补充适量 B 族维生素和维生素 C 等,多食蔬菜和水果,少食脂肪和盐。

(五)预防肥胖、高脂血症、高血压等

青格勒图等研究发现,肥胖、高脂血症、高血压是慢性高原病发病的危险因素,这3 个因素可共同促进慢性高原病的发生。肥胖者易出现高脂血症,使人体血液流速减低、黏度增高、凝固性增加,血液循环障碍,使组织器官的氧供需处于失衡状态。高原地区动脉血氧含量下降、小血管收缩和痉挛、血压升高使外周循环阻力增高,加重组织器官缺氧,使红细胞继发性增多,血液黏滞度增高,从而促进慢性高原病的发生。

(六)脱离缺氧环境

海拔与慢性高原病发病率呈正相关性,海拔越高,缺氧越严重,进而引发慢性高原病。因此,如果条件允许,患者可到平原或低海拔地区生活,临床症状会减轻甚至消失。

二 放血及血液稀释疗法

临床实践发现,单纯放血 300～500 mL,Hb、RBC 和 HCT 的降低靠自身稀释缓慢,症状和体征改善并不明显,所以又采用了放血后随即输入等量的晶体或胶体液的办法。临床观察发现输入胶体液比输入晶体液效果明显而稳定,特别是使用低分子右旋糖酐后,不仅具有一般稀释作用,还能起到防治血栓和维持血浆胶体渗透压的作用。

静脉放血及稀释血液治疗慢性高原病,虽然见效快,但不是针对病因的治疗,如果患者好转后仍在高原生活就会复发,加之反复放血不易被患者所接受,有一定的局限性。

目前,放血及血液稀释疗法主要用于以下情况:①重症慢性高原病(Hb>230 g/L)且伴有心功能不全,经一般的吸氧和对症治疗后病情改善不明显。②"浓、黏、聚、凝"综合征明显的慢性高原病患者或有血栓形成病史的患者。③慢性高原病患者需做较大手术的术前准备时,可在手术前数日采用每日或隔日放血 300 mL,同时补入胶体液 500 mL,连续3～5 次。将放出的血用于术中或术后自体回输。这样不仅起到血液稀释治疗的效果,还能减少患者手术的失血量和预防输入异体血可能发生的输血反应。

现代医学的静脉放血疗法和藏医放血疗法有一定的差异,但都认为放血疗法是治疗慢性高原病的一个重要方法,其中藏医放血疗法效果优于药物疗法和静脉放血疗法。

(一)静脉放血疗法

静脉放血疗法能迅速降低红细胞及全血容量,改善症状,减少出血和血栓形成。静

脉放血每次 300~500 mL,间隔 2~3 d,直至 HCT 达到正常值(40%~45%)。年老体弱或合并心肺疾病者,放血量可适当减少,每次 200~250 mL,间隔 3~4 d 或每周 1 次。维持治疗期间可每 3~4 个月放血 500~1000 mL。

(二)藏医放血疗法

藏医放血疗法是外治法的重要组成部分,应用广泛、疗效可靠、操作简便、费用低廉,是体外实施静脉切开血管来达到治疗目的的传统治疗方法。

1. 前期准备

①三果汤为藏医放血疗法治疗慢性高原病前服用的分离汤,作为放血疗法第 4 步中鼓脉法的主要内容,作用是促热症成型、病血成熟,使血流旺盛,促进坏血与正常血液分离。患者放血前 3~5 d 服用三果汤,每日服用 1 次,每次 30 mL,连续 5~10 d;患者放血 2 次,间隔 10~15 d。②放血部位。头部为"赛顿""吾顿"(分别指"坏血""瘀血"),每次放血 50~80 mL;上肢为"如同"穴,每次放血 100~180 mL。

2. 实施技术过程

①接受放血疗法的患者放血前服用三果汤,进行血液检验,准备放血。②固定静脉部位,消毒,进刀,依放血量放血,包扎,放血后血液检验,统计治疗结果。

3. 疗效评价

治疗后与治疗前的血红蛋白、红细胞、血细胞比容相比有明显降低。藏医放血疗法治疗 158 例慢性高原病患者,检测放血前后的血常规,进行分析,结果与上述疗效评价指标相符。从症状来看,放血后头痛、眩晕、睑结膜充血、面色深红和易疲倦等症状有所缓解,短时间内血容量接近正常,症状减轻。藏医放血疗法主要作用是通过调整"隆(指气、风)、赤巴(指火、胆)、培根(指黏液、水和土)",调和气血,疏通血脉而实现的,可归纳为促进血液循环、加速新陈代谢,主要有退热、镇痛、降低血液黏滞度、活血作用。藏医放血疗法施术得当,则能排除病血,消肿镇痛,排出血管中积聚的病气。放血前服三果汤可起到分离正常血与病血的作用,应当注意的是在没有服三果汤之前,不宜对患者进行放血,否则会造成正血损失,病血不出,引发隆病,遗留热邪等弊病。

(三)血液等容稀释疗法

每次从静脉放血 300~500 mL,每周 1 次,一般放血 3 次,每次放血后输入等量的稀释液,如低分子右旋糖酐、生理盐水等,以保持血容量正常。血液的稀释能使慢性高原病患者的 Hb 降低,RBC 数量减少,血液黏滞度下降;血管阻力减低,静脉血流增加,减轻血液瘀积;血流加快,微循环得到改善,从而改变无氧代谢状态。

李积财等将 55 例慢性高原病患者随机分为治疗组 29 例和对照组 26 例。对照组给予吸氧和对症治疗,治疗组在对照组治疗方案的基础上加施血液稀释疗法和服用调气和血汤,方法如下。静脉放血 200~300 mL,同时静脉输入 0.9% 生理盐水或右旋糖酐葡萄糖注射液或新鲜血浆 300~500 mL,并口服调气和血汤(杏仁、桃仁、红花、山药、三七、黄芪、桔梗、冬虫夏草、太子参、红景天)煎剂,每日 1 剂,共 28 d,治疗前和治疗 3 个月后检测 Hb、HCT、RBC。结果显示两组患者治疗后 Hb、HCT、RBC 有明显下降($P<0.05$):治疗组总有效率 82.76%,对照组 76.92%。国内学者认为放血疗法可能造成恶性循环,多次

放血,加速红细胞成熟,使血红蛋白、红细胞数增加,出现"反跳"现象。血液稀释疗法结合调气和血汤治疗很少出现"反跳",可能机制为调气和血汤能降低血液黏滞度及血红蛋白,降低血小板黏附、聚集,从而改善肺微循环状态,增强心排血量及肺、心、肾血流量,调节或增强机体免疫功能,抗炎,调节前列腺素合成及释放,起到保护肺组织细胞的作用。

三　红细胞单采术

采用血细胞分离机对慢性高原病患者进行红细胞单采术治疗,选择性去除血液中的红细胞,同时输入生理盐水,稀释了血液,迅速降低 HCT 和红细胞数量,改善临床症状,同时又将其他血液成分回输,既避免血浆蛋白、白细胞、血小板、凝血因子等成分丢失,同时又补充等量的生理盐水,保持血容量平衡,从而起到避免低血容量综合征发生和减少形成血栓风险的作用,效果优于静脉放血治疗。

红细胞单采术与传统的放血疗法相比具有以下优点:①血细胞分离机具有可视屏幕装置,能动态地采集红细胞。②在全自动的封闭循环装置中实行分离采集与回输,采集出 RBC 后,又能及时将血浆和血小板回输给患者。③操作简便、安全、有效,在 1 周内可实施 2 次红细胞单采术,每次采集 3 个循环,间隔 3 d 后行第 2 次红细胞采集术,可使患者 RBC 及 HCT 降至正常水平。红细胞单采术对慢性高原病是一种有效的治疗手段,安全、可靠、不良反应小,具有较好的临床应用价值。

(一)原理及方法

1. 原理

细胞单采术是根据密度梯度离心原理,去除或者收集血液中的某些细胞成分,如血小板、干细胞、淋巴细胞、单核细胞、粒细胞(多核细胞)、年轻红细胞等。治疗性红细胞单采术为去除过量或不正常红细胞成分的细胞单采术。红细胞单采术目前主要应用于3类疾病的治疗:①铁代谢紊乱,如高铁血红蛋白血症、遗传性血色病、输血相关性铁负荷过量、迟发性皮肤型卟啉病等。②红细胞增多症,如真性红细胞增多症、继发性红细胞增多症。③感染性疾病,如疟疾、巴贝虫病。

2. 方法

单采治疗前后检测患者血常规、凝血功能、肝功能、肾功能。利用血细胞分离机,选粗大且较深的肘部静脉血管进行穿刺采血,回输端为身体任意部位的外周血管,连续循环流速维持在 20~40 mL/min,3 个循环,循环血量 1300~1500 mL,一个循环采集红细胞为 200 mL,离心参数 5200 r/min,一次采集量为 500~600 mL 红细胞(根据患者的身高、体质量计算全身血容量,从而确定采集量)。采集结束后补充等量的生理盐水(或林格氏液),同时补充 10% 葡萄糖酸钙注射液 10~20 mL,抗凝剂为复方枸橼酸钠注射液,抗凝剂与全血比例为 1 : (11~13)。首次采集结束后,间隔 3 d 进行第 2 次红细胞采集。单采过程中密切观察患者生命体征及不良反应,出现不良反应须及时处理。患者在行红细胞单采术的同时采用药物治疗慢性高原病引起的并发症。一次去除 800~1500 mL 红细胞,可迅速使 HCT 降至正常范围。理论上单采红细胞 200 mL 可使 Hb 下降 8~12 g/L,但实际下降值要更低。对于 HCT>64%、体重>60 kg 的患者,放血量可适当加大,间隔期也可缩短。患者 HCT>45% 是单采红细胞术治疗指征,对 HCT 稍高的患者不必大量放血。

(二)疗效判定标准

1. 完全缓解

临床症状消失,皮肤、黏膜色泽恢复正常,Hb 和 HCT 降至正常范围。

2. 好转

发绀、胸闷、气短和呼吸困难等症状减轻,RBC、Hb、HCT 明显降低,血红蛋白下降至 30 g/L 以上。

3. 无效

临床症状、体征改善不明显,RBC、Hb、HCT 无明显变化。

(三)红细胞单采术的不良反应

治疗性红细胞单采术使用安全,多数患者耐受性较好,不良反应主要集中在穿刺部位血肿、病情反跳、心血管反应和低钙血症等方面。实行单采术的患者外周血含有较多的异常细胞,血液呈高凝状态,血管脆性较高,易发生血肿。实行单采术的过程中要提高穿刺成功率,尽量避免血肿的发生;采集过程中大量使用枸橼酸盐持续抗凝,患者易产生低钙血症,应给予钙剂治疗。对治疗性单采术患者和志愿者对比研究发现,实行单采术的对象不良心理状态可影响并发症的发生率,因此单采前要做好患者心理安抚工作,单采过程中要密切注意患者的反应,选择合适的单采容量进行治疗,出现不良反应及时处理。

(四)红细胞单采术的护理

单采前嘱咐患者进食营养丰富、低脂食物,不可空腹,以免采血压力不足和发生低血糖症状。单采后患者应休息 15～30 min,避免剧烈活动,动作幅度不宜过大,尤其是从卧位或蹲位起立时动作要缓慢,以免身体不适或造成脑部缺血。

1. 采集前准备工作

(1)术前对采血室进行清洁、消毒,准备好术前、术中用药及抢救物品。护理人员要有较高的业务水平和机采理论知识,并有丰富采集经验。

(2)提前预热血细胞分离机(夏季 10～15 min,冬季 15～30 min),采血前了解患者一般情况和病情,向患者介绍红细胞单采术的目的、适应证、操作过程、可能发生的不良反应,消除患者的紧张情绪,以免在单采术中因情绪过于紧张导致血管收缩、血流不畅而影响采集效果。认真向患者家属解释注意事项和可能发生的不良反应,积极协助患者完成治疗,指导患者家属在治疗同意书上签字。

(3)对患者进行体格检查,准确掌握患者体温、血压、脉搏等生命体征情况,年龄偏大或有心脏病史患者需要在术前做心电图检查,如有异常,应延期治疗。

2. 采集过程中密切观察,及时采取应对措施

(1)患者采取平卧位或半坐卧位,保持相对放松姿势。穿刺前对穿刺周围皮肤进行消毒,选择适合的静脉穿刺,争取穿刺一次成功。因为穿刺针头较粗,穿刺选择有较粗、直外周静脉的部位,首选双侧肘正中或贵要静脉,对比双侧肘部静脉血管情况,一般选择

相对条件好的为输出血管,相对条件差的为回输血管。穿刺后管路需用多条输液贴固定,以免针头松动。双侧妥善固定后取下止血带,将手臂处于放松位置,如采血侧出血不畅,嘱患者握拳、放松至出血顺畅。

（2）做好心理安慰工作,保持静脉通畅。当由于情绪紧张而导致血管收缩,管路血流不畅,机器出现低血流报警时,需安慰和鼓励患者,轻轻抚摸患者双手嘱其放松,并根据情况降低机器采血流量直至血流加速。

（3）严密观察生命体征的变化。如发现异常及时采取治疗措施并妥善护理,必要时暂停采集,待患者症状好转,生命体征无异常时再继续进行单采术。

（4）治疗性血细胞单采术是相对安全的操作,但并发症的发生率为4.30%~6.75%,最常见的是低钙血症,症状表现为口唇麻木、畏寒,严重者出现手足抽搐、心动过速等,在采集过程中应注意观察是否有低钙血症状,尤其是女性患者。在单采术进行后90 min或ACD-A抗凝剂用量达到250 mL时,如有类似症状立即给予患者口服或输注钙剂。

3. 术后继续观察,做好护理工作

（1）单采针比常规静脉穿刺针粗,单采术结束拔针时应立即用无菌棉球按压针眼处,三指按压20 min至不出血为止,否则会造成穿刺局部皮肤瘀血或血肿,增加需二次单采术患者的静脉穿刺难度。如有病情危重、凝血功能差的患者,需用弹力绷带加压包扎穿刺部位30 min,并嘱24 h内不能沾水保持局部干燥。如果出现穿刺部位血肿,应及时加压包扎,局部冷敷,一般1周后血肿会逐渐消退。

（2）结束采集后继续监测患者生命体征,生命体征平稳后可以回病房。嘱患者近日避免剧烈活动,补充营养,密切观察针眼处有无出血、血肿及穿刺处感染的情况发生,继续观察有无低钙血症状及过敏反应,可进食含钙高的牛奶、骨头汤等,严重时口服钙剂并及时和医生沟通,采取治疗措施。此外,进行治疗性血细胞单采术时,术前应进行细致的心理护理,完善术前检查及准备;术中熟练操作血细胞分离机,保护好血管通路,密切观察病情变化,预防低钙血症、过敏反应的发生;术后妥善处理终产物,压迫针眼、继续观察病情,抽血,终产物送检,了解单采术或置换效果。

笔者对12例年龄在39~67岁慢性高原病患者进行红细胞单采术治疗,结果经红细胞单采后RBC、Hb和HCT均较治疗前明显下降,临床症状特别是头痛、头晕、乏力症状消失,面部及肢端皮肤红紫明显减轻。在进行相应的疗程治疗后,对所有病例进行实验室检查,12例患者RBC由$(7.45\pm0.70)\times10^{12}/L$下降至$(5.90\pm0.72)\times10^{12}/L$,Hb由$(214.00\pm11.24)g/L$降至$(170.00\pm16.18)g/L$,HCT由$(65.10\pm3.55)\%$降至$(52.30\pm4.70)\%$,Hb下降超过30%,治疗前后比较有统计学意义$(P<0.05)$,达到缓解临床症状的目的。治疗前后白细胞计数、血小板计数及凝血功能比较差异不明显。

四　给氧疗法

慢性高原病是机体于高原缺氧所致,给氧疗法对轻型和重型患者均有显著疗效,现将慢性高原病使用的普通吸氧和高压氧疗法简述如下。

（一）普通吸氧疗法

普通吸氧是指使用鼻导管或面罩低流量吸氧的疗法。

慢性高原病常规吸氧治疗一般以 1~2 L/min 为宜,每次 1~2 h,每日 2~3 次。慢性高原病患者单纯使用氧气治疗,不仅能明显改善患者的低氧症状,而且可使患者 Hb、HCT 下降。然而,一旦停止吸氧,症状又将复发,Hb、HCT 含量会再度上升。事实表明,给氧治疗对所有患者虽有效,但效果短暂。吸氧对轻型患者可明显减轻症状,但对机体氧运输能力严重受损的重型患者,单纯吸氧并不能改善症状,须同时给予药物治疗。

(二)高压氧疗法

高压氧治疗可提高红细胞携氧能力,增加血氧含量,提高组织器官氧含量和氧储备,增加组织内氧的有效弥散距离,纠正组织缺氧,从而改善微循环,达到改善临床症状的目的。

1.高压氧舱治疗慢性高原病机制

(1)在高压氧条件下,骨髓处于高氧状态,红细胞生成受到抑制。

(2)在高压氧条件下,血氧含量增高,红细胞需求量减小,血液稀释,血流加快,有利于改善微循环。

(3)高压氧可增加吞噬细胞的吞噬能力,纤维溶解酶活性增加,使血凝块及渗出物易被微循环运走或弥散到淋巴中,促进栓子缩小或消失,疏通血管,恢复血运。

(4)引起红细胞中脂类的过氧化作用而发生溶血,使血红蛋白减少,血栓软化,血液黏滞度降低。

2.高压氧舱治疗方法

常规采取高压氧的医疗设备为高压氧舱,每日做 1 次高压氧舱治疗,临床治疗压力控制在 0.05 MPa 范围内,患者吸纯氧,每日 40 min,每次 20 min,间歇 10 min,10 次为 1 个疗程,患者进行 2 个疗程的高压氧治疗。

采用高压氧舱治疗 98 例慢性高原病患者,与治疗前比较,治疗后 Hb、RBC、HCT 均显著下降,患者自觉症状明显减轻和消失。采用以高压氧(压力为 216.8~237.1 kPa,加压 20 min,稳压 70 min,减压 30 min 的高压氧治疗方法,每日 1 次,10 次为 1 个疗程,每 2 个疗程休息 5~7 d,再进入下 1 个疗程)为主,并服用 10 d 左右的丹参等药物治疗 30 例慢性高原病患者,观察疗效,结果提示与治疗前相比,患者的 RBC、Hb、HCT 平均值在第 1 疗程后下降不明显,第 2 疗程(基本无药物治疗)后略有下降,第 3 疗程后下降显著,其中部分患者 RBC、Hb、HCT 恢复正常。不仅说明高压氧辅助治疗慢性高原病能够有效缓解患者临床症状、降低血液学指标,还提示治疗时间越长,效果越明显。

五　低频旋转磁场

低频旋转磁场(low frequency rotating magnetic field,LFRMF)穿透生物体细胞时产生切割磁力线运动,从而产生感应电流,可促进细胞内多种因子的合成与分泌。研究显示旋转磁场对生命体存在显著的生物效应。LFRMF 可使红细胞聚集解聚、变形能力增强,从而降低血液黏滞度,改善血液流变学特性,改善血供,促进微循环。这说明 LFRMF 具有改善慢性高原病症状的作用。

郭大龙等使用 ZCX 型 LFRMF 系统对 6 名慢性高原病患者进行治疗,从 RBC、HCT、

Hb、血尿酸（uric acid，UA）等 4 个方面对治疗效果进行评估。经过低频旋转磁场治疗 14 d后（每日 60 min），患者的 RBC、HCT、UA 平均值分别降低 7.87%、9.67%、31.59%，而 Hb 则较为稳定（仅降低 3.61%）。说明低频旋转磁场在降低红细胞数量的同时，保持了血红蛋白的相对稳定，也就是使单个红细胞所携带血红蛋白数量增多，保证了人体供氧。试验显示，LFRMF 对治疗红细胞增生症有一定的效果，有望被用于辅助治疗慢性高原病。

（杨大春）

第二节　西药疗法

缺氧使肾合成 EPO 增加，引发慢性高原病。腺苷（adenosine，AD）参与 EPO 合成调节，红细胞膜收缩蛋白异常致红细胞变形力降低，骨髓造血细胞对 EPO 过度敏感，骨髓红系祖细胞凋亡减少等也是引起慢性高原病发病因素。血管紧张素转换酶抑制药对纤溶抑制状态有效，AD 受体拮抗剂茶碱类可减少 EPO 与 RBC 生成，提高肺通气量。乙酰唑胺能降低 HCT、EPO 和 PCO_2，提高 PaO_2 和 SaO_2。血管紧张素转换酶抑制药、AD 受体拮抗剂是很有前景的慢性高原病治疗药物。本节主要简述治疗慢性高原病西药的应用。

一　血管紧张素转换酶抑制药

血管紧张素转换酶抑制药（angiotensin-converting enzyme inhibitor，ACEI）常用的有依那普利和卡托普利。高原病有一定纤溶系统功能紊乱的问题，有凝血倾向进而形成血栓，慢性高原病患者尤甚。ACEI 使纤溶系统失衡状态得以纠正，对慢性高原病治疗有益。

PlataR 报道，选择 26 例慢性高原病患者（HCT > 55%，24 h 尿蛋白定量测定 > 150 mg），试验组 13 例，口服依那普利，每日 5 mg，服药 2 年；另 13 例为对照组做常规治疗（持续低流量吸氧，口服双嘧达莫 50 mg，每日 3 次）。结果显示，试验组 2 年中收缩压与舒张压较稳定，而对照组则有一定程度升高；试验组 HCT（从 63.5% 降至 56.8%）、Hb 浓度（从 207 g/L 降至 164 g/L）和尿蛋白量与基础值比较明显下降。而对照组上述数值与基础值比较则无明显差异。

ACEI 用于治疗慢性高原病，多是试验性的，机制尚不明确。可能原因首先是 ACEI 的作用使血管紧张素 Ⅱ 生成减少，血管扩张，降低肾血管阻力，肾血流量增加，从而使 EPO 合成分泌减少，慢性高原病症状得到缓解。其次，可降低机体耗氧量，有利于慢性高原病的恢复。最后，血浆内 N-乙酰丝氨酰-天冬氨酰-赖氨酰-脯氨酸（N-acetylseryl-aspartyl-lysyl-proline，NASALP）为天然的 HSC 增殖的调控物，而 ACEI 可降低其体内代谢，增高血液中浓度，从而使 RBC 生成减少。当然，除 ACEI 外，血管紧张素 Ⅱ 受体阻滞剂（AT_1 受体分布于心、脑、肾血管；AT_2 受体在肾上腺髓质），如氯沙坦选择性地阻断

AT_1受体,舒张血管平滑肌,降低外周阻力,增加电解质、水和尿酸排泄,可用于慢性高原病的治疗。

二　腺苷受体拮抗剂

腺苷(AD)激活 Ang Ⅰ 和 Ang Ⅱ 受体,通过 AC-cAMP-蛋白激酶系统,增加 EPO 的生物合成。茶碱类包括氨茶碱、胆茶碱等,是非选择性 AD 受体阻断剂,可抑制缺氧状态下肾合成 EPO,使 RBC 生成减少,从而缓解慢性高原病的症状。茶碱类还可抑制磷酸二酯酶的活性,通过气道平滑肌细胞内 cAMP 升高,引起气管扩张,对缓解急性高原病或慢性高原病的呼吸道症状明显有益。

三　乙酰唑胺

乙酰唑胺(acetazolamide,ACZ)为碳酸酐酶(carbonic anhydrase,CA)抑制剂,可通过刺激通气反应,起到改善氧合的作用。服用后抑制近曲肾小管上皮细胞的碳酸酐酶,使 H^+ 分泌和 H^+-Na^+ 交换减少,Na^+、水和重碳酸盐从尿排出量增加,从而有较弱的利尿作用。除利尿作用外,尚可使脑血流量增加,另外可使机体轻度酸中毒从而促进肺通气量增加,减轻呼吸紊乱,减少肾合成与分泌 EPO,因此,可用于慢性高原病的防治。郝玉姣等对乙酰唑胺治疗慢性高原病疗效与安全性的 Meta 分析结果显示:250 mg ACZ 治疗慢性高原病疗效明显,可明显提高 PO_2,降低 PCO_2、HCT。对比 ACZ 250 mg 与 500 mg 治疗慢性高原病的疗效,PCO_2 降低无明显差异;在提高 PO_2 方面,500 mg ACZ 更有疗效。ACZ 治疗慢性高原病不良反应少,安全可靠。

四　蝮蛇抗栓酶

蝮蛇抗栓酶是抗凝、溶栓酶制剂,具有去纤、溶栓、抑栓、降黏、降脂、扩血管及改善微循环等功能。用蝮蛇抗栓酶对 32 例慢性高原病患者进行治疗,剂量每日为 0.5 ～ 0.75 μg,15 d 为 1 个疗程,其中 11 例重症患者治疗 2 个疗程。治疗前后观察全血黏度(whole blood viscosity, ηb)、血浆黏度(plasma viscosity, ηp)、全血还原黏度(reduced viscosity of whole blood, ηr)、HCT、Hb、RBC 及微循环状况等,结果显示经蝮蛇抗栓酶治疗后上述指标有明显的降低(P<0.01),慢性高原病患者血液的"浓、黏、聚"有明显的改善。

五　抗凝血酶Ⅲ

防治凝血或血栓形成药抗凝血酶Ⅲ(antithrombin Ⅲ, AT-Ⅲ)是肝合成的一种血浆蛋白,能与凝血酶结合形成复合物而使其失活。抑制凝血因子Ⅹa、Ⅸa、Ⅺa、Ⅶa 的活性,抑制凝血酶诱发的血小板聚集反应,阻止血栓形成。慢性高原病患者常有 AT-Ⅲ 减少的情况,应用 AT-Ⅲ 治疗效果显著。

六　前列地尔

前列地尔对血管有明显扩张作用,降低心脏负荷,可较快缓解临床症状,还能改善肺循环阻力,降低肺动脉压,同时松弛支气管平滑肌,提高氧合指数。慢性高原病患者常规治疗,即持续低流量吸氧,阿司匹林 100 mg,每日 1 次,口服,或双嘧达莫 50 mg,每日 3 次,口服,并给予活血化瘀的中药制剂,部分患者加用低分子肝素钠 5000 U,每日 2 次,皮下注射。慢性高原病患者在常规治疗基础上加用前列地尔注射液 10 μg,每日 1 次,静脉注射。两组患者治疗时间为 3 周。前列地尔治疗 3 周后,患者的临床症状有明显缓解,治疗组患者的 RBC、Hb、HCT、PO_2、SaO_2 和对照组比较具有明显差异;治疗组的红细胞沉降率(erythrocyte sedimentation rate,ESR)、低密度脂蛋白胆固醇(low-density lipoprotein cholesterol,LDL-C)、纤维蛋白原(fibrinogen degradation product,FDP)、血浆 D-二聚体(D-dimer,DD)与对照组比较差异显著;治疗组的平均动脉压(mean arterial pressure,MAP)在排除口服降压药物对血压的影响因素后,与对照组比较差异显著。前列地尔通过对血流动力学及血液流变学的显著作用,改善组织的缺氧状态,达到治疗慢性高原病的目的。

七　低分子肝素

低分子肝素是一种新型的抗凝血酶Ⅲ依赖性抗血栓形成药,药理作用与普通肝素基本相似,通过与血管紧张素抗凝血酶Ⅲ结合,激活抗凝血酶Ⅲ,灭活多种凝血因子,起到抗凝和抑制血小板聚集的作用。低分子肝素可降低血液黏滞度、治疗和预防血栓形成,缓解慢性高原病的高凝状态,从而降低外周阻力,降低肺动脉高压。

(杨大春)

第十一章　慢性高原病的并发症

慢性高原病主要影响神经系统、循环系统、呼吸系统和消化系统等。由于红细胞过度增生，血液黏滞度显著增高，血液淤滞，微循环障碍，组织器官严重缺氧，引起病理性改变，如不及时治疗会导致血栓形成和局部组织坏死。RBC 增多、Hb 含量增加，提高了血液中的氧含量，但并不一定增加输送到组织中的氧。在高海拔地区提高 Hb 和 HCT 是有益的，因为血液携氧量的提高可以弥补动脉血氧饱和度的降低，Hb 增加起到维持组织氧运输的作用，从而减少心排血量的增加。然而，氧合血红蛋白（HbO$_2$）饱和度下降时（低PO$_2$），增加 Hb 只能在一定程度上有所帮助，只有适度增加 Hb 才有利于氧气运输，超过一定的 Hb 值，代偿性红细胞增多就不再有益，因为血液黏滞度升高和血容量增加会导致充血性症状，这可能影响肺动脉压力、肺血流分布和肺通气灌注的关系。由此引起的肺气体交换障碍和更大的低氧血症将进一步刺激红细胞生成，因此，当慢性高原病患者进行血液稀释时，血液氧合改善，症状显著减轻。研究发现，静脉氧分压（partial pressure of venous oxygen，PvO$_2$）在 Hb 值为 150 g/L 时达到最大值，Hb 值达到 170 g/L 时变化很小，研究对应的海拔为 3200 m，动脉血氧含量（arterial oxygen content，CaO$_2$）低于最大值，因为超过这个值，尽管 Hb 持续增加，PvO$_2$ 仍趋于下降。

慢性高原病后期的病理损害十分广泛，可累及全身各脏器，尤以耗氧量较多的脏器如脑、心、肺、肝等受累为重，肾、消化道、脾、肾上腺、膀胱、肠系膜也有不同程度的损害。受累组织的细胞呈低氧性细胞肿胀变性，组织间质水肿。病变严重的局部组织可见灶性坏死或片状出血，如血管内血栓形成，导致脏器的血栓栓塞，可使患者猝死。

第一节　血栓性疾病

血液成分在心脏或血管内发生黏附、聚集、凝固形成病理性固体凝块的过程，称为血栓形成。栓塞是指心脏和血管内栓子（如血栓、癌栓、脂肪栓、羊水栓等），随血流运行至相应的动脉血管并将管腔阻塞，造成供应区域的组织由于缺血缺氧而发生坏死的过程。血栓形成的基本病因常与血管损伤、血液成分及血流异常有关。越来越多的证据表明，高海拔（high altitude，HA）等环境是静脉血栓栓塞（venous thromboembolism，VTE）形成的危险因素。

一　慢性高原病合并血栓性疾病的发病机制

（一）低氧导致血管内皮损伤

血管内皮一旦受损,可引起血小板活化、凝血与抗凝血平衡失调及血管舒缩功能异常,从而成为血栓形成的重要原因。刘媛研究慢性高原病患者和健康人血浆血栓调节蛋白(thrombomodulin,TM)的差异发现,慢性高原病患者血浆TM水平明显较对照组高,提示慢性高原病患者存在血管内皮细胞(vascular endothelial cell,VEC)损伤,血浆TM可能参与慢性高原病高凝状态病理生理的过程。慢性高原病患者血浆内皮素含量显著高于同海拔健康组,而一氧化氮(NO)含量则显著降低,说明慢性高原病患者存在明显的血管内皮细胞损伤并导致内皮功能紊乱。慢性缺氧刺激内皮细胞合成、分泌较多的血管收缩激素内皮素,以保证机体重要脏器的血氧供应。慢性高原病患者长期缺氧,机体脂质过氧化反应明显增强,刺激血管内皮细胞产生大量氧自由基,通过对生物膜中多价不饱和脂肪酸的氧化作用而引起内皮细胞损伤。一方面,血管内皮细胞损伤导致一氧化氮合酶活性降低,血管释放NO速率降低;另一方面,由于慢性高原病患者体内存在的氧自由基增多,促使NO灭活,导致慢性高原病患者血浆NO水平降低,血管收缩。

（二）红细胞异常促进血栓形成

红细胞在血栓形成中的作用主要表现为循环中出现大量的红细胞聚集体,影响微循环血液灌流;红细胞增多和红细胞变形能力降低时,血液黏滞度增加、血流减慢,引起组织缺血、缺氧及血管内皮等组织损伤;红细胞增多使其与血小板的碰撞增加,血小板与血管壁接触增多,促进血小板黏附、聚集和释放反应;在高切变应力下,红细胞释放的腺苷二磷酸(adenosine diphosphate,ADP)可诱导血小板聚集;红细胞释放少量Hb也可形成自由基诱导血小板聚集;红细胞破坏引起溶血反应,可激活凝血系统。

（三）血液黏滞度升高引起血液流变性障碍

血液流变性障碍主要表现是患者的血液黏滞度异常增高,血液在血管内流动变缓是血栓形成的重要因素。血液中红细胞最多,对血液黏滞度的影响较大。血液黏滞度增高与下列因素有关:①膜流动性降低,见于HCT增高、红细胞变大和形态异常。②变形能力下降,常因Hb浓度增高和性质改变引起。③红细胞聚集性增加,与红细胞膜上负电性降低、血浆中的血浆纤维蛋白原(fibrinogen,Fbg)等大分子蛋白质增多、血液流经微静脉和毛细血管静脉端时作用于红细胞的切变应力减小等因素有关。

慢性高原病患者血液黏滞度明显增加,人体在高原缺氧环境刺激下,EPO合成增加,引起红细胞增多、Hb浓度升高、HCT升高,血液黏滞度增高。一般来讲,HCT低于45%时,HCT与血液黏滞度呈显性关系;当HCT>60%时,血液黏滞度就会陡然上升,血流明显缓慢;当HCT>80%时,微循环血流呈停滞状态。研究表明,慢性高原病患者的血液黏滞度比正常人增加2~3倍。

（四）低氧导致凝血、抗凝和纤溶相关因子异常

孙乃同等采用固相双抗体夹心酶联免疫吸附法测定慢性高原病患者、高原世居健康

人群及不同居住时间的高原移居健康人群血浆组织因子浓度,与世居西宁健康人群对照,慢性高原病组血浆组织因子浓度明显升高。慢性高原病组血浆组织因子浓度与 Hb 水平呈正相关,与血小板计数呈负相关。慢性高原病患者血浆纤维蛋白原(fibrinogen, FG)和纤维蛋白(原)降解产物(FDP)含量、血浆纤溶酶原激活物抑制物(PAI-1)活性较正常人显著增高。FG 含量与凝血酶活性有关,是血栓形成的重要因素之一,血浆中 FG 含量增高,机体内则存在着血栓形成的倾向。FDP 就是纤溶酶对纤维蛋白和纤维蛋白原裂解产物的总称。PAI 是凝血纤溶系统的主要抑制物,可抑制纤溶系统激活物 t-PA 的活性,导致纤溶活性的降低。

二　常见血栓栓塞性疾病

(一)脑血管栓塞

大脑是高耗氧量器官,脑组织每分钟需氧量几乎是同等质量肌肉需氧量的 20 倍,这是数以 10 亿计的脑神经元传导和维持物质代谢的能量来源。一旦失去充足的氧供,脑组织即出现受损改变。缺氧可引起血管痉挛,并且高凝状态使慢性高原病患者较正常人更易发生颅内缺血、梗死灶,颅底及软脑膜血管明显扩张充血甚至破裂出血,严重时出现脑肿胀、脑水肿。

红细胞增多症及高脂血症导致血栓栓子形成,沿血液循环进入脑动脉或供应脑的颈部动脉,造成血流阻塞而产生脑梗死,多合并短暂性脑缺血发作,可造成脊髓血管血栓形成,脑静脉和静脉窦血栓形成及视网膜血栓形成等,脑出血少见。数字减影血管造影(DSA)对脑血管病是一种有效的诊断方法,是诊断脑内静脉系血栓形成的"金标准"。西藏报道 11 例慢性高原病患者尸体解剖结果,发现 3 例有脑血栓,6 例有点状和片状脑出血。慢性高原病患者行头颅 CT 扫描,患者颅内的血管密度出现不同程度的增加,其中有 6 例患者在平扫中出现脑沟、裂变浅,脑肿胀,脑室系统变小,有 2 例患者表现出脑梗死,有 1 例患者表现出上矢状窦栓塞的情况,同时发现双侧大脑的动脉 CT 值与 Hb 含量成正相关。

利用 3T 磁共振弥散张量成像技术(DTI)对 17 例慢性高原病进行头颅扫描,发现 11 例患者脑沟、脑裂均变浅,脑室系统变窄,其中 15 例(含颅内出血者)患者颅内有多发缺血、腔隙性梗死灶,3 例患者颅内缺血、腔隙性梗死灶并发出血灶,提示慢性高原病患者易并发颅内小血管梗死。在缺氧状态下,慢性高原病患者脑内组织结构发生一定的改变,但不同组织结构的改变程度存在差异;慢性高原病患者白质纤维束与正常组相比无明显损伤,仅 3 例伴发颅内出血者出血部位白质纤维束出现稀疏、断裂表现。

慢性高原病并发脑血管栓塞性疾病,临床表现与栓塞的部位有关,如大脑中动脉主干闭塞时引起病灶对侧肢体偏瘫、偏身感觉障碍和偏盲,优势半球主干栓塞可有失语、失写、失读,大脑中动脉深穿支或豆纹动脉栓塞可引起病灶对侧肢体偏瘫,一般无感觉障碍或同向偏盲。优势半球受损可有失语。

(二)肺栓塞

所有血栓栓塞性疾病中,肺栓塞(pulmonary embolism,PE)较为常见,栓子一般来源于下肢静脉、盆腔静脉血栓的脱落,随血流进入肺动脉及较大分支,堵塞血管。肺血栓栓塞症(pulmonary thromboembolism,PTE)为一种常见的心血管疾病,是指内源性或外源性栓子堵塞肺动脉或分支而引起肺循环障碍的临床和病理生理综合征。血液病中红细胞增多症引起的 PTE 发病较少,其中慢性高原病导致的 PTE 报道更为少见。

治疗慢性高原病合并 PTE 患者 14 例,患者长期生活在海拔 3000 m 以上的地区,曾有或目前有不同程度的下肢肿胀、胀痛病史,全部病例通过 B 超检查并行下肢深静脉核素扫描,除 1 例外,其余 13 例患者可见下肢 DVT。1 例患者在抗凝、溶栓治疗过程中肺栓塞仍反复发作,导致严重心肺功能不全,后并发脑栓塞死亡,余 13 例患者治疗好转出院,所有患者均未放置下肢静脉滤器。

慢性高原病合并肺栓塞的临床症状与平原地区的肺栓塞基本相同,临床症状、远期预后取决于栓子的大小、数量,肺基础疾病,右心室功能状况,以及机体内在溶栓系统。临床表现缺乏特异性,典型"三联征"者少见,某些病例中没有出现典型的"三联征",因此过分强调"三联征"则容易导致误诊、漏诊。诊断方面,高度重视高原环境这个重要的危险因素,对于同时具有相关高危因素的患者,一旦出现难以解释的呼吸困难、胸痛、咯血、晕厥、休克、心动过速、顽固性心力衰竭、不明原因的胸腔心包积液等表现,应尽快行血液分析、血气分析、心电图、超声心动图、D-二聚体检查、彩超、CT 肺动脉造影(CTPA)、肺通气灌注扫描或肺动脉造影等辅助检查,不难作出诊断。当无条件或不能迅速进行CTPA、肺通气灌注扫描甚至肺动脉造影等检查时,运用心电图、D-二聚体检查、超声心动图对肺栓塞初步筛查有很大帮助,尤其是当发现发病前后心电图有动态变化,即有新出现的 S1QmTm 时,超声检查发现下肢深静脉血栓、肺动脉高压、D-二聚体明显升高等临床特征时,对快速确定诊断有很大意义。临床应对慢性高原病的高凝状态导致的肺栓塞有充分认识,并能及时选择确诊肺栓塞的检查手段,做到早诊断、早治疗,减少对该病的误诊及漏诊。

(三)动静脉血栓形成

1. 四肢动脉血栓形成

四肢动脉血栓形成(limb arterial thrombosis,LAT)是心血管外科的急重症,下肢常见。疼痛为最早出现的症状,感觉异常和运动障碍症状,自觉肢体麻木,有针刺样感,下肢运动麻痹,活动无力,可出现足下垂;动脉栓塞后,由于组织缺血,皮肤乳头下静脉丛血液排空,皮肤呈蜡样苍白,若皮下浅血管仍有少量血液留存,亦可出现青紫色斑块及条纹,病久呈紫黑坏死。皮肤温度明显降低,越远越明显,而且界限清楚;栓塞动脉处常有压痛,远端脉搏搏动减弱或消失,栓塞肢体严重缺血 4 ~ 6 h,即可发生坏死。

据报道 12 例慢性高原病合并 LAT 患者。患肢有不同程度的青紫、疼痛,皮温降低,股动脉、足背动脉、腋动脉、尺桡动脉搏动消失。LAT 诊断标准为根据患者疼痛主诉,患肢出现青紫,结合发病因素等,行彩色多普勒超声、动脉造影或 CT 动脉三维成像(CT angiography,CTA)确诊。CTA 结果显示,12 例患者中有 10 例发生在下肢髂总动脉至股动脉之间,2 例发生在上肢左锁骨下动脉至腋动脉之间。行动脉 Forgarty 导管取栓术后继续给予溶栓、抗凝、扩血管等治疗,8 例患者疼痛消失,动脉搏动恢复,皮肤颜色及温度恢复,肢体活动正常,CTA 复查显示血流通畅;2 例患肢术后皮肤颜色及皮温恢复正常,但疼痛持续存在,行 CTA 复查,远端动脉闭塞,部分侧支循环形成,给予局部神经封闭镇痛治疗;2 例患肢术后经溶栓、抗凝、扩血管等治疗,皮温及皮肤颜色无明显改善,动脉搏动未触及,并出现下肢坏疽,行截肢治疗。

2. 深静脉血栓形成

深静脉血栓形成(deep vein thrombosis,DVT)已成为严重危害人类的常见病、多发病,发病率逐年上升,以下肢多见。有 22%~29% 的 DVT 患者可能并发肺栓塞,50% 以上患者可遗留深静脉功能不全。据文献报道,平原地区下肢静脉特别是足底静脉血栓形成率约为 50%,但高原地区无确切的流行病学资料。

临床病例观察高原缺氧环境下 DVT 并不少见,慢性高原病患者有不少人伴有下肢静脉曲张,血栓形成致使下肢肌肉萎缩,沿下肢静脉走行的皮肤坏死、溃疡,静脉血栓形成多发生在下肢静脉和股静脉。西藏军区总医院对 125 例血栓性静脉炎病例分析显示,下肢静脉血栓占 72.8%,下肢深静脉血栓占 55.2%。观察慢性高原病 DVT 患者 19 例,左下肢 11 例,右下肢 6 例,双下肢 1 例,左上肢 1 例。患肢有不同程度的肿胀、疼痛;浅静脉怒张,深静脉走向区深压痛,肌张力高;活动受限或活动后加重,肢体周径比健侧增粗 3~12 cm,直腿伸踝试验(Homan 征)阳性。19 例患者经溶栓、抗凝治疗,13 例治愈,4 例显效,1 例复发,1 例遗留并发症。慢性高原病合并下肢 DVT 患者 28 例,经溶栓、抗凝等治疗后康复出院,随访期间 RBC、Hb、HCT 仍高于正常者 20 例,其中,复发下肢静脉血栓形成 4 例,动脉血栓形成 1 例,肠系膜上静脉血栓形成 1 例。

慢性高原病的治疗效果直接影响 DVT 及预后,RBC、HCT 降至正常的患者未出现复发,而 RBC、HCT 仍高于正常的患者中,3 例复发静脉血栓形成,1 例出现动脉栓塞。在治疗原发疾病时,如果下肢疼痛或肿胀有所加重,应高度警惕 DVT 的发生,争取做到早诊断、早治疗。合并慢性高原病的 DVT 患者,抗凝周期应较一般患者延长,不应少于 6 个月,复发患者应终身抗凝。

3. 深静脉血栓后综合征

深静脉血栓后综合征(post-thrombotic syndrome,PTS)是 DVT 后,静脉阻塞和深静脉瓣膜功能受损导致长期的静脉高压和肢体静脉回流障碍,引起肿胀、疼痛、皮肤色素沉着,甚至皮肤难愈性溃疡等一系列综合征。暴露在高原是诱发静脉血栓的因素,PTS 是一种重要的晚期并发症,发生在 30%~50% 的 DVT 患者中,其中 5% 有严重的 PTS。关于高海拔 DVT 患者的 PTS 特征的研究并不多。即使经过正规的抗凝治疗,急性 DVT 后 PTS 的发生率仍然有 25%~50%,放射学证据显示,治疗 6 个月后仍有血栓残留和 D-二聚体持续升高,这与 PTS 的发病率呈正相关。

血栓后综合征的典型症状表现为肢体的肿胀、坠胀、疼痛、沉重、易疲劳感,在站立时明显。长期的静脉高压和静脉回流障碍可以造成下肢皮肤血液循环障碍,导致组织营养不良,表现为皮肤色素沉着、干燥变厚,皮下纤维组织增生。病情进展还可以造成静脉性跛行和皮肤难愈性溃疡,严重影响生活质量,甚至丧失劳动能力。

治疗方案如下。①保守治疗:使用医用弹力袜、静脉活性药物,肢体间歇加压治疗和肢体功能锻炼;医用弹力袜是施行压力治疗的重要手段,长期以来一直被认为对预防和治疗血栓后综合征有效。弹力袜有助于降低 PTS 发生率,大腿长度的弹力袜比膝下弹力袜对预防 PTS 更为有效。临床实践中,迈之灵、芦丁、类黄酮等药物常用于减轻 PTS 和慢性静脉功能不全的症状,疗效在临床研究中也有所证实。作为慢性静脉功能不全的药物治疗措施,迈之灵可以改善血液循环,增加静脉张力,疗效和安全性与压迫治疗相当。②腔内治疗:疏通闭塞的静脉。③静脉瓣膜修复手术。

(四)肠系膜血栓形成

肠系膜血栓或栓塞将引起该血管供应区域的肠管缺血继而发生坏死。由于肠管血运障碍或坏死,当肠系膜静脉血栓形成后,肠系膜动脉继续灌注,在发病数小时后便可发生出血性肠梗阻,肠壁出现水肿、充血、出血、坏死等一系列变化,致使有大量浆液性、血性腹水产生。因肠道内容物停止在血液循环障碍或坏死的肠道上段,肠管的蠕动严重障碍或停止,表现出肠梗阻的一般症状和体征。高原地区肠系膜上静脉血栓形成致肠坏死患者,其中 6 例为慢性高原病患者。据报道手术治疗慢性高原病合并血栓性肠坏死 10 例,全部病例来自海拔>2500 m 的高原,常伴有不同程度发绀、乏力、头疼、头晕等症状,无冠心病、肺心病、风湿性心脏病(简称风心病)、癌症等疾病或腹部手术,无诱因急性起病,病程 5 ~ 8 d,病因可能与高原地区寒冷、缺氧环境引起的高原红细胞代偿性增生,以及血液黏稠、高凝有关。

在高原,肠系膜血管栓塞多为静脉血栓形成,动脉栓塞罕见,而且血栓多发生在肠系膜上静脉内,肠系膜上静脉所属分支广泛血栓也可见到,患者发病年龄较平原提前且无动脉粥样硬化、风湿性心脏病、细菌性心内膜炎、心力衰竭等病史。该病应早期诊断,在未发生肠坏死的时候,积极抗凝溶栓治疗可取得良好的疗效,但早期诊断困难,待症状体征明显时,多已发生肠坏死、感染性休克等严重并发症,病死率高。发生肠坏死时应积极手术治疗,手术指征为已确诊病例,腹痛剧烈难忍,出现腹膜刺激征怀疑肠坏死者,应急诊手术治疗;若诊断性穿刺穿出血性液或脓液,则更应急诊手术;已确诊病例,保守治疗无效,症状体征逐渐加重者,也应积极手术治疗。术后血栓复发风险高,应常规给予抗凝、溶栓治疗,预防血栓复发。未确诊的病例,若出现完全性肠梗阻、大量黑便或血便、腹膜刺激征阳性、腹腔穿刺液呈血性或脓性液,应行剖腹探查,以明确诊断,去除病灶;若不明确是否有肠坏死也可先行腹腔镜探查。临床医生对慢性高原病患者出现不明原因的腹痛、血性腹水时,一定要高度警惕肠系膜血栓形成、肠坏死发生的可能性。

(五)视网膜血栓形成

视网膜静脉阻塞(retinal vein occlusion,RVO)可发生在中央主干及其分支。阻塞发生后,静脉血液回流受阻,引起广泛的视网膜缺血、出血、水肿和渗出,严重影响患者视力。慢性高原病合并 RVO 在高原地区并不少见。

利用彩色多普勒成像(CDI)测量了海拔 3980 m 慢性高原病患者 12 例,双眼视网膜中央动脉血流动力学参数,如收缩期最大流速(PSV)、舒张末期流速(EDV)及阻力指数(RI),发现患者视网膜中央动脉的 PSV 和 EDV 较正常眼明显降低,而 RI 增高,舒张末期血流明显降低,甚至消失。舒张期末流速反映的是远侧组织的血流灌注状态,维持正常视网膜生理功能需有足够的血供,如该值明显下降,则提示远侧组织血供的严重不足。RI 高表明远端血管床阻力大,由此可见,慢性高原病视网膜中央动脉血管床阻力增加,由于同时存在血流速度 PSV 和 EDV 降低,且伴有视网膜中央动脉供血受损,慢性高原病患者在临床上多出现幻视、复视及视力短暂模糊等症状。据报道慢性高原病合并 RVO 患者 2 例,眼底荧光血管造影检查提示,视网膜静脉与毛细血管充盈迟缓,黄斑有轻度点状荧光素渗漏,经抗凝、扩血管及止血等治疗后视力提高。

三 预防与治疗

红细胞增多症患者由于血液成分的改变,血流缓慢,血栓形成,并发血栓栓塞性疾病,如肺栓塞、脑栓塞、肠系膜栓塞、静脉栓塞等在临床上常可遇到。因此,对这类疾病的预防极为重要,预防重点在于及早诊断和治疗原发疾病。治疗的方法包括以下几点。

（一）抗凝剂

根据栓塞部位不同,酌情应用抗凝剂。

美国胸科医师学会(american college of chest physicians,ACCP)血栓栓塞性疾病抗栓治疗指南(ACCP-10)推荐,不合并恶性肿瘤的近端下肢 DVT 及肺栓塞患者前 3 个月抗凝治疗选择新型口服抗凝药物(new oral anticoagulants,NOACs)如达比加群、利伐沙班、阿哌沙班或依度沙班。如患者未能接受 NOACs 治疗,则首选维生素 K 拮抗剂,次选低分子肝素。最佳抗凝时长依照患者的出血风险而定,抗凝治疗结束 1 个月后需根据性别及 D-二聚体水平决定是否需要延长抗凝时长,男性复发率约为女性的 1.75 倍,D-二聚体升高的患者复发率约为不升高者的 2 倍。对于无诱因的近端 DVT 或 PE 患者,停用抗凝治疗后,如无阿司匹林禁忌证,建议使用阿司匹林预防 VTE 复发。

对脑血管栓塞患者,不宜应用抗凝剂,因为易造成脑血管出血。抗凝剂包括低分子肝素、阿司匹林、双香豆素等。

（二）中成药

具有活血化瘀功效者可辨证应用,如复方丹参注射液 20 mL,静脉注射;或复方丹参片口服每次 3 片,每日 3 次;银杏叶胶囊,口服,每日 3 次,每次 1 粒。

（三）手术治疗

根据血栓栓塞部位的不同,采用不同方法进行手术治疗。如对静脉栓塞的患者,可实施下腔静脉结扎术、下腔静脉折叠术等;对肠系膜栓塞者,根据肠管坏死部位不同,将肠管连同肠系膜一并切除。

（四）血液稀释疗法

对于 Hb>250 g/L,HCT>75% 的患者,可采用放血疗法,每次放血 400 mL,并输入低分子右旋糖酐 500～600 mL,每一季度放血 1 次。

（孙雄山）

第二节　高血压

平原人快速进入海拔 2500 m 高原会有 40%～50% 的人血压升高,特别是舒张压有较大幅度的升高。49%～55% 的慢性高原病患者合并有高血压,平均收缩压为 135.4～168.4 mmHg,平均舒张压为 99.8～108.8 mmHg,以舒张压升高为主。长期居住在高原地区,特别是红细胞增多症患者血压增高,如不存在其他致高血压的因素,返回平原或较低海拔地区之后,随 Hb 下降,血压逐渐恢复正常,称为高原性高血压。

高血压是最常见的慢性疾病,也是心脑血管病最主要的危险因素,晚期可进展为慢性心力衰竭,严重影响高原地区居民健康水平。目前认为,导致血压升高的因素有高钠、低钾膳食,超重和肥胖,饮酒,精神紧张等。近年多项研究证实,Hb 与血压之间存在密切相关,Hb 升高可促使血压升高,进而导致心脑血管病变的发生。对大样本健康人群的研究发现,Hb 水平与收缩压(systolic blood pressure,SBP)和舒张压(diastolic blood pressure,DBP)均呈正相关,在调整了性别、年龄、气温及 BMI 等混杂因素后,关联性依然存在。通过对 1153 例样本人群的研究发现,正常血压、高血压前期及高血压 3 组的外周血中 Hb 含量随血压升高有逐步升高的趋势,Hb 升高可能增加高血压及高血压前期发生率。选取海拔 2500～4000 m 地区 3954 人为研究对象,发现高海拔地区生活的人群无论处于何种血压水平,Hb 含量随血压升高都有逐步升高的趋势,相关分析显示 Hb 含量与 SBP 和 DBP 显著相关;回归分析也显示 Hb 是 SBP 和 DBP 的独立危险因素。证实在国内高海拔地区生活的人群中,Hb 含量与血压升高密切相关。研究资料显示,大约 65% 的慢性高原病患者舒张压升高,而收缩压在正常范围,舒张压与 HCT 亦呈正相关。

慢性高原病合并高血压的发病机制与缺氧相关,缺氧引起的血压升高与儿茶酚胺类活性物质释放增多有关,缺氧使交感神经系统兴奋性增强,心排血量增加,周围小血管收缩,同时也可引起肾血管收缩,肾血流量降低,肾素-血管紧张素-醛固酮系统活性增强。慢性高原病患者,由于 Hb 增多,血液黏滞度增加,导致动脉血氧饱和度下降,组织器官缺氧。因此,慢性高原病引起的高血压,除了低氧性交感神经活性增加、肾素-血管紧张素系统功能亢进之外,血容量及血液黏滞度增加可导致全身细小动脉收缩、阻力增加、血管痉挛而引起血压升高。近期研究发现,游离 Hb 与 NO 结合使其失去活性,血管舒张功能产生障碍,可致血压升高。此外,Hb 升高能促使红细胞聚集,增强内皮细胞黏附血小板能力,从而促进动脉粥样硬化进展,导致的血管腔狭窄使机体组织缺血缺氧引起 Hb 代偿性增高,负性循环不断作用,从而使血压升高并导致持续性高血压。由此可见,缺氧可能通过多种途径影响人体血压,在血流动力学、内分泌代谢、血管舒张功能等几个方面造成血压升高,导致高血压发病率上升。

在临床上,慢性高原病患者在尚未出现明显的肺动脉高压,右心室增大,心力衰竭,肝、肾功能异常,脑卒中等并发症,早期常出现血压异常。高原性高血压主要临床表现与一般心脑血管疾病的症状和体征相似。一般症状为头痛、头晕、心悸、胸闷、气短、乏力、耳鸣、口干、易怒、多梦、失眠等，可伴有面部及肢体麻木，消化道症状如恶心、呕吐、食欲减退也较常见，但患者转至低海拔地区，不需特殊处理，血压可于数日或一两个月内逐渐降至正常，重返高原后血压又升高。

一般来讲，高原性高血压不需要治疗，如出现较严重的症状，可对症处理，对长期积极治疗效果不明显或合并严重脏器损害者，应及时转送到低海拔地区进行治疗。有研究表明，平原单纯舒张期高血压人群血压最终多数转归为收缩及舒张期均高的高血压，在不进行干预的情况下很少转归为正常血压。在临床观察到的慢性高原病早期为舒张期高血压，最终也发展成为收缩期和舒张期均高的高血压。由此认为，平原原发性高血压的舒张期高血压患者的心血管风险虽然稍低于收缩期和舒张期均高的高血压，但并非没有风险，所以慢性高原病早期合并的舒张期高血压也应早期干预，以便降低患者的心脑血管风险。

长期生活在高原的人由于慢性缺氧使得肺小动脉收缩，肺动脉压力增高，持续的肺动脉高压及血液黏滞度增加可引起右心后负荷增加，心室肌为维持心脏泵血功能，代偿性肥大、增生，心室壁肥厚。慢性缺氧引起右心功能不全，血液黏滞度增加引起血流阻力增加、血流速度减慢，加重体循环动脉高压，可使心肌缺氧加重、线粒体功能受损、合成ATP 数量减少，继而引起左心顺应性降低，舒张受限，最终导致左心室每搏心排血量降低。

（孙雄山）

第三节　脑水肿

脑组织耗氧量大，对缺氧极为敏感，大脑完全缺氧 6～8 s 即可出现意识丧失。不同部位的神经元对缺氧的敏感程度不一，从大脑皮质、小脑、脑干、脊髓到外周神经节，即从高级中枢依次往下，神经元对缺氧的耐受性依次增强。严重急性缺氧时，可在 20 s 内出现视觉减弱、意识丧失，伴有惊厥。急性高原脑水肿是人体快速暴露高原缺氧环境引起的急性重型高原病，发病急，临床表现以严重头痛、呕吐、共济失调等中枢神经系统功能紊乱症状为主，如治疗不及时，可危及生命。当缺氧发生较缓时，首先表现为神经精神症状，包括感觉器官功能减退、特殊的醉酒态、欣快感、定向力和判断力障碍、情绪不稳定等。随后出现中枢神经系统功能抑制，如淡漠、精神不振、神志恍惚、嗜睡等，严重时可能出现晕厥和意识丧失。慢性缺氧时主要表现为中枢神经功能紊乱和大脑皮质神经活动失调引起的神经精神症状，如类神经衰弱综合征、自主神经功能紊乱、抑郁、焦虑等。

目前慢性缺氧导致的脑功能损害相关研究较少，青海大学附属医院研究了 9 例诊断为慢性高原病合并脑水肿患者，患者为长期生活在海拔 3200～4000 m 的久居人群，因严重头痛、眩晕、恶心、呕吐、意识障碍等症状进行性加重而就诊，诊断标准采用 2004 年第六届国际高原医学和低氧生理学术大会确立的国际标准，即《慢性高原病青海诊断标准》。

一　脑水肿形成的因素及机制

目前对慢性高原病患者并发脑水肿发病因素及机制的认识仍处于起步阶段。

（一）血液成分及脑血流动力学改变

慢性高原病以红细胞增多症、肺动脉高压、低氧血症等为特征,临床以疲乏无力、头痛头晕、睡眠差、神经精神功能紊乱为主要表现。头颅 CT 灌注成像显示,慢性高原病组与正常对照组相比,脑血流平均通过时间明显延长,血流达峰时间明显延迟。说明慢性高原病患者脑血流流速减慢。脑血流缓慢主要是由红细胞数量增多、Hb 浓度增高、HCT升高引起的血液黏滞度增加所致。由于血液黏滞度增加,血流流速缓慢,组织灌注特别是微循环灌流受阻,导致脑组织缺血缺氧。因此,慢性高原病患者长期低氧血症,甚至伴有高碳酸血症、酸中毒等均可使脑血流动力学改变及脑细胞功能发生障碍。

（二）脑代谢及脑细胞离子通道改变

研究证实,正常人每分钟每百克脑组织血流量在 $60 \sim 80$ mL,而慢性高原病患者的血液流变学以"浓、黏、聚、凝"为特点,脑 CT 灌注显示,患者的脑血流量,特别是灰质脑血流量 (30.4 ± 4.8) mL/（100 mL·min）显著低于正常对照组 (42.5 ± 3.9) mL/（100 mL·min）,脑血流量与 Hb 浓度呈负相关,提示 Hb 越高,血流速度越缓慢,可加剧脑灌注不足及脑水肿。慢性缺氧也可影响脑细胞能量代谢,使神经细胞膜上的 Na^+-K^+-ATP 酶活性下降,Na^+ 在细胞内无法排除,导致水在细胞内潴留而发生细胞毒性脑水肿。另外,细胞因子分泌、HIF 合成所致的信号通路改变及其他一些渗透性介质等也参与脑水肿的发生。

（三）血管通透性

当组织缺氧或缺血时,受伤部位有很多新的血管生长,又称为血管新生。VEGF 由巨噬细胞分泌,能促使血管内皮细胞有丝分裂,增加血管通透性,故又称为血管渗透因子。大鼠暴露于 $6\% \sim 9\%$ 的低氧气体 3 h 之后,脑组织 VEGF mRNA 开始增加,12 h 达到高峰,说明缺氧可促使脑组织中 VEGF 增高。因此,缺氧引起 VEGF 对脑毛细血管基膜的溶解,破坏血管内皮细胞,使细胞间隙扩大,血管通透性增高,致使高原脑水肿的发生。

总之,慢性高原病合并脑功能异常的发病机制可能与低氧血症、氧化应激、脑代谢改变、血液成分改变、脑血管病变、血流动力学改变及神经调节功能改变等有关。

二　影像学表现

（一）多层螺旋 CT 平扫

用 16 层螺旋 CT 行全颅平扫,并在 CT 平扫图像上测量双侧大脑中动脉和上矢状窦感兴趣区的 CT 值。慢性高原病患者脑 CT 显示,脑组织弥漫性水肿,脑沟、脑裂均变浅,脑室较小,脑血管密度明显增高,特别是两侧大脑中动脉及上矢状窦脑血流密度增高。患者组和正常组的大脑中动脉血管 CT 值分别为 (50.3 ± 5.1) Hu 和 (38.8 ± 3.3) Hu $(P<0.01)$,CT 值与 Hb 水平呈显著正相关,说明 Hb 浓度越高,脑血管密度越高。

（二）CT灌注成像

CT灌注成像是一种脑功能成像技术，是在常规CT增强扫描的基础上，结合快速扫描技术和计算机图像处理技术而建立起来的一种成像方法。CT灌注之后，专用软件计算出时间-密度曲线、脑血流速度、脑血容量、造影剂平均通过时间及造影剂达峰时间（time to peak，TTP）等指标。结果表明，慢性高原病脑水肿组的灰质脑血流量显著低于正常对照组，但脑血容量无显著差异，灰质脑血流量与Hb水平呈负相关。正常人上矢状窦的造影剂达峰时间为22 s，大脑中动脉达峰时间18 s，而慢性高原病患者的上矢状窦的造影剂达峰时间为50 s、大脑中动脉达峰时间35 s，说明慢性高原病患者由于红细胞增多、血液黏滞度增高、血流缓慢，而致TTP显著延长。

（三）磁共振成像

慢性高原病脑水肿患者的脑MRI显示，双侧小脑、枕叶、基底节区和双侧半卵圆中心等区域在T_2WI和磁共振成像液体抑制反转恢复序列像显示为对称性高信号，T_1WI显示为低信号影，说明大脑和小脑均发生水肿，患者经吸氧、利尿、降颅内压等对症治疗30 d后，临床症状、体征显著改善，脑MRI异常信号消失。

MRI分辨率高，定位准确，因此，MRI诊断脑水肿大小和位置十分清楚，目前通过MRI评估诊断水平及治疗效果是其他方法无法替代的。对居住在海拔2500 m以上高原的人群，若出现红细胞增多症、低氧血症，并伴有中枢神经系统症状，应及时做脑CT、MRI等影像学检查，尽早采取有效的治疗，以防止发生严重的并发症。

三 治疗

本病多发生在高原地区，交通及医疗条件较差，因此，如何早期诊断并就地进行抢救非常重要。如有条件，应及早转送病情严重者至低海拔地区，治疗原则包括以下几方面。①患者应绝对卧床休息，以降低氧耗。②高浓度、高流量吸氧（4～6 L/min），有条件者可使用高压氧袋或高压氧舱治疗。③药物治疗包括口服乙酰唑胺250 mg，每日3次；地塞米松20～40 mg静脉滴注。降低颅内压，改善脑循环，可静脉滴注20%甘露醇250 mL，每日2次；呋塞米20 mg稀释于25%葡萄糖注射液20 mL中静脉注射，但特别要注意利尿过度引起的各种并发症。④降温能减少脑血流量，降低脑代谢率，促进受伤细胞功能恢复，可使用体表冰袋、冰帽或冰水灌肠等。⑤根据病情发展的情况给予对症治疗。

（孙雄山）

第四节　胃黏膜病变

胃黏膜病变（gastric mucosal lesion，GML）是慢性高原病常见的并发症，患者常出现的胃脘痛、消化不良、厌食、呕吐、腹泻等消化症状，是患者就医的主要原因。慢性高原病患者行剖腹手术常发现明显增多的血管网和广泛的胃、肠淤血。研究表明,微血管中血液流动对包括胃肠道黏膜在内的所有组织结构和功能维持具有重要作用。红细胞增多导致微血管血栓形成,胃黏膜缺血可能是慢性高原病诱导 GML 的原因。采用全身性低氧大鼠的疾病模型表明,低氧将导致胃溃疡。

对 114 例慢性高原病患者行胃镜检查,慢性高原病组胃溃疡(23.7%)、糜烂性胃炎(48.3%)、十二指肠球部溃疡(27.2%)、十二指肠球炎发生率(37.7%)高于正常对照组。为探讨幽门螺杆菌(helicobacter pylori,HP)与慢性高原病合并消化性溃疡的临床特点,有研究者对 5203 例病人进行上消化道内镜检查,检出慢性高原病合并消化性溃疡49 例(0.94%),其中男性44 例、女性5 例。HP 检测采用改良 cimtnz 染色液染色,凡一处阳性者均按阳性统计。结果发现,49 例慢性高原病患者共查出溃疡71 处,溃疡直径>1.5 cm者28 处(39.4%),>2.0 cm 者4 处(5.6%),其中胃多发性溃疡占24.5%、十二指肠溃疡占20.4%、复合性溃疡占20.4%、胃角溃疡占16.3%,HP 感染率高达89.9%。慢性高原病合并消化性溃疡男性多于女性,体力劳动患病率高,汉族为主,临床症状除上腹痛外,其他症状不典型。上消化道出血是主要并发症,出血的原因与慢性高原病血流流变学及凝血机制和组织病理学有关。胃黏膜病变具有溃疡面大、溃疡深凹苔厚、愈合慢、易复发的临床特征。

一　发病机制

高原缺氧使红细胞代偿性增生,血液黏滞度增加,血流动速度减慢,影响胃黏膜微循环。患者微循环受到影响,胃黏膜供氧失去平衡,酸性代谢物质因无氧代谢而增加,从而导致毛细血管内皮、毛细血管壁受损,毛细血管通透性增加等。胃部供氧不足还可导致胃黏膜供氧不足,降低胃黏膜的屏障功能,引起胃溃疡、胃炎。慢性高原病患者由于红细胞代偿性生成增加,对红细胞的构成物质需求量也随之增加,引起胃泌素分泌增加,胃泌素促使壁细胞胃酸生成量加大,诱发胃黏膜病变和出血。由于胃黏膜代谢障碍,胃黏膜上皮再生能力减弱,形成溃疡面大、溃疡深凹苔厚、愈合慢、易复发、难以治愈的临床特征。

慢性高原病的胃黏膜病理具有特征性改变,胃黏膜结构镜检以固有层血管扩张、淤血为主,部分血管扭曲变形,不同程度透明变性,黏膜各层有较多的淋巴细胞、嗜酸性粒细胞及浆细胞浸润。胃黏膜病理改变是由长期居住于缺氧环境、血液黏滞度增高、胃黏膜微循环不能进行有效的物质交换导致的无氧代谢增强、酸性代谢产物和有毒物质大量堆积,直接使毛细血管内皮、血管受损,通透性增加,造成渗出、出血和水肿,高凝状态可导致小血管内血栓形成,致使胃黏膜缺血、糜烂、坏死。由于长期缺氧环境,慢性高原病胃黏膜产生侵袭作用的攻击因子与黏膜自身防御因子之间失去平衡,诱发胃黏膜病变及出血是主要的病理生理基础。慢性高原病并发胃肠出血主要诱发因素是幽门螺杆菌(HP)感染与胃黏膜病变,其次为服用非甾体抗炎药(NSAID)药物。可认为慢性高原病并发胃肠道出血的诱发因素以 HP 感染为主导地位,HP 感染与使用 NSAID 药物之间导致胃肠道出血起着相互作用,可增加胃肠道出血的风险。使用 NSAID 药物后消化道出血的风险增加 2 倍。

二　辅助检查

（一）慢性高原病 GML 内镜标准

青海省医学会内镜分会经研讨发布慢性高原病 GML 内镜标准（草案）。

（二）病理学检查

慢性高原病胃黏膜病理检查可见颗粒结构疏松，黏膜固有层小血管丰富，以固有层小血管扩张淤血为主或有小灶性出血。部分可见微血管栓塞、血管壁增厚、内皮增生，少部分有血管扭曲、变形及不同程度透明性变，纤维结缔组织增生，黏膜全层有较多淋巴细胞、浆细胞及嗜酸性粒细胞浸润，淋巴滤泡形成，但中性粒细胞少或无。无浅表上皮细胞坏死脱落（消化性溃疡除外），病例均符合慢性炎症改变。

三　治疗

（一）饮食

宜食易消化、无刺激性食物，少吃过酸、过甜食物及饮料，忌烟酒、浓茶、咖啡，进食细嚼慢咽等。

（二）避免损伤胃黏膜药物

避免服用损伤胃黏膜的药物，如阿司匹林、吲哚美辛等。

（三）根除 HP 治疗

对于慢性胃炎伴胃萎缩、糜烂，消化不良症状，计划长期使用非甾体抗炎药，有胃癌家族史者应给予根除 HP 治疗。根除 HP 治疗能使部分患者消化不良症状消失，同时减轻炎症程度，减少肠上皮化生的发生或者进展。质子泵抑制剂（proton pump inhibitor，PPI）对 HP 有较强的抑制作用，提高胃内 pH 值能明显增强抗菌药物的杀菌活性。

（四）对症治疗

以反酸、腹痛为主要表现，内镜下表现糜烂的病例，可给予抑酸治疗。消化不良，以腹胀、早饱为主，应用促动力药物有助于改善症状。存在胆汁反流可给予中和胆汁的黏膜保护剂如铝碳酸镁等。萎缩性胃炎伴恶性贫血者可给予维生素 B_{12} 和叶酸。中药及维生素类药物对肠上皮化生可能有益。存在心理因素的患者可以考虑心理干预。

（五）癌前病变的干预

内镜下治疗是胃癌前病变治疗的重要手段，包括内镜下黏膜切除术、内镜下黏膜剥离术、内镜下高频电切治疗、内镜下氩气刀治疗、内镜下激光治疗、内镜下微波治疗等。长期口服叶酸（每日 3 次，每次 5 mg）可能对预防癌前病变进展有一定积极作用。

（六）出血的治疗

①有休克者，维持生命体征稳定。②局部止血药的使用，用冰水或冰盐水加入去甲肾上腺素反复灌洗胃腔，也可口服，老年人慎用强烈血管收缩剂。③全身用药，H_2 受体抑制剂（H_2 receptor antagonist，H_2RA）和 PPI 可抑制胃酸分泌，如奥美拉唑 40 mg，每 12 h

1 次,静脉滴注或静脉推注,必要时可增加剂量 80 mg 或 8 mg/h 静脉泵入,维持使用。PPI 止血效果显著优于 H_2RA。生长抑素可直接抑制胃酸和胃泌素分泌,促进前列腺素合成,减少胃黏膜血流量。④内镜下止血是快速而有效的手段。

(王 强)

第五节 痛 风

痛风是由人体嘌呤代谢过程失调或尿酸(UA)排泄异常而引起的一种晶体性关节炎,严重者会导致肾功能残缺、主要关节残疾。高尿酸血症是引起痛风的主要原因,可能由 2 种原因导致:①尿酸产生异常增加。人体中产生尿酸有外源性和内源性两种途径,内源性的尿酸主要来自核苷酸分解,占体内总含量的 80%;外源性的则来自食物,占20%。②尿酸排出异常。尿酸主要经过肾排出,过程包括肾小球过滤、重吸收等环节。由尿酸生成的盐是极性分子,穿越肾小管需通过离子通道,迄今发现的离子通道里,阴离子交换器至关重要,能够促进肾小管的重吸收作用,对尿酸排泄量也有影响。

慢性高原病患者中,女性高尿酸血症患病率为非慢性高原病的 3 倍,男性高尿酸血症患病率显著高于女性;非慢性高原病人群中,男性高尿酸血症患病率也显著高于女性。这充分显示了高原人群高尿酸血症患病情况,以及高原缺氧环境所导致的 Hb 浓度升高对 UA 水平的不利影响。西藏军区总医院收治的痛风病例,发现其中有 56.32% 的患者同时患有慢性高原病,95% 以上的痛风患者 Hb>160 g/L。研究者还将收治痛风患者入院月份统计数与 2682 例慢性高原病患者各月收治人数相比较,结果显示,一年中慢性高原病患者入院多的月份,痛风患者的人数亦多;反之,慢性高原病患者入院少的月份,痛风患者的入院人数亦少,慢性高原病患者伴发的痛风属于继发性痛风范畴。高原红细胞增多症引起继发性痛风并非罕见,可能是高原缺氧引起的红细胞增生及破坏增多,从而引起 UA 升高。积极治疗慢性高原病是防治痛风的关键。秋水仙碱能迅速控制急性炎症;保泰松、吲哚美辛有较好的抗炎、镇痛作用。应用别嘌呤醇等能使血中尿酸降低,对巩固疗效,防止复发有一定效果。

有研究探讨海拔 4300 m 高海拔红细胞增多症、蛋白尿和高尿酸血症之间的关系,高海拔地区红细胞增多患者 UA 水平显著升高,27 例患者中有 4 例发生痛风。尿酸盐水平与 HCT 密切相关,与海平面相比,该组尿酸盐产量(24 h 尿酸排泄量和尿酸-肌酐比值)增加。血清尿酸盐水平与平均血压相关,尽管红细胞增多组肾功能正常,但蛋白尿普遍明显增加。研究发现,缺氧会导致黄嘌呤氧化酶活性变化,从而引起 UA 浓度变化,UA 浓度与 Hb 及黄嘌呤氧化酶浓度均成正相关。长期高原缺氧可导致体内乳酸水平增高,竞争性地抑制 UA 的排泄,从而引起 UA 水平增高。慢性高原病患者中,血尿酸和 HCT 水平存在显著的相关性,且明显高于健康人群。

一 发病机制

高原环境导致较平原地区更高的 UA 水平,可能与以下因素相关:①高原环境下红细胞增多,Hb 合成与分解速率增加,嘌呤代谢产物尿酸产生增多。②低氧使机体 ATP 代谢障碍,细胞钙离子浓度增高,激活蛋白酶 A,不可逆地催化黄嘌呤脱氢酶转化为黄嘌呤氧化酶,使尿酸生成增多。③高原缺氧条件导致体内糖酵解增加,乳酸增多竞争性抑制尿酸的排泄。④肾小球缺氧改变使肾小球血流量减少,近曲小管分泌部位供血不足影响尿酸分泌,使尿酸排泄减少等。高尿酸血症在高原常见,除缺氧因素外,高原地区 UA 水平与肥胖、高水平 Hb、血脂异常、高血压和肾疾病相关。

二 治疗

临床治疗应达到以下 4 个目标:①尽快终止急性关节炎发作。②防止关节炎复发。③纠正高尿酸血症,防治尿酸盐沉积于肾、关节等部位所引起的并发症。④防止尿酸肾结石形成。

(一)急性发作期治疗

急性期治疗的目的是迅速控制急性关节炎症状。急性期应卧床休息,抬高患肢及局部冷敷,局部冷敷有利于减少滑膜渗液量及缓解炎症关节疼痛,一般建议卧床休息至关节疼痛缓解后再逐步恢复活动。急性痛风发病后 24 h 内,应给予药物治疗,尽早治疗效果更佳;急性发作期,已经使用的降尿酸药可以继续使用。NSAID、秋水仙碱、糖皮质激素是急性关节炎发作的一线治疗药物,也有专家将糖皮质激素作为二线药物,仅在 NSAID、秋水仙碱治疗无效或者有禁忌时使用。

(二)慢性期及间隙期治疗

慢性痛风治疗以降低 UA 为主要目的,同时对痛风石及可能并发的肾脏疾病等进行治疗,必要时对痛风石进行外科手术处理以提高患者的生活质量。

1. 一般处理

饮食控制对痛风或高尿酸血症患者非常重要,建议痛风患者应避免进食动物内脏、高果糖饮料和酒,限制肉、海鲜和甜点的摄入,鼓励多食蔬菜、樱桃,以及低脂或无脂奶,可适量饮用咖啡。注意控制体重,保持健康的生活方式,多饮水,保持每日尿量>2000 mL。严格的饮食控制只能使 UA 下降 1~2 mg/dL,多限制高嘌呤食物,鼓励低嘌呤饮食以综合防治。肥胖患者必须减少热量摄入,同时降低体重,慎用抑制尿酸排泄的药物如利尿剂,避免过度劳累、紧张、受冷、受湿及关节损伤等诱发因素。

2. 降尿酸药物

每年痛风急性发作在 2 次以上、有痛风石或尿酸盐沉积、有肾结石或肾损伤为应用降血尿酸药物的指征。用药后如能使 UA 低于 360 μmol/L,常可防止痛风急性发作,消解痛风石形成需降低 UA 至 300 μmol/L 以下,减轻肾损伤。首选抑制尿酸生成的别嘌醇和非布司他,另可选促尿酸排泄药物如氯沙坦、非诺贝特及碱化尿液药物如碳酸氢钠等。

3. 痛风石的治疗

（1）药物治疗：当 UA 水平维持在 300 μmol/L 以下时，痛风石会逐渐被溶解，同时需要预防关节及肾损伤的发生。

（2）手术治疗：痛风石手术治疗的目的是解除痛风石对关节、组织和神经的压迫，以及去除可能造成进一步损害或破溃后长期不能愈合的痛风石。另外，手术也适用于痛风石过大、影响外观、积极要求手术的患者。手术去除痛风石有利于提高患者的生活质量并改善关节功能。但患者术后仍需接受包括低嘌呤饮食、戒酒、多饮水、多运动、保暖，以及降血尿酸、血压和血脂等在内的综合治疗。

（王　强）

第四部分 高原与循环系统疾病

第十二章 高原动脉粥样硬化

　　动脉粥样硬化(arteriosclerosis,AS)是众多心血管系统疾病的重要病理基础,多累及主动脉、冠状动脉等大中动脉。由于脂类物质代谢障碍,脂质沉积在动脉内膜,形成典型粥样斑块而导致动脉壁变厚变硬,管腔狭窄。海拔3000 m以上的高原地区,其特点为低温、低气压、低氧分压、强辐射等,该特征与生物氧化应激反应息息相关,导致机体产生大量自由基而抗自由基物质减少,氧化/抗氧化系统平衡紊乱,大量自由基在体内堆积,损伤心血管内皮,氧化修饰脂蛋白,参与单核-巨噬细胞、T细胞和血小板活化,诱发血管炎症反应,并刺激血管中膜平滑肌细胞增殖和迁移。大量动物实验和临床研究表明,氧化应激在AS发生、发展过程中居核心地位。但有关氧化应激与AS关系的确切机制尚不明确,仍是研究热点,且对于动脉粥样硬化的研究多局限于平原地区,高原地区动脉粥样硬化的研究相对较少。高原动脉粥样相关疾病成为危害高原人群健康的疾病之一,其有效防治成为制约高原地区经济社会发展的瓶颈。

一　动脉粥样硬化的发病机制

　　AS被认为是一种慢性进行性炎性疾病,病因多样,病理生理复杂,涉及多种细胞类型和介质。内皮损伤、脂质浸润、炎症反应和氧化应激是目前公认的几种AS发病机制,其中内皮损伤是引发AS的关键因素。内皮细胞位于血管腔最表面,是血管维持正常功能的基础。血管内皮细胞功能障碍、损伤和凋亡不仅在AS的发生和进展中起着重要作用,而且也与斑块的不稳定、破裂及血栓形成有关。AS的基本病理过程可解释为:长期AS的危险因素刺激可损伤血管内皮细胞,如高胆固醇血症可通过改变内皮通透性,允许低密度脂蛋白(low density lipoprotein,LDL)迁移到血管壁,并被修饰为氧化型低密度脂蛋白(oxidized low density lipoprotein,oxLDL),是内皮功能障碍的直接原因。而内皮损伤又可刺激促炎性细胞因子的产生,促进血液中单核细胞进入内膜并转化为巨噬细胞,巨噬细胞通过清道夫受体吞噬oxLDL,进一步转变为泡沫细胞,从而促进脂质条纹的形成。

随后又可发生血管平滑肌细胞和内皮细胞迁移与增殖、基质沉积、胶原蛋白降解、ROS 产生、基质金属蛋白酶激活、炎症细胞浸润、新生血管生成等病理反应,使 AS 从"脂肪条纹"发展为更复杂甚至是易损程度极高的斑块。易损斑块进展较快、易破裂,可导致低灌注、动脉-动脉栓塞或斑块表面血栓形成等,最终引起动脉粥样硬化性心脑血管缺血事件的发生。

二 高原环境与动脉粥样硬化形成和进展的关系

高血压、高血脂、高血糖、高同型半胱氨酸、吸烟、环境污染、不良饮食习惯和遗传异常等因素被认为是 AS 的主要危险因素。过去,大多数与高原医学相关的研究致力于探讨高原短期暴露对人体生理的影响。然而,在慢性疾病探讨中,研究长期高原暴露与人体疾病的关系可能更为重要。平原人移居高原后,随居住时间的延长,多种代偿机制可使机体各系统逐渐达到新的动态平衡,以更好地适应高原复杂环境。其变化程度和疾病的轻重,与海拔、地区、个体差异、暴露时间及其他因素有关。因此,在目前研究中,关于高原对 AS 某些危险因素、AS 形成和进展的影响结果是相互矛盾。在此结合相关文献主要对前 4 种 AS 危险因素在高原与平原间比较的研究进展进行概述。

高血压一直以来都是促进 AS 的主要危险因素,影响着 AS 的全过程,包括内皮功能障碍、脂肪条纹形成、斑块进展和斑块破裂等。目前关于长期高原暴露对机体血压的影响尚有争议。在 SIZLAN 等的研究中发现,长期高原暴露会导致血压水平升高,该现象被认为与交感和副交感神经活动增强有关。

PARATI 等也认为高原环境下,HCT 水平会因血浆容量耗尽而升高,随后又可因缺氧刺激 RBC 生成增多而升高,这将导致血液黏滞度增大,血管外周阻力增加,血压水平提高。以上报道均认为长期高原暴露是高血压的危险因素。但也有研究持相反的观点,认为高原居民比平原居民高血压发病率更低,长期高原暴露对高血压具有保护作用。研究发现,在急性脑梗死患者中,高原高血压患病率与平原相比并无差异,但高原急性脑梗死患者收缩压低于平原,而舒张压却高于平原患者。Cao 等在有症状的颈动脉 AS 患者中也发现高原与平原高血压发病率相似,但高原收缩压更低,而舒张压却并未显示出差异。有学者提出,高原高血压与高原暴露时间有关,其变化模式可分为 3 个不同阶段:在高原暴露的最初几分钟或几小时内,缺氧可抵消交感神经激活的直接血管舒张作用,血压基本保持不变;随后,升压机制开始起主导作用,血压升高;最后,在长时间的高原生活后,当通过通气和肺泡扩散、适应和增高 HCT 等来升高血氧浓度时,以上机制可能会被部分抑制,副交感神经活动增强、肾素-血管紧张素系统活动减弱、新生血管生成、反射性体循环压下降等,均可导致高原居民血压值比平原更低,尤其是以收缩压下降最为明显。根据文献报道,高原对血压的影响和高血压患病率可因地区、民族或暴露时间等的不同而存在差异。

高血脂也是 AS 的重要危险因素。一部分学者认为,长期高原暴露会影响机体正常脂质代谢,对 AS 具有促进作用。长期高原暴露可使机体总胆固醇(total cholesterol,TC)、甘油三酯(triglyceride,TG)、LDL、oxLDL 水平高于平原,同时高密度脂蛋白(high density lipoprotein,HDL)水平低于平原,该现象被认为与高原损害 HDL 的成熟并减少组织 TG 摄取使血浆 TG 水平升高等有关,提示高原可促进 AS 风险。

LDL 在内膜的积累可促进 AS 的发展和进展,而 HDL 的主要功能是将组织中的总胆固醇反向运输到肝和排出体外,保护 LDL 免受氧化修饰,抑制平滑肌细胞迁移,并表现出抗血栓和抗炎特性,是 AS 的保护因素。因此,HDL 水平的升高可减少 AS 并促进斑块更加稳定。不良的生活方式是导致高血脂的主要原因之一。除环境因素外,高原各民族间饮食习惯的差异也可能会影响血脂水平。

不同于藏族或回族等高动物蛋白饮食,汉族通常仍保留相对清淡的饮食习惯,这也可导致血脂水平的异质性。

糖尿病导致的细胞内高糖可促进线粒体 ROS 的产生,降低内皮型 NO 合酶的活性,单独增加 AS 形成的风险,同时还可增加 AS 斑块内炎症细胞的浸润和斑块坏死,从而加速 AS 的进展和恶化。多数研究认为,高原与糖尿病之间呈负相关,并且与平原居民相比,高原居民空腹血糖水平更低,这主要与长期暴露于高原导致胰岛素敏感性增加有关。但也有研究认为,与平原相比,高原居民糖尿病发病率更高,主要与肥胖有关。受不同民族间饮食习惯的影响,在青海地区,汉族主要以碳水化合物和植物油为主,与喜食高蛋白高脂的藏族或蒙古族等相比,肥胖率可能更低。根据糖尿病流行病学调查显示,青海汉族居民糖尿病患病率低于全国平均水平,可能是 AS 的保护因素之一。

同型半胱氨酸是心脑血管事件的独立分级预测因子。目前的研究显示,同型半胱氨酸在高原居民中表现出更高的水平。血管平滑肌细胞的生长和增殖被认为是 AS 发病机制中的关键事件,同型半胱氨酸可刺激血管平滑肌细胞的生长和增殖,并增加脂质过氧化和蛋白质氧化,改变抗氧化防御系统,导致内皮功能障碍。同时同型半胱氨酸还通过增强肝中 3-羟基-3-甲基-戊二酰辅酶 A 还原酶的转录和羟甲基戊二酰辅酶 A 还原酶的活性来提高血脂水平。因此,同型半胱氨酸具有加速 AS 的作用。然而,同型半胱氨酸水平同样受民族差异和饮食习惯的影响。例如,研究显示,在青海地区,与蒙古族相比,汉族同型半胱氨酸水平更低。

除上述 4 种经典危险因素可能存在的差异外,机体对高原独特环境所作出的其他细胞或分子水平上的病理生理学改变也可能会影响 AS 形成和进展的过程,起到促进或延缓 AS 的作用。例如,长期高原暴露已被证实会增高低氧诱导的 ROS 水平,而当 ROS 水平的增加不足以被内源性抗氧化系统补偿时,将会发生氧化应激反应,并激活核因子 κB 等炎症通路,加剧炎症反应,导致某些组织的损伤,包括内皮功能障碍。因此,长久以来,高原氧化应激和炎症反应的增强被认为是促进高原 AS 发生发展的关键因素。然而,近年来也有部分研究认为,与低氧诱导有关的某些缺氧反应基因的表达,如促红细胞生成素和缺氧诱导因子 1 的直接或间接调节作用,以及高原强紫外线促维生素 D 合成增加等,均具有抵抗 AS 的作用。

三 颈动脉粥样硬化的诊断标准

颈动脉内中膜厚度(intima-media thickness,IMT)≥1.0 mm,早期动脉硬化表现为中层增厚,只有少量类脂质沉积于内膜而形成脂肪条带状线状弱回声。动脉硬化明显者表现为 IMT 增厚,内膜不规整;动脉粥样硬化斑块形成多发生在颈总动脉近分叉处,其次为颈内动脉起始段,颈外动脉起始段相对较少见,表现为血管内局限性内膜增厚、动脉粥样硬化斑块形成和造成狭窄。

为了有效治疗动脉粥样硬化,需要综合考虑调整生活方式、药物治疗、介入治疗、手术治疗、中医治疗及综合治疗等多种手段。

（一）调整生活方式

调整生活方式是治疗动脉粥样硬化的基础,通过改善生活习惯,可以有效降低心血管疾病的风险。

1. 戒烟限酒

吸烟和过量饮酒都会损伤血管内皮,增加动脉粥样硬化的风险。戒烟可以显著降低心血管疾病的风险,而限酒则可以保护心血管健康。

2. 合理饮食

动脉粥样硬化与饮食密切相关,高脂、高胆固醇、高糖食物的摄入会加速动脉粥样硬化的进程。因此,应调整饮食结构,减少这些食物的摄入,增加蔬菜、水果、全谷物等富含膳食纤维的食物的比例。低盐、低脂、低糖的饮食有助于控制血脂和血压,预防心血管并发症。

3. 适量运动

适量的有氧运动如快走、慢跑、游泳等,有助于改善心肺功能,促进血液循环,减少脂质在动脉壁上的沉积。此外,结合力量训练也可以增强肌肉力量,提高代谢水平,有助于控制体重和血脂。

4. 控制体重

肥胖是动脉粥样硬化的危险因素之一,通过控制体重,可以减轻血管负担,降低心血管疾病的风险。

5. 规律作息

保持规律的作息有助于维持身体正常的代谢和生理功能,避免过度劳累和压力过大,有助于预防心血管疾病。

（二）药物治疗

药物治疗是动脉粥样硬化治疗的重要手段,通过应用药物可以降低血脂、稳定斑块、预防血栓形成,从而减少动脉粥样硬化的进展。

1. 调整血脂的药物

动脉粥样硬化的发病与血脂升高密切相关,因此,应用调整血脂的药物是治疗动脉粥样硬化的关键。他汀类药物是常用的调整血脂药物,能够防止肝胆固醇合成,降低低密度脂蛋白的含量,使脂肪斑块缩小或逆转,有效改善动脉粥样硬化的病情。

2. 抗血小板药物

抗血小板药物如阿司匹林能够抗血小板黏附和聚集,有效防止血栓形成,防止血栓阻塞性疾病的发生和发展。对于动脉粥样硬化的患者,抗血小板药物的应用可以显著降低心血管事件的风险。

3.溶栓和抗凝药物

如果动脉粥样硬化的病情不断加重,并在动脉内形成了血栓,导致管腔狭窄或阻塞,此时需要应用溶栓和抗凝药物进行治疗。溶栓药物能够溶解血栓,恢复血流;抗凝药物则能够防止血栓再形成,减少并发症的出现。

4.其他药物

根据患者的具体病情,还可以选择应用其他药物进行治疗。例如,心绞痛发作时,可以应用血管扩张剂或β受体阻滞剂来缓解症状;高血压和糖尿病患者则需要应用降压药和降糖药来控制血压和血糖水平,减少心血管并发症的发生。

(三)介入治疗

对于严重的动脉粥样硬化病变,介入治疗是一种有效的方法。介入治疗具有创伤小、恢复快的优点,但也存在一定的风险和并发症。

1.冠状动脉支架植入术

对于冠状动脉狭窄的患者,可以进行冠状动脉支架植入术。通过置入支架扩张狭窄的血管,恢复血流,从而缓解心绞痛等症状。

2.其他介入治疗

除了冠状动脉支架植入术外,还可以选择其他介入治疗方式,如经皮腔内血管成形术、药物洗脱支架植入术、经皮腔内血管旋切术、激光成形术等。这些介入治疗方式能够根据不同患者的病情和需求,选择合适的治疗手段,有效改善动脉粥样硬化的病情。

(四)手术治疗

在某些情况下,如血管狭窄严重且不适合介入治疗时,可能需要手术治疗。手术治疗风险较高,术后需要长期的康复和随访。

1.动脉旁路移植术

动脉旁路移植术是通过移植血管绕过狭窄部位,重建血流通道的一种手术方式。这种手术方式能够恢复血流,缓解因动脉粥样硬化引起的不适症状,减少并发症的出现。

2.其他手术方式

除了动脉旁路移植术外,还可以选择其他手术方式进行治疗,如动脉内膜剥脱术、动脉重建术等。这些手术方式能够根据不同患者的病情和需求,选择合适的治疗手段,有效改善动脉粥样硬化的病情。

(五)中医治疗

中医治疗动脉粥样硬化也有一定的作用。中医通过辨证论治,采用中药调理、针灸、推拿等方法,改善患者的整体状况,调节气血、平衡阴阳。

1.中药调理

中医认为动脉粥样硬化的本质是本虚标实,因此在治疗时可以选择扶正补虚法,辨证服用补气养血、健脾益气、滋养肝肾的中药方剂进行调理。此外,还可以应用活血化瘀、化痰降脂的中药方剂进行治疗,以改善血液循环,减少脂质在动脉壁上的沉积。

2. 针灸治疗

针灸治疗能够调节气血、疏通经络,有助于改善动脉粥样硬化的病情。通过针灸特定的穴位,可以促进血液循环,缓解心绞痛等症状。

3. 推拿按摩

推拿按摩能够舒缓肌肉紧张,促进血液循环,有助于改善动脉粥样硬化的病情。通过推拿按摩特定的部位和穴位,可以缓解心绞痛、胸闷等症状。

(六)综合治疗

动脉粥样硬化的治疗需要综合考虑患者的病情、危险因素和个体差异,选择合适的治疗方法,并长期坚持治疗和随访。综合治疗可以显著提高治疗效果,降低心血管事件的风险。

1. 个体化治疗

根据患者的具体病情和需求,制定个体化的治疗方案。综合考虑患者的年龄、性别、病史、危险因素等因素,选择合适的治疗方法。

2. 多学科协作

动脉粥样硬化的治疗需要多学科协作,包括心血管内科、心血管外科、中医科等多个科室的医生和专家共同参与。通过多学科协作,可以制定更全面、更科学的治疗方案,提高治疗效果。

3. 长期随访

动脉粥样硬化的治疗需要长期坚持,定期进行随访和监测。通过随访和监测,可以及时了解患者的病情变化和治疗效果,调整治疗方案,确保治疗效果的持续性和稳定性。

4. 健康教育

对患者进行健康教育,提高其对动脉粥样硬化的认识和重视程度。通过健康教育,患者可以更好地了解自己的病情和治疗方案,积极配合医生的治疗和建议,提高治疗效果和生活质量。

综上所述,动脉粥样硬化的治疗需要综合考虑多种手段和方法,包括调整生活方式、药物治疗、介入治疗、手术治疗和中医治疗等。通过综合治疗,可以显著降低心血管事件的风险,提高患者的生活质量。因此,对于动脉粥样硬化的患者来说,及时就医、选择合适的治疗方法并长期坚持治疗和随访是非常重要的。

（汪　雄）

第十三章 高原与先天性心脏病

第一节 概 述

先天性心脏病(简称先心病)(congenital heart disease,CHD)是儿童较为常见的先天性疾病,是临床上引起婴幼儿死亡的主要原因之一,其自然死亡率约为20%~50%,特别是在高海拔地区,严重地损害儿童的身心健康。据统计,我国心血管外科对于心血管病的手术治疗大约17万例/每年,约占心血管病发病率的10%,其中先天性心脏病占55%~60%。一些重症或复杂心血管畸形患儿常需在婴儿期甚至新生儿期给予手术矫治才能挽救生命。很多先心病患者若未得到及时有效的手术治疗,而仅通过内科药物治疗缓解症状,往往会增加围术期风险甚至失去手术机会。广大农村以及西部地区因医疗条件受限、经济困难等原因,大量先天性心脏病患儿得不到及时的诊断和有效的治疗,部分患儿因并发症需要反复住院治疗,甚至夭折。

先天性心脏病的病因尚不完全明确,目前认为和胚胎早期母体的病毒感染、辐射、酒精、药物、低氧等因素有关,并且有一定的遗传因素。

一 先天性心脏病分类

主要根据血流动力学变化将先天性心脏病分为3组。

（一）无分流型（无青紫型）

无分流型即心脏左右两侧心腔或动静脉之间无异常通路和分流,临床上不产生发绀。包括主动脉缩窄、肺动脉瓣狭窄、主动脉瓣狭窄,以及单纯性肺动脉扩张、原发性肺动脉高压等。

（二）左向右分流型（潜伏青紫型）

此型有心脏左右两侧血流循环途径之间异常的通道。早期由于心脏左半侧(体循环)的压力大于右半侧(肺循环)压力,所以血流从左向右分流而不出现青紫。当啼哭、屏气或任何病理情况,致使肺动脉或右心室压力增高并超过左心压力时,则可使血液自右向左分流而出现暂时或永久性青紫。如房间隔缺损、室间隔缺损、动脉导管未闭、主肺动脉间隔缺损,以及主动脉窦动脉瘤破入右心等。

（三）右向左分流型（青紫型）

该型所包括的畸形也构成了左右两侧心血管腔内的异常交通。右侧心血管腔内的静脉血通过异常交通分流入左侧心血管腔，导致大量静脉血注入体循环，故可出现持续性青紫。如法洛四联症、右心室双出口、完全性大动脉转位、永存动脉干等。

二　婴幼儿先心病治疗现状

先天性心脏病患病率及占新生儿的死亡率可因地域而有所不同，在国外出生存活的婴儿中，先心病发病率约6.8‰。我国先心病发病率约7‰~11‰。据调查，我国每年有10万~15万先心病患儿娩出，除极少部分先天性，心脏病可能自愈、无需手术治疗外，大多数患儿均需手术治疗，其中1/3~1/2的危重患儿，如不行手术救治，绝大部分将很快夭折。既往由于低体重婴幼儿一期根治术死亡率高，主要采用强心、利尿及扩血管等保守治疗，到学龄前或体重比较大时再行手术，导致部分患者在保守和姑息治疗期间死亡或丧失手术机会。近年来，由于麻醉、手术及围术期监护技术的发展，婴幼儿、新生儿先天性心脏病的手术存活率逐年提高，6个月以下患儿病死率已降至4.28%~14.80%。因此，对于反复发生肺炎、充血性心力衰竭不能控制的先心病患儿，可不受年龄和体重的限制，及时手术治疗。大部分先心病患儿即使有严重的肺动脉高压，如果能在2岁之内进行手术，术后肺动脉压力往往能恢复到正常或接近正常。

三　高海拔与先心病

近年来研究表明，高海拔地区先天性心脏病的发病率明显高于平原地区。由于海拔的升高，低氧程度的加重，使动脉血的氧含量降低，缺乏对出生后动脉导管收缩闭合有力的刺激，使其继续开放，再加上低氧性肺小动脉收缩并继续保持肺小动脉的胎型结构或退化不全，使肺动脉高压持续存在，右心压力增加，是高海拔地区人群多发动脉导管未闭和房间隔缺损的主要原因。

随着海拔的升高，先天性心脏病患病率有所增加，部分地区先心病发病率达到13.7%。据报道，先心病中最常见的动脉导管未闭（patent ductus arteriosus，PDA）在青藏高原患病率高于平原地区7倍。研究显示，先心病的患病率在不同民族间表现出差异。对于高海拔地区世居民族人群，不论是单病种还是不同性别，先心病患病率差异均无统计学意义，可能与其世居高原而形成了对低氧的适应有关。但在汉族人群中，海拔低于3000 m地区先心病患病率及单病种患病率明显低于海拔超过3000 m地区；海拔高于3000 m地区先心病患病率女性高于男性，提示先心病患病率及病种构成与低氧程度的加重和汉族对低氧的习服有关。高海拔地区先心病高患病率与高原低氧环境和遗传有着密切的关系。大量的报道认为，藏族为高原适应人群，与移居的汉族比较，血红蛋白量不高，肺动脉压力较低，氧的摄取和利用高于移居者，先心病和高原病的患病率明显低于汉族人群。而且，对高原的适应可能为遗传适应。但随着海拔升高，世居藏族人群的先心病患病率也增加，且与生活在同一海拔地区的蒙、汉、回、土族人群患病率的差异无统计学意义。但导致上述结果的原因还有待于进一步研究。

低氧环境可能会促进肺动脉高压的发生和发展,高原地区先心病合并肺动脉高压者明显高于平原地区。

由于高海拔地区先天性心脏病的发病率明显高于平原地区,先心病手术在高海拔地区具有更广阔的应用前景。但在高海拔地区进行心脏手术风险相对更高、难度更大,尤其是对于体重10 kg以下低体重婴幼儿先天性心脏病的外科治疗,其手术适应证、外科技术及围术期处理尚在探讨实践当中。高海拔低氧环境使人肺泡氧分压降低,肺终末细小动脉收缩导致肺血管壁增厚,血管弹性减弱、管壁变硬,肺小动脉阻力增加,血液具有高血红蛋白、高黏滞性和高凝等特点。同时,在缺氧的条件下,心肌的有氧代谢下降,无氧糖酵解增强,心肌对葡萄糖的摄取增强,对脂肪酸的摄取下降,糖及脂质的氧化磷酸化过程受阻,心肌产能减少,高能磷酸化物(ATP及CP)减少,心肌的能量供应不足。临床上出现高海拔心肌缺血表现,心脏手术中发生意外的可能性远远超过内地。另外,呼吸性碱中毒及代谢性酸中毒是高海拔地区患者术前血气的共同特点,长期慢性缺氧致使细胞内外处于代谢性酸中毒状态,体内碱储备明显降低,手术更加重了这一倾向。

(唐陆勋)

第二节　高原常见的先天性心脏病

一　动脉导管未闭

动脉导管未闭(patent ductus arteriosus,PDA)是最常见的先天性心脏病之一。动脉导管位于胸主动脉和肺动脉之间,是胎儿时期胎儿赖以生存的肺动脉与主动脉之间的生理性血流通道,在胎儿出生后随着肺膨胀、肺血管阻力下降,流经导管的血液减少,通常于生后10~20 h呈功能性关闭。约85%的婴儿在出生后1个月左右动脉导管闭合,退化成为动脉韧带,也有18个月以内闭合的报道。如果动脉导管逾期未能闭合,即为动脉导管未闭。

动脉导管未闭占先天性心脏病的15%~21%,青藏高原地区PDA患病率明显高于平原地区。女性发病明显高于男性,男女比例为1∶(2~3)。

(一)病理解剖

动脉导管位于胸主动脉与肺动脉之间。在少见的右位主动脉弓患者中,动脉导管位于无名动脉的根部和右肺动脉之间。动脉导管的长度和直径差异很大。根据动脉导管的形态可分为五型。①管型:导管呈管状,此型最常见,约占75%。②漏斗型:导管呈漏斗状,主动脉端直径往往大于肺动脉端,约占20%。③窗型:导管粗、短,主动脉与肺动脉几乎紧贴在一起,较少见。④哑铃型:导管呈哑铃状,中间细,两端粗,少见。⑤动脉瘤型:导管呈瘤样膨大,罕见。动脉导管未闭常常合并其他心脏病,如室间隔缺损、法洛四联症、主动脉弓中断、右心室双出口、大动脉转位等。有些复杂的先心病,动脉导管的存在,成为患者赖以生存的通道。

（二）病理生理

1. 左向右分流

由于主动脉压力在心脏收缩期和舒张期均高于肺动脉压力,从而导致不管收缩期还是舒张期,主动脉内血流经动脉导管向肺动脉连续左向右分流,而分流量的大小取决于动脉导管的直径和主动脉与肺动脉间的压力阶差。

2. 左心室扩大

左向右分流使肺循环血增加,左心回心血量增加,左心容量负荷增加;左向右分流使体循环血流减少,左心室增加代偿性做功,导致左心室肥厚、扩大,甚至出现左心衰竭。

3. 肺动脉高压和右心室肥大

长期的分流使肺循环血流量增加,肺小动脉反射性收缩,增加肺动脉压力,右心室射血受阻,右室后负荷增加,右心室逐渐肥厚。初期肺动脉压增高为动力性或功能性,如果左向右分流未能及时消除,上述改变逐渐加重,血管阻力进一步增加,导致肺小动脉中层弹力纤维增厚,发展为不可逆的器质性改变。当肺动脉压不断增加,等于或超过主动脉压时,左向右分流减少或消失,甚至出现双向或右向左分流,即艾森门格综合征。

（三）临床表现

1. 症状

动脉导管未闭患者的症状轻重与导管的直径大小和主动脉、肺动脉之间压力阶差的大小有关。导管细者,可能无明显的临床症状,导管粗大者可能早期就会出现喂养困难、生长发育差、反复发生感冒或肺部感染等,甚至出现心力衰竭的表现。对于成人,主要可表现为劳力型心功能不全,即活动后感心悸、胸闷、气短、乏力,甚至心力衰竭。

2. 体征

正常情况下,主动脉压力高于肺动脉压力。由于动脉导管的存在,使主动脉血流经动脉导管分流至肺动脉,从而产生心脏杂音。典型的动脉导管未闭患者可在胸骨左缘第2肋间闻及连续性机械样杂音。杂音的程度与导管的直径大小有关。导管较细者,可能听不到明显的心脏杂音;导管粗大者往往杂音很粗、很响,甚至可触及震颤。此外,杂音的程度还与主动脉、肺动脉之间压力阶差的大小有关。一些粗大的动脉导管未闭患者,随着肺动脉压明显升高,分流量逐渐减少,此类患者心脏杂音也可能逐渐变弱,只能听到收缩期杂音,甚至听不到杂音。由于胸主动脉水平左向右分流的存在,使脉压增大,从而会出现水冲脉、毛细血管搏动征、大动脉枪击音等周围血管征。如果肺动脉压进行性升高超过主动脉压力,出现右向左分流,可能会出现左上肢及下肢青紫,而右上肢无青紫的表现,即差异性发绀。

（四）辅助检查

1. 心脏彩超

对于动脉导管未闭有确诊的价值。在降主动脉与肺动脉之间可以找到动脉导管,并可测量导管的长度及粗细,测量各心腔的大小,评测肺动脉直径、压力,评价心脏功能。

2. 胸部 X 射线

胸部 X 射线显示心影增大,肺血增多。有肺动脉高压者,可表现为肺动脉段突出,没有特异性。

3. 心电图

心电图检查对动脉导管未闭患者无特异性。心电图改变取决于左心室容量负荷增加和右心室压力负荷增加的程度和时间。可表现为左心室高电压或左心室肥厚,当发生肺动脉高压时,表现为右心室肥厚。

4. 主动脉或心脏 CT

对动脉导管未闭诊断有一定的价值。可直观地显示动脉导管的位置、形态、长短、粗细等。

5. 心导管检查

典型 PDA 患者常不需行心导管检查,如合并重度肺动脉高压或伴发其他畸形征象,可进行心导管检查,可直接测量肺动脉压及各心腔压力值及血气分析,判断有无特殊畸形,为诊断及手术提供可靠的保障。

(五)诊断和鉴别诊断

根据临床症状,特征性的心脏杂音,脉压增宽、水冲脉等周围血管征,结合心脏彩超等检查,可作出正确诊断。由于下列疾病可能会存在相似的临床表现,应注意鉴别。

1. 主动脉肺动脉间隔缺损

本病也可表现为相似的症状,胸骨左缘也可闻及连续性杂音,但较早即发生严重肺动脉高压,杂音位置在胸骨左缘第 3、第 4 肋间;行心脏彩超、CT 可助鉴别。

2. 室间隔缺损合并主动脉瓣关闭不全

本病特点为胸骨左缘第 3、第 4 肋未闻及双期杂音,杂音不连续,收缩期为粗糙的机器样杂音,舒张期杂音为哈气样;超声可见主动脉瓣反流及心室水平分流征象;升主动脉造影可见造影剂反流至左心室、右心室同时造影。

3. 冠状动静脉瘘

也可在心前区闻及连续性杂音,但位置较低且表浅,舒张期较收缩期响;心脏彩超可见分流水平在右心房或右心室,冠状静脉窦异常扩大;升主动脉造影可见扩张的冠状动脉及漏入相应的心室同时显影。

4. 主动脉窦动脉瘤破裂

常急性发病,有突发胸痛史,病程进展迅速,易发生心力衰竭;杂音位置较低,舒张期最响;超声可见高度扩张的主动脉窦突入某心腔,以右心室最多见;升主动脉造影显示升主动脉与主动脉窦动脉瘤破入之心腔同时显影。

(六)手术适应证与禁忌证

1. 适应证

动脉导管未闭由于持续左向右分流,会造成肺动脉高压、心室肥厚、心功能不全等表现,且由于胸主动脉及肺动脉之间异常通道的存在,增加了患感染性心内膜炎的风险,故确诊后均应积极手术治疗。若导管较细,分流量较小,对患者血流动力学影响较小,生长发育较同龄人无明显差别者,可考虑密切观察,待到学龄前进行手术。对于导管粗大,分流量大,对生长发育影响大,反复出现感冒、肺炎,甚至充血性心力衰竭,应积极尽早手术治疗。成人患者,只要胸主动脉水平以左向右分流为主,肺血管继发性病理改变尚处于可逆阶段,也可考虑手术治疗。

2. 禁忌证

由于长期左向右分流,引起严重肺血管病变,合并重度肺动脉高压,造成右向左分流,即艾森门格综合征者,是手术的绝对禁忌证。患者全身状况差,不能耐受手术,也是手术禁忌证。在一些复杂先天性心脏病中,动脉导管未闭作为代偿通道而存在者,如主动脉弓中断等,在复杂先天性心脏病根治手术前,动脉导管不能单独闭合。

（七）手术方法

1. 动脉导管结扎术

经胸腔动脉导管结扎或缝扎术适用于导管较细长者。取左腋小切口或后外侧切口,经第3、4肋间进胸,切开纵隔胸膜,解剖出动脉导管,导管的主动脉端和肺动脉端各放置一根结扎。结扎导管时先控制性降压,试阻导管,观察患者心率、血压有无明显变化。先结扎主动脉端的丝线,然后再结扎另一根丝线,最后在两个线结之间穿过导管做一贯穿导管缝线并结扎。

2. 胸膜外导管结扎术

常用于婴儿或新生儿。经左侧背部听三角区域切口,推开壁层胸膜,不进胸腔。导管处理方法同上。

3. 动脉导管切断缝合术

适用于导管较粗或短者。同上方法解剖出导管,分别阻断导管的主动脉及肺动脉两端,从阻断钳之间切断导管。5-0 或 6-0 Prolene 线分别缝闭导管的主动脉端及肺动脉端。

4. 体外循环下动脉导管闭合术

适用于动脉导管粗大、窗型 PDA,合并房、室间隔缺损等其他畸形拟一期手术,以及导管结扎术后再通者。正中开胸,建立体外循环,在体外循环转流、心搏阻断前,在心包腔内试行解剖导管。游离未闭的动脉导管,将导管结扎。如不能心外游离结扎,可于阻断升主动脉、心搏停止后切开肺动脉前壁,将手指伸进管腔内堵住导管开口,以防灌注肺。降温到 20~26 ℃(鼻温),降低灌注流量后直视下直接缝合导管开口或以涤纶片连续缝合闭合动脉导管开口。

5. 胸腔镜下动脉导管闭合术

该方法创伤轻,恢复快,疼痛轻,住院时期短,具体动脉导管处理方法同上。

6. 介入封堵术

近年来,随着介入技术的日益发展,目前大部分动脉导管未闭患者均能通过介入技术进行完成。该方法经皮穿刺股静脉和股动脉,在导丝引导下将右心导管经下腔静脉、肺动脉和动脉导管放入降主动脉建立轨道,经轨道放置适当的封堵器闭合动脉导管。动脉导管细者可采用弹簧圈等材料封堵闭合;导管粗大者,除封堵器外可考虑使用胸主动脉覆膜支架覆盖,从而闭合动脉导管。该手术可在局部麻醉下完成,创伤小,恢复快,美观,目前较常用。

7.经食管超声引导经胸小切口动脉导管封堵术

全身麻醉下经胸部长2~4 cm小切口进胸,主肺动脉缝置荷包线,在食管超声引导下用合适的封堵器封堵动脉导管。

（八）手术并发症

1.出血

是常见且危险性最大的并发症,常在解剖、结扎或切断导管时损伤或撕破血管而发生大出血。选择合适的手术方法,熟练的手术技巧,谨慎的操作,是防止术中大出血的可靠保证。

2.喉返神经损伤

左侧喉返神经位于主动脉弓前外侧,绕过主动脉弓及动脉导管上行,术中过分牵拉或钳夹会造成损伤,会造成声音嘶哑等。一般于术后6~8周内能恢复,若神经被缝扎或切断,神经功能可能无法恢复。

3.假性动脉瘤

多在术后2周左右发生,属严重并发症。主要是由于术中严重创伤（出血、止血）、血肿形成、局部感染、导管或主动脉内膜撕裂及手术方式选择不当等原因造成的。

4.术后高血压

高血压是术后最常见的并发症,多数经处理后于2周内恢复。发生的原因可能与术后患者的体循环血容量增加有关,也可能与动脉压力及容量感受器对血流动力学的反应有关。

5.导管再通

主要见于单纯结扎术后,因结扎线松脱所致,或因导管脆弱、结扎线蚀透管壁而形成再通。

6.肺不张

较少见,常温下经胸腔手术和胸部正中切口体外循环下手术均可发生,主要见于婴幼儿患者。

7.介入手术并发症

穿刺点血肿、动静脉瘘、假性动脉瘤、感染等;造影剂过敏;封堵器脱落;放射线损害等。

二　房间隔缺损

房间隔缺损简称房缺,是先天性心脏病中最常见的类型之一,主要是由于胚胎发育期间心房间隔发育不全或畸形,致左、右心房相通,导致房间隔异常缺损。由于该病在儿童时期症状轻微、临床表现及体征不明显,故存在一定漏诊率,很大一部分患者直至成年期才被发现。房间隔缺损占先天性心脏病构成比的15%~20%,男女之比为1.7∶1。

（一）病理解剖

根据房间隔缺损发生的部位,一般分为原发孔型房间隔缺损和继发孔型房间隔缺损。原发孔缺损常合并其他心内畸形,如二尖瓣瓣裂等,故分类为复杂性先天性心脏病,本节不予叙述。房间隔缺损常以继发孔缺损最为多见,又分为以下几个亚型,包括中央型、下腔型、上腔型和混合型房间隔缺损,其中中央型占继发孔型的76%左右,为最多见的一种。继发孔型房间隔缺损可为单发孔,也可以多发孔的形式存在,亦可独立发生,也可合并其他心内畸形,如肺动脉瓣狭窄,部分型肺静脉畸形引流及二尖瓣狭窄等,但临床病例少见。

(二)病理生理

正常时,左心房压力(8～10 mmHg)无论收缩期或舒张期都比右心房高(3～5 mmHg)。房间隔缺损时左向右分流程度取决于缺损的大小、肺循环的相对阻力。分流量的多少与缺损大小和左、右心房间的压力阶差成正比,与肺血管阻力的高低成反比。

小型房间隔缺损,分流量小;对循环的影响相对也小,大型房间隔缺损时,左心房大量含氧量高的血流向右心房分流,右心房接受腔静脉回流血量加上左心房分流的血量,导致右心室舒张期容量负荷过重,肺循环血量一般每分钟可达7～20 L(正常右心流量约为每分钟5 L),超过周身循环量2～3倍,甚至4倍。一般对周身循环量影响不大,血压改变很少。当分流量已超过肺血管床容量的限度,可产生肺动脉高压。

由于患者肺动脉压力的升高,使右心室及右心房的压力升高,当右心房内的血液压力与左心房内的压力相等或相近时,此时可出现双向分流或者右向左分流,发生艾森门格综合征。

由于肺动脉高压发生后,压力持续增高,不仅常能引起肺部并发症,如呼吸道感染和血栓形成,而且右心后负荷增加,右心室和右心房继续增大,最终可引起右心衰竭。但因右心具有负担高血量的生理功能,所以发生衰竭的年龄一般较迟,多在20～30岁以上。当右心压力增高到一定限度时,右心房内的部分血液可逆流入左心房,形成自右向左的分流,临床上产生发绀症状,发生艾森门格综合征,最终患者因右心衰竭而死亡。

(三)临床表现

1. 症状

房间隔缺损的临床表现主要取决于缺损的大小及分流量的多少。缺损小症状相对轻,且容易被忽视及漏诊,婴幼儿时期房间隔缺损多无明显症状,或者症状较轻,轻度心悸、乏力。患儿多在幼儿期或学龄期进行体格检查时发现心脏杂音而得以确诊;缺损大者,由于分流量大,肺充血明显,而易患支气管肺炎,同时因体循环血量不足而影响生长发育,极少出现心衰症状。当剧烈啼哭、屏气、肺炎或心力衰竭时,右心房压力可超过左心房,出现暂时性右向左分流而呈现出青紫。

随着患者年龄增大,房间隔缺损患者可表现出生长发育落后、活动耐力降低、反复呼吸道感染、多汗等表现,并且出现心脏增大、肺循环压力及阻力增高、心力衰竭以及房性心律失常等。

2. 体征

患者心前区可表现为轻度隆起,心界扩大,触诊可有抬举性搏动,在胸骨左缘第2～3肋间肺动脉瓣区可听到由于肺动脉瓣相对狭窄产生的2/6～3/6级收缩期喷射性杂音,很少伴有震颤,肺动脉第二音增强及固定分裂(分裂不受呼吸影响)。当左向右分流量大时,由于容量增加,三尖瓣血流增加,可在胸骨左缘下方听到三尖瓣相对狭窄所产生的舒张期隆隆样杂音。肺动脉扩张明显或伴有肺动脉高压者,可在肺动脉瓣区听到收缩早期喀喇音。

疾病晚期可出现心音强弱快慢不等,脉搏短促等房颤表现,同时出现颈静脉怒张,肝、脾大,腹水,双下肢水肿等右心衰体征。

(四)辅助检查

1.心电图

主要表现为右心房、右心室容量负荷过重,肺型 P 波及右心室肥厚波形,QRS 波电轴右偏,不完全性或完全性右束支传导阻滞。

2.胸部 X 射线

主要显示为右房、右室不同程度增大,肺动脉段增宽、突出,主动脉影子变小(主动脉结变小),有时可呈现出典型的梨形心。

3.超声心动图

为诊断的金标准,可见房间隔中部断蒂现象,可明确显示缺损的位置、大小、分流的血流信号,还可显示右心室容量负荷过重及右心房、右心室的大小、肺动脉扩张及瓣膜情况。

4.心导管

典型病例不需心导管检查,如有肺动脉高压或伴发其他畸形征象,可进行心导管检查。

(五)诊断和鉴别诊断

体征和超声心动图是目前主要的诊断方法,心电图与 X 射线检查可作为重要辅助检查,根据病史、体征与临床检查作出诊断并不困难。只有当临床上怀疑合并有其他心血管畸形或肺动脉高压时为了了解肺循环阻力状况,才有进行心导管检查的指征。

本病需要与室间隔缺损、部分性心内膜垫缺损、肺动脉瓣狭窄等先天性心脏疾病鉴别。

(六)治疗

1.外科手术治疗

(1)适应证:单纯房间隔缺损伴有明显右心室容量负荷过度的患者。适宜的手术年龄为 3~5 岁,但对于 50 岁以上的老年人手术应采取慎重态度。手术治疗前应行冠状动脉造影和心导管检查,明确肺小动脉与冠状动脉是否病变及病变程度;伴有三尖瓣或二尖瓣关闭不全者,考虑手术修补房缺的同时矫正瓣膜关闭不全;对已有双向分流的患者要仔细查找左向右分流的证据,如胸部 X 射线片显示外周肺野仍有血管影,心尖可闻及舒张期杂音且呈滚动样及心脏超声心动图检查仍以左向右分流为主,可行手术治疗。

(2)禁忌证:患者休息时肺血管阻力达 7~12 U/m^2,而运动时不减少;伴有体循环血氧饱和度下降;临床出现发绀(艾森门格综合征)或右心衰竭者(如果合并心房颤动和内科治疗能控制的心力衰竭除外)。

（3）手术方法:切口一般为胸骨正中或右侧腋下第 4 肋间切口,主要根据病情复杂程度作出选择,然后切开心包,建立体外循环,降低心脏温度,阻断循环,使心脏停搏后,切开右心房,如果缺损较小可直接缝合,缺损较大时采用补片(可为涤纶片或自体心包)修补,然后关闭右心房(术中注意排除心脏内空气,防止形成空气栓塞),升高心脏温度,开放循环,使心脏复搏,停止体外循环,再依次关闭心包及胸壁,手术完成。

（4）手术并发症:常见术后并发症为空气栓塞、心律失常、术后早期可出现心房颤动、室上性心动过速、充血性心力衰竭,感染时可发生细菌性心内膜炎等。

2. 介入治疗

因创伤小,术后恢复快等特点,目前已被临床广泛采用,但须严格把握其适应证。目前临床开展的介入方法有:经皮 DSA 引导下房缺封堵术、经皮超声引导下房缺封堵术、经胸小切口食管超声引导下房缺封堵术等。相对而言,超声引导下较 DSA 引导下的优点在于全程无射线。

（1）适应证:通常年龄≥3 岁,体重≥10 kg,4 mm≥ASD≥36 mm 的二孔型左向右分流 ASD;缺损边缘至冠状窦、上下腔静脉、房顶及肺静脉的距离≥5 mm;至房室瓣≥7 mm;房间隔的直径<所选用封堵器左房盘的直径;不合并必须经外科手术治疗的其他心血管畸形。

（2）禁忌证:原发孔型房间隔缺损及冠状静脉窦型房间隔缺损,或合并必须外科手术矫治的其他心脏畸形;严重肺动脉高压导致右向左分流。

三　室间隔缺损

室间隔缺损(ventricular septal defect,VSD)是胎儿期室间隔发育不全所致的室间隔上存在缺口,引起血液自左向右分流,导致血流动力学异常,是最常见的先天性心脏病之一,占先天性心脏病总数的 25%~30%。缺损在 0.1~3.0 cm,位于膜部者则较大,肌部者则较小,后者又称 Roger 病。缺损若<0.5 cm 则分流量较小,多无临床症状。缺损直径小者以右心室增大为主,缺损大者左心室较右心室增大明显。室间隔缺损可以单独存在,或者与动脉导管未闭、房间隔缺损、肺动脉狭窄、主动脉缩窄等合并存在,也可是法洛四联症、右心室双出口、大动脉转位等复杂心血管畸形的一部分。

（一）病理解剖

根据缺损解剖位置不同,常分为膜周部缺损、漏斗部缺损和肌部缺损三大类型。膜部缺损最为常见,约占室间隔缺损总数的 80%,其次为漏斗部缺损,肌部缺损较少见。绝大多数室间隔缺损为单个缺损,肌部缺损有时为多个。

（二）病理生理

在胚胎的第 5~7 周,分别自心室尖部由下而上,心球嵴处自上而下形成肌性间隔,并由来自房室瓣处心内膜垫的膜部间隔与前二者相互融合,形成完整的心室间隔,将左右心室腔完全隔开,如果在此发育过程中出现异常,即会造成相应部位的心室间隔缺损,一般系单个缺损,偶见多发者。

心室间隔缺损口径的大小,可从数毫米至数厘米不等,缺损的边缘组织可为纤维性,肌性或兼而有之,肌性间隔缺损的口径随心动周期的不同时相有所改变,心室收缩期时口径相应变小。

室间隔缺损导致心室水平血液分流,由于不管是收缩期还是舒张期,左心室的压力较右心室高,所以本病的早期一般存在左向右分流,心脏收缩期左、右心室间压力阶差较舒张期大,室间隔缺损处左向右分流主要发生在心脏收缩期。分流量的多少主要与缺损的大小有关,缺损小者分流量小,缺损大者分流量大;另外,室间隔缺损的部位也是影响分流量大小的重要因素之一,如位于三尖瓣隔瓣下的室间隔缺损由于隔瓣的阻挡作用,分流量减少,而嵴内型室间隔缺损无任何阻挡,所以分流量大;此外,左右心室压力差、肺动脉压力等也是影响分流量大小的因素。

分流量少者,增加的左心室容量负荷不影响患者的自然寿命,但感染性心内膜炎的发生率明显增加。分流量多者,左心室容量负荷明显加重,左心房、左心室扩大。由于肺循环血流量过高,肺小动脉痉挛产生肺动脉高压,右心室阻力负荷增大导致右心室肥大。随病程进展形成梗阻性肺动脉高压,当肺循环阻力与体循环阻力相当时,左向右分流消失或出现右向左分流,最后导致右向左分流,进而出现艾森门格综合征。

(三)临床表现

室间隔缺损的临床表现与缺损的大小、心内分流量的多少,是否合并肺动脉高压及程度有关。

1. 症状

室间隔缺损小,分流量小者,一般无明显症状,多是体检时发现有心脏杂音,进一步行心脏彩超等检查时发现。分流量大者,出生后即出现症状,主要表现为心动过速、活动耐量减少、反复的呼吸道感染、充血性心力衰竭、喂养困难和发育迟缓等。能度过婴幼儿期的较大室间隔缺损则表现为活动耐力较同龄人差,劳累后气促、心悸,甚至逐渐出现发绀和右心衰竭。合并严重的肺动脉高压者,可有活动后气促、发绀等症状。

2. 体格检查

胸骨左缘2~4肋间隙可闻及3/6级以上粗糙响亮的全收缩期杂音,常伴有收缩期震颤。心脏杂音位置变化与室间隔缺损的解剖位置有关。肺动脉高压者,心前区杂音变得柔和、短促,肺动脉瓣区第二心音明显亢进,并可能有肺动脉瓣关闭不全的舒张期杂音,分流量大者,心尖部可闻及柔和的舒张中期杂音,甚至听不到杂音。有些患者可表现为发绀,可有杵状指(趾)。

(四)辅助检查

1. 心电图

一般无特异性。缺损小者显示正常心电图或有电轴左偏。缺损大者示左心室高电压、左心室肥大。肺动脉高压者表现为双心室肥大、右心室肥大或伴有劳损。

2. X 射线检查

缺损小、分流量小者,X 射线改变轻,可大致正常。缺损大者,主要表现为心影扩大,左心缘向左下延长,肺动脉段突出,肺充血。晚期肺动脉高压时,肺门血管影明显增粗,肺动脉段凸出,肺外周纹理减少,甚至肺血管影呈残根征。

3.超声心动图

超声心动图是目前临床上最重要、应用最广泛的无创检查方法。超声心动图不仅可以明确诊断,还可以显示室间隔缺损的部位及大小,各心腔的大小,评价心脏功能。多普勒超声能判断血液分流方向和分流量,并且可以估测肺动脉压力,了解缺损与周围组织的解剖关系,还能排除是否合并其他的心内畸形。

4.右心导管检查

当出现严重的肺动脉高压时,需要行右心导管检查,以明确分流的方向及分流量的大小,测定肺动脉压力,并计算肺血管阻力,判定是否有手术修补的指征。

5.心室造影

合并某些复杂的先天性心内畸形时,需要行心室造影检查。

（五）诊断和鉴别诊断

1.诊断

患儿常有反复的上呼吸道感染或肺部感染史、活动量受限、发育迟缓等症状,甚至充血性心力衰竭的病史,典型的心脏杂音,结合超声心动图、心电图和 X 射线检查结果,可以明确诊断。

2.鉴别诊断

（1）房间隔缺损

1）原发孔缺损:与室间隔大缺损不容易鉴别,尤其伴有肺动脉高压者,原发孔缺损的杂音较柔和,常是右心室肥大,伴有二尖瓣分裂的可出现左心室肥大,心电图常有 P-R 间期延长,心向量图额面 QRS 环逆钟向运行,最大向量左偏,环的主体部移向上向左,超声心动图彩色多普勒检查可明确诊断。对左心室-右心房缺损的鉴别诊断应予注意。

2）继发孔缺损:收缩期吹风样杂音较柔软,部位在胸骨左缘第 2 肋间,多半无震颤,心电图示不完全右束支传导阻滞或右心室肥大,而无左心室肥大,额面 QRS 环多为顺钟向运行,主体部向右向下。超声心动图彩色多普勒检查可明确诊断。

（2）肺动脉口狭窄:瓣膜型肺动脉口狭窄的收缩期杂音位于胸骨左缘第 2 肋间,一般不至于与心室间隔缺损的杂音混淆。

漏斗部型肺动脉口狭窄,杂音常在胸骨左缘第 3、第 4 肋间闻及,易与心室间隔缺损的杂音相混淆,但前者肺 X 射线检查示肺循环不充血,肺纹理稀少,右心导管检查可发现右心室与肺动脉间的收缩期压力阶差,而无左至右的分流表现,可确立前者的诊断。

心室间隔缺损与漏斗部型的肺动脉口狭窄可以合并存在,形成所谓"非典型的法洛四联症",且可无发绀,需加注意。

（3）主动脉口狭窄:瓣膜型主动脉口狭窄的收缩期杂音位于胸骨右缘第 2 肋间,并向颈动脉传导,不致与心室间隔缺损的杂音混淆,但主动脉下狭窄,则杂音位置较低,且可在胸骨左缘第 3、第 4 肋间闻及,又可能不向颈动脉传导,需与心室间隔缺损的杂音相鉴别。

（4）梗阻性肥厚型原发性心肌病:梗阻性肥厚型原发性心肌病有左心室流出道梗阻者,可在胸骨左下缘听到收缩期杂音,其位置和性质与心室间隔缺损的杂音类似,但此杂音在下蹲时减轻,半数病人在心尖部有反流性收缩期杂音,脉搏呈双峰状。

另外,X 射线示肺部无充血,心电图示左心室肥大和劳损的同时有异常深的 Q 波,超声心动图见心室间隔明显增厚,二尖瓣前瓣叶收缩期前移,心导管检查未见左至右分流,而左心室与流出道间有收缩期压力阶差,选择性左心室造影示左心室腔小,肥厚的心室间隔凸入心腔等有助于梗阻性肥厚型原发性心肌病的诊断。

(5)动脉导管未闭:有两种情况不容易鉴别,一是高位室间隔缺损合并主动脉瓣脱垂和关闭不全者,易与典型动脉导管未闭混淆,前者杂音为双期,后者为连续性;前者主动脉结不明显,后者增大,二是动脉导管未闭伴有肺动脉高压,仅有收缩期震颤和杂音者,与高位室间隔缺损鉴别较为困难,前者脉压较大,杂音位置较高,主动脉结显著,较可靠的方法是左心室或逆行性主动脉造影。

(6)主动脉–肺动脉间隔缺损:室间隔缺损伴有主动脉瓣关闭不全杂音与本病高位缺损主动脉瓣关闭不全者很容易混淆,采用逆行性主动脉造影加以区别。

此外,在晚期患者伴有发绀者,应与其他发绀型心脏病如法洛四联症、大动脉错位伴有室间隔缺损等先天性畸形相鉴别。主要依靠病史、肺动脉瓣区第二心音的高低、肺纹理多少和心电图变化等,必要时左右心导管检查和心血管造影检查。

(六)治疗

外科手术治疗仍然是治疗室间隔缺损的主要方法。但目前介入治疗亦可解决部分室间隔缺损。

1.手术适应证

部分缺损小的室间隔缺损在 3 岁以前可能自然闭合,且多发生在 1 岁以内,以膜部缺损最为多见。无症状和房室无扩大的小缺损可长期观察,但需预防感染性心内膜炎。缺损和分流量大,婴幼儿期即有喂养困难、反复肺部感染、充血性心力衰竭或肺动脉高压者,应尽早手术。缺损较小,已有房室扩大者需在学龄前手术。肺动脉瓣下缺损(属于漏斗部缺损)易并发主动脉瓣叶脱垂所致主动脉瓣关闭不全,无论缺损大小均应及时手术。艾森门格综合征是手术禁忌证。

2.手术方法

手术经胸骨正中切口或右侧腋下切口进胸,暴露心脏,建立体外循环,在心脏停搏下或搏动下完成室间隔缺损修补术。根据室间隔缺损的部位,可选择肺动脉切口、右心房切口或右心室切口显露缺损,多发性肌部缺损有时需使用平行于室间沟的左心室切口才能良好显露。缺损小者可直接缝合,缺损直径≥1 cm 或位于肺动脉瓣下者,需用自体心包片或涤纶织片补片修补。手术时应避免损伤主动脉瓣和房室传导束等。

介入导管伞封堵法是室间隔缺损治疗的新方法,经皮穿刺股静脉和股动脉,置入右心和左心导管。在导丝引导下将右心导管经右心房—三尖瓣—右心室—室缺送入左心室,造影显示室间隔缺损的形态与位置。再经右心导管释放适当特制的封堵器封闭室间隔缺损。这种方法创伤小,恢复快,美观,但目前仅适用于严格选择的病例,远期效果尚待进一步评估。

3.手术并发症

主要有室间隔残余漏、三度房室传导阻滞、出血、栓塞等。

4.手术效果

室间隔缺损修补术是最基本的心内直视手术,死亡率几乎接近零,术后远期效果主要取决于是否合并肺动脉高压和肺动脉高压的程度,以及是否合并其他心内畸形等。

（唐陆勋）

参考文献

[1]师存伟.高原医学基础与疼痛临床[M].西安:西安交通大学出版社,2024.

[2]晋军.高原缺氧与用氧[M].北京:军事科学出版社,2024.

[3]张宁平.高原脱适应证的疗养与康复[M].昆明:云南科学技术出版社,2024.

[4]沈浣.高原医学系列丛书高原低氧神经生理[M].武汉:湖北科学技术出版社,2023.

[5]王轶.高原创伤学[M].北京:中国科学技术出版社,2024.

[6]张辖.高原常见疾病及预防[M].拉萨:西藏人民出版社,2022.

[7]李琴.高原常见风湿病诊治研究:从理论到实践[M].西安:陕西科学技术出版社,2022.

[8]裴智卫.急性重症高原病进展与实践[M].北京:中国科学技术出版社,2022.

[9]贾守宁.慢性高原病[M].福州:福建科学技术出版社,2022.

[10]杨永健.高原常见病防治手册[M].西安:第四军医大学出版社,2019.

[11]李银喜.高原病疗养手册[M].昆明:云南科技出版社,2021.

[12]施雪伟.高原联合训练卫生防病指南[M].乌鲁木齐:新疆人民卫生出版社,2021.